ドラッグデリバリーシステム

―バイオ医薬品創成に向けた組織，細胞内，核内送達技術の開発―

Drug Delivery System ―Recent Progress of Tissue, Intracellular and Intranuclear Delivery Technology for Biopharmaceutical Development―

監修：杉林堅次

Supervisor：Kenji Sugibayashi

シーエムシー出版

はじめに

1970年代初頭から，電子工学や情報技術を用いたオートメーション化が進み，先進国では「第三次産業革命」が引き起こされた，と言われている。この時期，製薬企業はCombinatorial ChemistryやHigh-Throughput Screeningによって主に低分子化合物から新薬開発を目指した。しかし，結果として低分子薬物で画期的な新薬はあまり生まれず，世界の新薬市場では中分子や高分子からなるバイオ医薬品が主流となってきた。なお，第三次産業革命が進んだ期間においては，我が国は残念ながら欧米に置いて行かれた感がぬぐえない。我が国では，欧米と同様に製薬企業の合併などが進んだものの，全体としてみると，新薬開発よりジェネリック医薬品の開発が先行されたのかもしれない。ベンチャー企業の持っている斬新なアイデアや画期的でinnovativeな考え方を受け入れる土壌が我が国には少し欠けていたのではないかと危惧している。明治維新や戦後の発展期のように，社会のリーダこそが従来の考え方を理解しながらも柔軟な考えをもって対処していく必要性を感じる。

21世紀になったいま，人工知能（AI）やモノのインターネット（IoT）などの進展に伴って，第三次産業革命が終焉したばかりであるのに「第四次産業革命」が始まったと言われている。AIにビッグデータを与えることにより，単なる情報解析だけでなく，複雑な判断を伴う労働やサービスの機械・機器による提供が可能となると言われており，これによって様々な社会問題等の解決に資することが期待されている。第三次産業革命以前までは人間が機械を調整していたのに対し，第四次産業革命では人間の代わりにAIが機械・機器を自動制御すると言われている。企業の医薬品研究・開発担当者はいうに及ばず大学や研究機関にいるDDS研究者も，いまこそ第四次産業革命に合わせた新たな医薬品開発法・研究法について考える時期に来ている。中分子や高分子で画期的な新薬を想像・創造することはもちろんであるが，DDSや製剤学的な視点で考えても，経口投与製剤に代わるより簡便で自己投与可能な製剤，投与回数を少なくする徐放性DDS，組織・細胞内・核内標的性を上げ副作用を抑えるDDS，患者（特に小児や高齢者）に優しい製剤，その患者だけのための個別化オンデマンド製剤，検査値に応じた投与量（法）を可能とし投与設計が不要となる製剤，さらにIoTを利用して介護者や医療従事者が遠隔地から投与できるシステム，患者が服用（適用）したことが介護者や医療従事者からわかる製剤，などが待たれる。

本書，ドラッグデリバリーシステム－バイオ医薬品創成に向けた組織，細胞内，核内送達技術の開発－では，我が国のDDS研究・開発の第一線で活躍しておられる多くの先生方に先進的でかつ現場でも応用可能な原稿を用意していただいた。本書は第1編としてまず「DDS技術の現状と今後の課題」を置き全体のintroductionとした。次に第2～4編に，現在およびこれからのバイオ医薬品創成に向けた組織，細胞内，核内送達技術について「核酸医薬」「抗体医薬」「ワクチン」を題材にして示した。さらに，DDS では製剤素材の選択や開発が大変重要であることから，その後に第 5 編として「DDS 素材におけるバイオマテリアルと応用」を配した。そして最終編（第 6 編）では，開発した DDS の特性評価も極めて重要であることから「DDS の特性・機能の評価」を置いた。

医薬品開発・研究の初心者や学生だけでなく，製薬企業で十分経験を積まれた中堅及びベテラン開発・研究者にもわかりやすく，この方たちの座右の銘にしていただくような総説集ができた。本書が第四次産業革命に即した DDS 開発につながることを期待して巻頭言としたい。

2018 年 6 月

城西大学

杉林堅次

執筆者一覧（執筆順）

杉林堅次　城西大学　大学院薬学研究科　教授
尾上誠良　静岡県立大学　薬学部　薬物動態学分野　教授
田上辰秋　名古屋市立大学　大学院薬学研究科　薬物送達学分野　講師
尾関哲也　名古屋市立大学　大学院薬学研究科　薬物送達学分野　教授
亀井敬泰　神戸学院大学　薬学部　薬物送達システム学研究室　助教
武田真莉子　神戸学院大学　薬学部　薬物送達システム学研究室　教授
近藤啓　静岡県立大学　薬学部　創剤科学分野　教授
藤井まき子　日本大学　薬学部　薬品物理化学研究室　教授
小暮健太朗　徳島大学大学院　医歯薬学研究部（薬学域）　衛生薬学分野　教授
藤原伸旭　北九州市立大学大学院　国際環境工学研究科
望月慎一　北九州市立大学大学院　国際環境工学研究科　准教授
宮本寛子　愛知工業大学　工学部　応用化学科　助教
櫻井和朗　北九州市立大学大学院　国際環境工学研究科　教授
曽宮正晴　大阪大学　産業科学研究所　生体分子反応科学研究分野　助教
黒田俊一　大阪大学　産業科学研究所　生体分子反応科学研究分野　教授
畠山浩人　千葉大学　大学院薬学研究院　臨床薬理学研究室　助教
佐藤悠介　北海道大学　大学院薬学研究院　薬剤分子設計学研究室　助教
原島秀吉　北海道大学　大学院薬学研究院　薬剤分子設計学研究室　教授
山田勇磨　北海道大学　大学院薬学研究院　薬剤分子設計学研究室　准教授
辻祥太郎　(地独)神奈川県立病院機構神奈川県立がんセンター　臨床研究所　主任研究員
今井浩三　東京大学　医科学研究所　客員教授
浅野竜太郎　東京農工大学　大学院工学研究院　生命機能科学部門　准教授
小出裕之　静岡県立大学　薬学部　医薬生命化学教室　助教
奥直人　静岡県立大学　薬学部　客員教授；帝京大学　薬学部　特任教授
長野一也　大阪大学　薬学研究科　准教授
東阪和馬　大阪大学　医学系研究科／薬学研究科　特任講師
堤康央　大阪大学　薬学研究科　教授
土居信英　慶應義塾大学　理工学部　生命情報学科　教授
弓場英司　大阪府立大学　大学院工学研究科　応用化学分野　准教授
平田宗一郎　(国研)医薬基盤・健康・栄養研究所　ワクチンマテリアルプロジェクト&腸内環境システムプロジェクト；神戸大学大学院　医学研究科
國澤純　(国研)医薬基盤・健康・栄養研究所　ワクチンマテリアルプロジェクト&腸内環境システムプロジェクト；神戸大学大学院　医学研究科；東京大学医科学研究所　国際粘膜ワクチン研究開発センター；大阪大学大学院　医学系研究科・薬学研究科・歯学研究科
中神啓徳　大阪大学　大学院医学系研究科　健康発達医学　寄附講座教授

伊藤沙耶美　大阪大学　大学院薬学研究科　附属創薬センター　ワクチン・免疫制御学プロジェクト
岡田直貴　大阪大学　大学院薬学研究科　附属創薬センター　ワクチン・免疫制御学プロジェクト；ワクチン・免疫制御学（BIKEN）共同研究講座　教授
石川良賀　京都大学　大学院工学研究科　高分子化学専攻
秋吉一成　京都大学　大学院工学研究科　高分子化学専攻　教授
立花雅史　大阪大学　大学院薬学研究科　附属創薬センター　ワクチン・免疫制御学（BIKEN）共同研究講座　特任准教授
邉見昌久　大阪大学　大学院薬学研究科　分子生物学分野
水口裕之　大阪大学　大学院薬学研究科　分子生物学分野　教授
石原一彦　東京大学　大学院工学系研究科　マテリアル工学専攻・バイオエンジニアリング専攻　教授
金野智浩　東京大学　大学院工学系研究科　バイオエンジニアリング専攻　特任准教授
福井有香　慶應義塾大学　理工学部　応用化学科　専任講師
藤本啓二　慶應義塾大学　理工学部　応用化学科　教授
飯島一智　東京理科大学　工学部　工業化学科　嘱託助教（現所属　横浜国立大学大学院　工学研究院　テニュアトラック准教授）
橋詰峰雄　東京理科大学　工学部　工業化学科　教授
森　健　九州大学　工学研究院　応用化学部門　准教授
中村教泰　山口大学　大学院医学系研究科　器官解剖学講座　教授
式田光宏　広島市立大学　情報科学研究科　医用情報科学専攻　教授
長谷川義大　広島市立大学　情報科学研究科　医用情報科学専攻　助教
小西　聡　立命館大学　理工学部　機械工学科　教授
加藤くみ子　国立医薬品食品衛生研究所　薬品部　室長
川上亘作　(国研)物質・材料研究機構　国際ナノアーキテクトニクス研究拠点　医療応用ソフトマターグループ　グループリーダー／主席研究員
藁科翔太　(国研)理化学研究所　生命機能科学研究センター　分子送達・イメージング技術研究ユニット　研究員
向井英史　(国研)理化学研究所　生命機能科学研究センター　分子送達・イメージング技術研究ユニット　ユニットリーダー
金山洋介　(国研)理化学研究所　生命機能科学研究センター　健康・病態科学研究チーム　研究員
渡辺恭良　(国研)理化学研究所　生命機能科学研究センター　健康・病態科学研究チーム　次世代イメージングチーム　チームリーダー
山下伸二　摂南大学　薬学部　薬剤学研究室　教授

目　次

【第1編　DDS技術の現状と今後の課題】

第1章　経皮投与型DDSの現状と今後の発展　杉林堅次

第2章　経肺投与型DDS製剤：DDS技術開発の現状　尾上誠良

第3章　ナノメディシンに関する臨床試験の動向　田上辰秋，尾関哲也

第4章　細胞膜透過ペプチドを利用したバイオ医薬の粘膜透過促進戦略

亀井敬泰，武田真莉子

第5章　DDS の市場展望と将来予測　近藤　啓

第6章　各種経皮吸収促進技術の特長と課題　藤井まき子

【第2編　核酸医薬における DDS】

第7章　化学修飾核酸による mRNA 発現制御のための微弱電流を利用した DDS

小暮健太朗

第8章 多糖によるアンチセンス DNA の送達

藤原伸旭，望月慎一，宮本寛子，櫻井和朗

第9章 非カチオン性脂質ナノキャリアによる核酸医薬用 DDS

曽宮正晴，黒田俊一

第10章 体内・細胞内動態を制御するリポソームの開発と疾患治療への応用

畠山浩人，佐藤悠介，原島秀吉

第11章 ミトコンドリアDDSを基盤とした遺伝子治療への展開 山田勇磨，原島秀吉

【第3編 抗体医薬におけるDDS】

第12章 DDSを利用した抗体医薬開発の展望 辻 祥太郎，今井浩三

第13章 低分子がん治療抗体の開発とその高機能化および動態解析 浅野竜太郎

第14章　近未来のDDSを拓くリポソーム人工抗体の創作と敗血症治療への応用　小出裕之，奥　直人

第15章　分子進化技術によるサイトカイン機能改変体の創製とDDSへの展開　長野一也，東阪和馬，堤　康央

第16章　新規の膜透過促進ペプチドを利用した抗体医薬の細胞選択的DDSに向けて　土居信英

【第4編　ワクチンにおけるDDS】

第17章　抗原-サイトカイン同時デリバリーシステムの構築とナノワクチンの創製　弓場英司

第18章　経粘膜ワクチンデリバリー製剤の開発と今後の展望　**平田宗一郎，國澤　純**

第19章　生活習慣病を標的としたワクチン開発　**中神啓徳**

第20章　経皮デリバリー技術を応用した貼付型ワクチン製剤の開発　**伊藤沙耶美，岡田直貴**

第21章　ナノゲルを用いたワクチンDDS　**石川良賀，秋吉一成**

第22章　粘膜免疫誘導型ワクチンとしてのアデノウイルスベクター　**立花雅史，邊見昌久，水口裕之**

【第5編　DDS 素材におけるバイオマテリアルの応用】

第23章　生体親和性に優れた両親媒性リン脂質ポリマーの製剤への応用　石原一彦，金野智浩

第24章　リポソームの表面改質によるナノカプセルの作製と機能化　福井有香，藤本啓二

第25章　タンパク質含有多糖複合フィルムの作製とその保持能の評価　飯島一智，橋詰峰雄

第 26 章　化学に基づく細胞表面の機能化と細胞治療への応用　**森　健**

第 27 章　シリカナノ粒子の高機能セラノスティクス　**中村教泰**

第 28 章　MEMS 技術を用いた経皮剤用マイクロニードルの作製技術　**武田光宏，長谷川義大**

第 29 章　MEMS 技術の DDS 分野への応用　**小西　聡**

【第6編　DDSの特性・機能の評価】

第30章　細胞内送達を指向したナノ DDS 医薬品及びペプチド利用医薬品の品質特性解析　加藤くみ子

第31章　医薬品原薬の溶解性改善を目指した製剤設計　川上亘作

第32章　PET イメージングと創薬・DDS 研究
藁科翔太，向井英史，金山洋介，渡辺恭良

第 33 章　経口 DDS 製剤開発における経口吸収性予測の現状　**山下伸二**

【第1編　DDS技術の現状と今後の課題】

第1章　経皮投与型DDSの現状と今後の発展

杉林堅次*

1　はじめに

本稿では，まず経皮投与型DDSの概要について示したのち，この40年の間に市販されてきた第1世代と第2世代の経皮投与型DDSについて示す。次に，最近の研究から市場に出てきた第3世代の経皮投与型DDSについて紹介する。また，その後に今後の展開として期待される第4世代の経皮投与型DDSについての説明を加えて，経皮投与型DDSの現状と今後の発展を述べることにする。

1.1　皮膚に適用する製剤

日本薬局方（日局）によれば，皮膚などに適用する医薬品製剤（Preparations for Cutaneous Application）には，皮膚局所およびその近傍での薬効を期待した局所作用型製剤（外用剤）と皮膚を通して有効成分を全身循環系に送達させることを目的とした（全身作用型）経皮投与型DDSが含まれる（経皮投与型DDSはTransdermal Therapeutic Systems（TTS）またはTransdermal Drug Delivery Systems（TDDS）と言われる）。なお，両者には剤形的な差異はほとんどない。経皮投与型DDSは皮膚に適用したとき有効成分が皮膚を通して全身循環血流に送達されるべく設計されており，経口剤などと同様に全身的な薬効が期待できる。投与が簡便で，初回通過効果を回避でき，副作用発現時には製剤を皮膚から取り除き，投与を中断できる利点がある。

経皮投与型DDSは，1980年に前後してスコポラミンやニトログリセリンを含有した製剤が開発・市販されてからほぼ40年の歴史がある。1980年前後では，その後の医薬品の多くは経皮投与型DDSになるとも言われていた[1)]。たしかに，フェンタニルTDDSを始め商業的に成功を収めた製品がその後に出てきたものの，経皮投与型DDSは経口剤や注射剤を凌駕するほどの位置には到達しなかった。なお，参考のため，現在までに我が国で開発・市販された経皮投与型DDSを表1に示す。

1.2　経皮投与型DDSの形状

市販されているほとんどの経皮投与型DDSの形状は貼付剤（Patches）である。貼付剤にはテープ剤（Tapes／Plasters）とパップ剤（Cataplasms／Gel Patches）がある。日局には，本

---

*　Kenji Sugibayashi　城西大学　大学院薬学研究科　教授

表1　市販の経皮投与型 DDS

分類	薬剤名	適用など
硝酸薬	ニトログリセリン 硝酸イソソルビド	狭心症，急性心不全 狭心症，心筋梗塞
女性ホルモン	エストラジオール，エストラジオール・酢酸ノルエチステロン	更年期障害に伴う諸症状
麻薬	フェンタニル，ブプレノルフィン	激しい疼痛や各種がん性疼痛の鎮痛
禁煙補助剤	ニコチン	禁煙が必要な患者が医師の指導下に行う禁煙の補助
β 刺激剤	ツロブテロール	気管支喘息，急性・慢性気管支炎，肺気腫
過活動膀胱治療剤	オキシブチニン塩酸塩	過活動膀胱における尿意切迫感，頻尿及び切迫性尿失禁
認知症薬	リバスチグミン	アルツハイマー型認知症
ドパミン作動性パーキンソン病治療剤，レストレスレッグス症候群治療剤	ロチゴチン	パーキンソン病，中等度から高度の特発性レストレスレッグス症候群
β_1 遮断薬	ビソプロロール	本態性高血圧症（軽症～中等症）
抗ヒスタミン剤	エメダスチンフマル酸塩	アレルギー性鼻炎

*我が国で市販されているもののみを示す。

剤を製するには，通例，高分子化合物またはこれらの混合物を基剤とし，有効成分を基剤と混和し均質として，支持体またはライナー（剥離体）に展延して成形すると書かれている。

テープ剤は，ほとんど水を含まない基剤を用いる貼付剤で，プラスター剤や硬膏剤がある。テープ剤は，樹脂，プラスチック，ゴムなどの非水溶性の天然または合成高分子化合物を基剤とし，有効成分をそのまま，または有効成分に添加剤を加え，全体を均質とし，布に展延またはプラスチック製フィルムなどに展延もしくは封入して成形されるモノリシック型か，または，有効成分と基剤またはそのほかの添加剤からなる混合物を放出調節膜，支持体及びライナー（剥離体）でできた放出体に封入し成形するリザバー型がある。

一方，パップ剤は，水を含む基剤を用いる貼付剤である。有効成分を精製水，グリセリンなどの液状の物質と混和し，全体を均質にするか，水溶性高分子，吸水性高分子などの天然または合成高分子化合物を精製水と混ぜて練り合わせ，有効成分を加え，全体を均質にし，布などに展延して成形される。

2　第1世代の経皮投与型 DDS：徐放性製剤としての経皮投与型 DDS

1980 年代では，薬物の経皮吸収速度の遅さゆえ，経皮投与型 DDS は徐放性（sustained release）を有する製剤として認知された。これを本稿では第1世代の経皮投与型 DDS と名付ける。ニトログリセリンの舌下錠が狭心症の発作に利用されるのに対し，経皮投与型 DDS は狭心

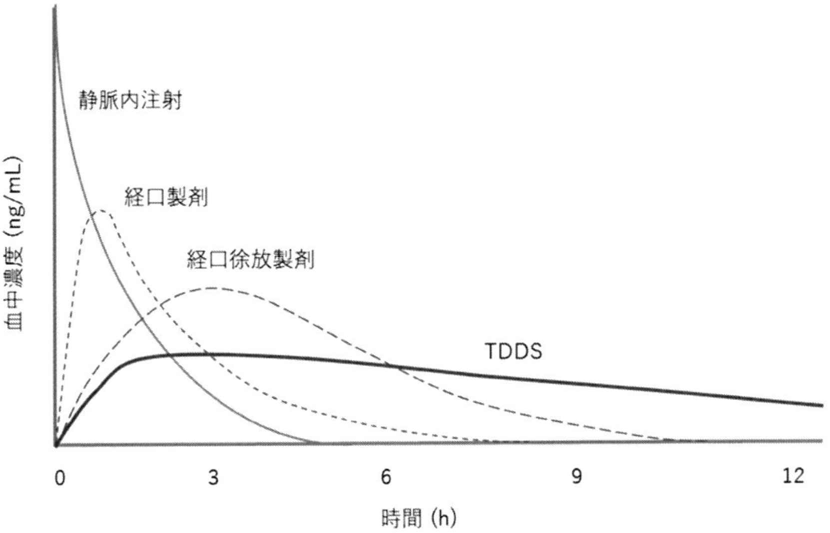

図 1　経口剤，注射剤，および TDDS 適用後の典型的な血中濃度–時間曲線

症の発作予防に使われるのがその端的な例である。図 1 に 1980 年代によく用いられた経口剤，注射剤，および経皮投与型 DDS 適用後の典型的な血中濃度-時間曲線を示す。

しかし，その後の研究からも明らかなように，経皮投与型 DDS からの薬物の徐放能の多くは皮膚バリアー能に依存している。言い換えれば，経皮投与型 DDS では製剤中拡散律速ではなくむしろ皮膚透過律速になっている。皮膚バリアー能は腹部や背部といった皮膚部位によって異なるので，経皮投与型 DDS からの薬物吸収速度は適用する皮膚部位によっても異なる。また，アトピー性疾患患者では皮膚に疾患がない患者に比べ物質の経皮吸収速度が低い可能性がある。さらに最近，消化管疾患を持つ場合には，皮膚バリアー能が低下するとの基礎研究が発表された[2~5)]。このような場合の経皮吸収性の変動については，医療従事者が十分な説明や指導をすることによって防いだり対処したりすることができる。しかし，患者や介護者も気づかない小さな傷がある部位に経皮投与型 DDS を適用する場合も考えられ，このような場合では医療従事者も予想できない血中濃度や薬理効果のバラツキが懸念される。

経皮投与型 DDS からの薬物吸収速度のバラツキを防ぐには，経皮投与型 DDS からの薬物放出速度の制御が有効である。すなわち，製剤中の膜透過制御機能やマトリックス拡散制御機能の増強が考えられる。例えば，経皮投与型 DDS からの放出にかかわる移動抵抗を皮膚透過の移動抵抗と同じ（抵抗比を 50：50 に設定する）とすれば，皮膚バリアー能が予測値の 1/2 になったとしても血中濃度は 1.33（=100/75）倍にしかならない。こうした製剤は制御放出（controlled release，コントロールドリリース）能を有しているといえる。しかし，この 40 年間の経皮投与型 DDS の研究では放出速度を抑える研究はほとんど注目されなかった。これは，皮膚バリアー能が高いために，経皮投与型 DDS を適用しても得られる血中濃度が低く，経皮投与型 DDS にコントロールドリリース能を持たせれば，血中濃度はさらに低くなるためであった。

3 第2世代の経皮投与型DDS：吸収促進剤能を有する経皮投与型DDS

上述した理由から，1980年代の経皮投与型DDSの研究は経皮吸収促進剤に関するものが多かった。Azone（ラウロカプラム）は初期に研究された経皮吸収促進剤の代表例である。Azoneは極めて低濃度で多くの薬物の経皮吸収性を促進し，また，角層のバリアー能にのみ選択的に作用するなど大変有用であると思われたが[6~13]，皮膚刺激性を表すとして認可が得られなかった。後でわかったことであるが，FDAに提出されたAzone製剤には，我々が推奨していたAzoneの水性ゲルではなくAzone自身の生きた表皮への浸透性を引き起こすワセリンが含有されていた。

表2に現在までに研究された主な吸収促進剤をまとめて示す。本表に示したものの多くは，すでに経皮投与型DDSに含有され実用化されている。第2世代の経皮投与型DDSは吸収促進剤が含有されたものと定義した。図2[14]にこれら吸収促進剤の作用メカニズムについてまとめて示す。種々分析機器を用いた研究から，多くの経皮吸収促進剤は皮膚透過の最大のバリアーである角層中の角層細胞間脂質ドメインに作用し，脂質のゆらぎなどを起こしていることが明らかになった。

経皮投与型DDSにコントロールドリリース能を持たせる研究が進んでいないのは，薬物の皮

表2 代表的な経皮吸収促進剤

グループ	吸収促進剤
低級アルコール類	エタノール，イソプロパノール
多価アルコール類	プロピレングリコール，エチレングリコール，ブチレングリコール，グリセリン，Transcutol®
脂肪酸	オレイン酸，カプリン酸
エステル類	酢酸エチル，ミリスチン酸イソプロピル，アジピン酸ジエチル，モノオレイン酸グリセリン
α-ヒドロキシ酸	乳酸，グリコール酸
界面活性剤	ショ糖オレイン酸エステル，ショ糖ラウリン酸エステル，ポリオシキエチレン-2-オレイルエーテル
テルペン類，テルペノイド	*d*-リモネン，*l*-メントール，ハッカ油
Azoneとその類似物質	Azone®，ピロチオデカン
尿素とその誘導体	尿素，1,3-ジフェニル尿素，環状尿素誘導体
サリチル酸類	サリチル酸
チオグリコール酸類	チオグリコール酸カルシウム
ピロリドン類	N-メチル-2-ピロリドン，ピロリドンカルボン酸
スルホシキド類	ジメチルスルホキシド，デシルメチルスルホキシド
アルキル-N,N-2基置換アミノ酢酸類	dodecyl-N,N-dimethyl aminoacetate，dodecyl-2-methyl-2-（N,N-dimethyl aminoacetate）
シクロデキストリン類	β-シクロデキストリン，ジメチル-β-シクロデキストリン

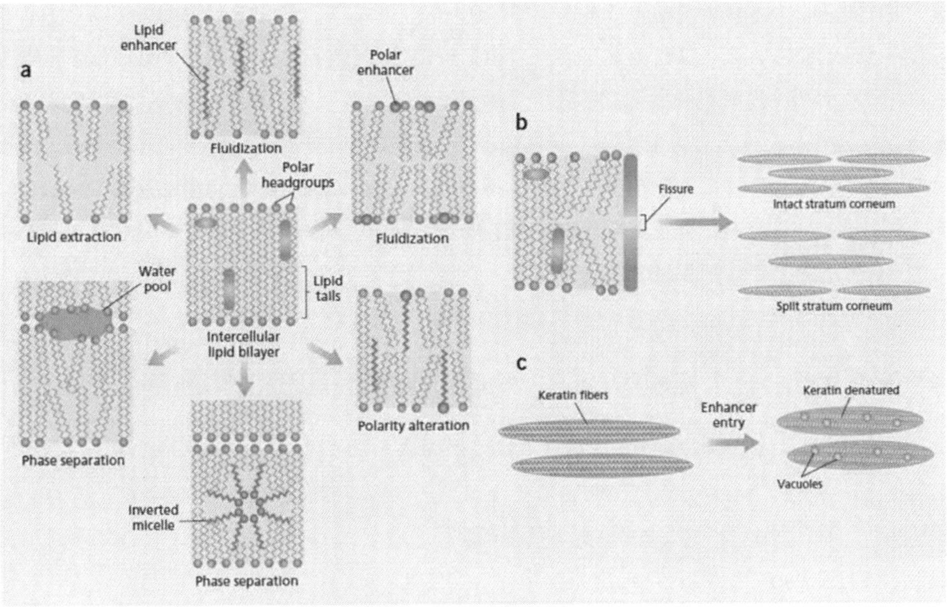

図2　種々経皮吸収促進剤の作用メカニズム

B. W. Barry, *Nature Biotech.*, **22**, 165-7（2004）から引用

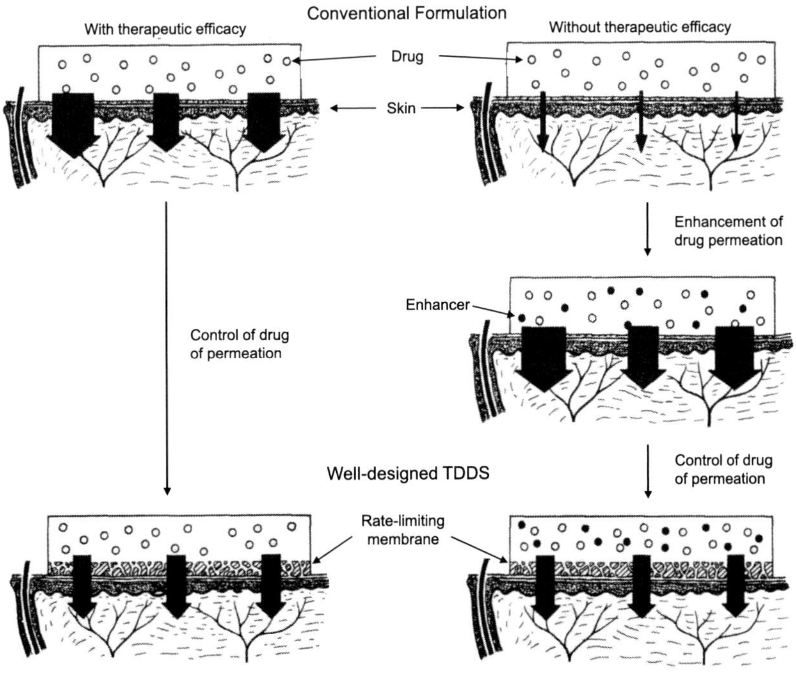

図3　Well-designed TDDS の概念図

杉林堅次，*Ther. Res.*, **8**, 185（1988）から引用

膚透過性が低いことが原因であることはすでに述べた。そこで，著者らは吸収促進剤を含有した経皮投与型 DDS にコントロールドリリース能を持たせる「well-designed TDDS」を発表している[15]。すなわち，皮膚バリアー能を吸収促進剤で低下させ，その分を経皮投与型 DDS の薬物移動抵抗で補うという考え方である。図 3 にその原理について示す。吸収促進効果がまだ十分ではないので，コントロールドリリース能を持つ経皮投与型 DDS の実用化は進んでいない。しかし，後にも述べる物理的経皮吸収促進法の進歩が，近い将来コントロールドリリース能を持つ経皮投与型 DDS を可能とするだろう。

4 第 3 世代の経皮投与型 DDS：物理的経皮吸収促進法の利用

Okabe らの iontophoresis（IP）の研究[16]は我が国における外部エネルギーを用いた物理的経皮吸収促進法研究のさきがけの 1 つである。なお，IP は極めて古くから研究されていたもので，1 世紀以上も前（1900 年）に研究論文が見られる[17]。表 3 に IP をはじめとする主な物理的経皮吸収促進法をまとめて示す。

物理的経皮吸収促進法のなかでは，やはり IP の研究論文数が多い。IP の原理を図 4 に示す。IP では皮膚上に陽極リザバーと陰極リザバーを離して貼付する。皮膚透過を促進する主な駆動力は electrorepulsion（電気反発力）であるので，例えば図 4 に示したようにアニオン性薬物なら陰極に封入する。アニオンは角層表面の横方向には移動できないので，結果としてアニオン性薬物は陰極リザバー下の角層を経て全身循環系に吸収されることになる。なお，この時体内から主に Na^+ が陰極リザバーに回収される。また，同時に対極の陽極リザバーから Na^+ などが吸収され，逆に体内から陽極リザバーに Cl^- などが回収される。なお，IP では付加的な駆動力である electroosmosis（電気浸透流）も生じる。Electroosmosis によって陽極から陰極に向けて水

表 3 代表的な物理的経皮吸収促進法

方 法	原 理	外部エネルギー	備 考
Iontophoresis（IP）	Electrorepulsion Electroosmosis	低電圧電気エネルギー	Sumatriptan や Lidocaine の IP 製品が実用化されている
Electroporation（EP）	脂質膜に微小孔を作成	長短時間の高電圧電気エネルギー	IP/EP 併用美容機器が実用化されている
Thermalporation	角層バリアーに微小孔を作成	熱エネルギー	Passport®System の研究が進んでいる
Sonophoresis（SP）	Cavitation, microstreaming など	超音波エネルギー	吸収促進効果にバラツキが見られる
Microneedle（MN）array patch	MN により角層バリアーに微小孔を作成		美容用 MN が実用化されている
Needleless syringe	jet stream によるキャリア効果	バネ，高圧ヘリウムガスに基づく Jet flow	自己注射用としてすでに一部実用化されている
Micro（nano）-pump		ポンプ	

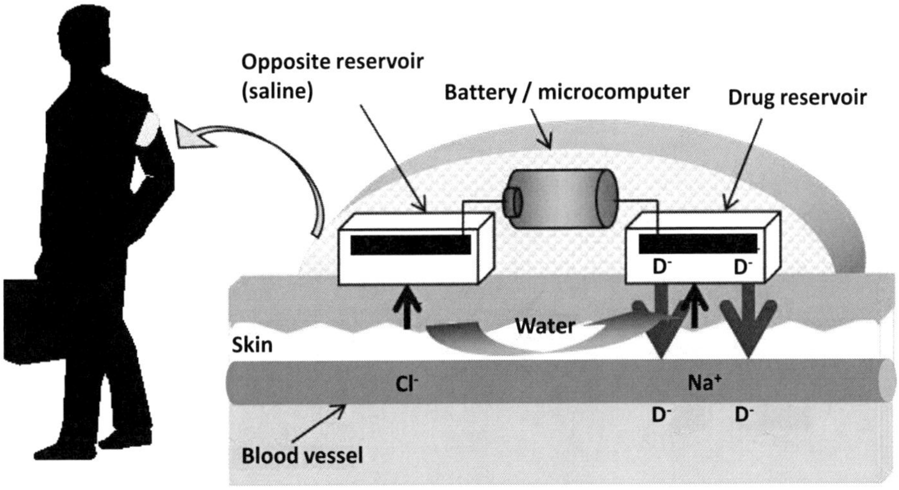

図4 Iontophoresis の原理

が流れるので，イオン化していない薬物でも陽極に封入しておけば，この水の浸透流にしたがって経皮吸収が促進される。

ここで重要なことは，IP の 2 つの駆動力である electrorepulsion と electroosmosis は共に電流に比例するので，定電流 IP 負荷時の薬物の経皮吸収速度は予測値に近く，体内濃度のバラツキも小さいという特長があることである。したがって，IP は極めて精度の高いコントロールドリリースを可能とする経皮投与型 DDS に応用することができる。すでに，米国ではリドカインやスマトリプタンを含有した IP 機能付き経皮投与型 DDS が開発されている。

マイクロニードル（MN）アレーパッチはここ数年間でもっとも盛んに研究されている物理的経皮吸収促進法である。マイクロファブリケーション技術の進歩によって，solid 型の MN だけでなく，中空型の MN が，それも種々素材を利用して調製することができるようになった[18]。物理的に角層バリアーに孔を空けることによって薬物の経皮吸収性を促進する。孔の調製を簡便かつ均一にするためアプリケータの研究も進んでいる[19]。角層バリアーに孔を空けることから高分子量物質も経皮吸収させることができる。現在，経皮ワクチンの実用化に向けてさかんに研究されている[20~22]。MN と通常の注射との違いはもちろんそのサイズにあるが，通常の注射では注射針で皮膚に孔を空けその後注射筒でポンプすることによって薬物を投与するのに対し，MN システムのほとんどはポンプ機能がついていない。Sustained release を可能としても制御放出（コントロールドリリース）できないことが MN の欠点である。

われわれは，最近，IP と表3に示した IP 以外の方法の併用によってさらなる吸収促進や安定的な吸収促進を成し遂げている[23~26]。すなわち，MN，エレクトロポレーション，またはソノホレシスで前処理を施し角層に微小な孔を形成させた後に IP 処理を施す。MN などの前処理によって皮膚バリアー機能が下がるため IP に必要な電流を流すための電圧を下げることが可能となる。前述したIPによるelectroosmosisが注射のポンプ機能の代替になり，コントロールドリリースを可能とするため，その応用範囲は極めて広いものと期待される。

経皮投与型DDS適用後の薬物のバイオアベイラビリティ（BA）は点眼剤ほどではないにしても経口剤などに比べて極めて低い。BAの低さは血中濃度のバラツキの原因にもなるため，経皮投与型DDSでは切れ味のするどい薬物や血中濃度のコントロールが必要な薬物には応用できなかった。経口剤に代替するためには，量的BAを80%以上にするような経皮投与型DDS化が望まれる。そのためには，まず経皮投与型DDSの膏体厚を現状の1/10の10 μm程度までにすることが望まれる。膏体厚を薄くするためには，薬物溶解能を大きくした膏体材料が必要になり，また，膏体の皮膚接着性の安定性の確保も望まれてこよう。物理的吸収促進法を併用することも高いBAを有する経皮投与型DDSにするために大変有効である。物理的吸収促進法では機器を併用するので，最終製品が医薬品か医療機器かというレギュレーションの問題も考えていかねばならない。BAを80%以上とし，かつコントロールドリリース能を持つ経皮投与型DDSにすることができれば利用価値は飛躍的に上がる。

5　第4世代の経皮投与型DDS：モノのインターネットと経皮投与型DDSの併用

ここ数年の新薬開発状況や医薬品売上の推移を見ていると，生物学的医薬品の比率が大きく上がっていることが理解できる。ただ，これら生物学的医薬品のほとんどは注射剤となっている。注射剤は一部の自己注射剤を除けば医療従事者によって投与されるため，頻繁な医療機関への受診が必要となる。経口剤の良さは，軽微な疾患であれば働きながらも薬物治療できることにある。一方で，欧米や日本などの先進国では過度な少子高齢社会となり，労働力の確保が喫緊の課題となっている。海外に目を向けても，少子化は経済力の増加とともに顕著になる傾向にある。したがって，生物学的医薬品であろうとも患者または介護者が投与できるような剤形にする必要があろう。

最近の情報科学（IT）や人工知能（AI）の飛躍的発展とともに，モノのインターネット（Internet of things, IoT）が医療にも利用され始めている。IoTは，様々な「モノ」がインターネットに接続され情報交換することにより相互に制御する仕組みである。現在までに医療に用いられているIoTには主に以下の4種類ある。1つはNikeのFuel Bandのようなヘルスモニタリング装置で，BluetoothでPCや携帯電話と情報交換する。2つ目は体表面に設置するインスリンホンプで，これもインターネットで情報交換する。3つ目はペースメーカなどの体内埋め込み型装置で，Bluetoothなどで情報交換する。4つ目は病院などに置かれている心電図モニターなどで，WiFiなどで情報交換される。

このように医療のIoTは近年大きな進展が見られるものの，医薬品にはIoT化が進んでいない。そこで本稿では，「医薬品IoT」を提言したい。前述したようにIPを用いた経皮投与型

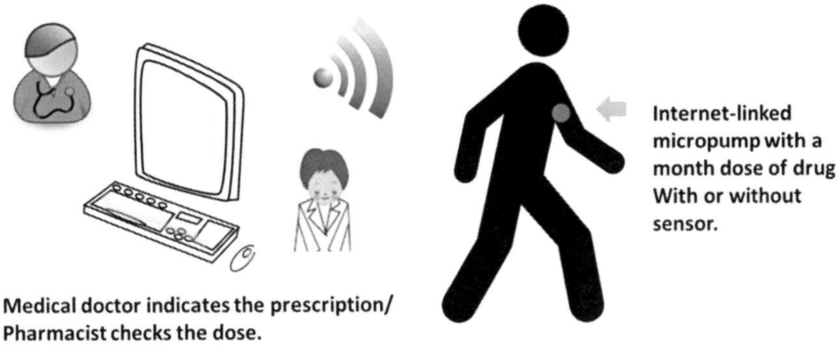

図5　将来の経皮投与型DDS IoT

DDSをBluetoothなどで情報交換することによって，コントロールドリリースを可能とする経皮投与型DDS IoTになる。図5に例としてマイクロポンプを利用した経皮投与型DDS IoTを示す。1，2か月おきに病院（または薬局）で数種の薬物が患者の皮膚上か皮内にセットされた経皮投与型DDS IoTにロードされる。投与レジメンはあらかじめセットすることも可能であるが，PCを経由してBluetoothで用量，投与時間などを変更できる。このマイクロポンプシステムはIPや他の物理的吸収促進法に置き換えることもできよう。もちろん，このような経皮投与型DDS IoTを実現するためには，装置の生体適合性を評価する必要があり，あらかじめ設定したようにコントロールドリリースさせることも必要である。コンピュータの誤作動や個人情報漏えいの問題などもある。人命にかかわる製品であるので，経皮投与型DDS IoTの研究は領域を超えて広範になされなくてはならない。

6　おわりに

コントロールドリリースは単なる徐放性（sustained release）ではなく，あらかじめ設定された（予測された）sustained releaseでなくてはならない。言い換えれば，薬物の吸収速度のバラツキをなくし，設定された（予測された）体内濃度-時間挙動を得る必要がある。前世紀末から始まった低分子有機合成薬物を用いた新薬創生の困難さは，生物学的医薬品やDDSの利用で少し息をつけるようになったかもしれないが，AIやIoTの考え方を利用することにより，従来型低分子薬物だけでなく生物学的医薬品についても極めて高いコントロールドリリース能をもつ経皮投与型DDSにすることが可能である。医薬品開発の新しい幕開けが期待できる。

＊本稿は著者の投稿原稿（*Drug Delivery System*, **31**(3), 201-209（2016））に一部修正を加えたものである。

文　　献

1）杉林堅次，経皮吸収型製剤の現状と将来，ファルマシア **49**, 367（2013）
2）S. Yokoyama, K. Hiramoto, M. Koyama *et al.*, Chronic liver injury in mice promotes impairment of skin barrier function via tumor necrosis factor-alpha, *Cutan. Ocul. Toxicol.*, **11**, 1-10（2015）
3）S. Yokoyama, K. Hiramoto, M. Koyama *et al.*, Impaired skin barrier function in mice with colon carcinoma induced by azoxymethane and dextran sodium sulfate, *Biol. Pharm. Bull.*, **38**, 947-50（2015）
4）S. Yokoyama, K. Hiramoto, M. Koyama *et al.*, Impairment of skin barrier function via cholinergic signal transduction in a dextran sulfate sodium-induced colitis mouse model, *Exp. Dermatol.*, **24**, 779-84（2015）
5）S. Yokoyama, K. Hiramoto, M. Koyama *et al.*, Skin disruption is associated with indomethacin-induced small intestinal injury in mice, *Exp. Dermatol.*, **23**, 659-63（2014）
6）S. L. Spruance, M. McKeough, K. Sugibayashi *et al.*, Effect of Azone and propylene glycol on penetration of trifluoro-thymidine through skin and efficacy of different topical formulations against cutaneous herpes simplex virus infections in guinea pigs, *Antimicrobial Agents Chemother*, **26**, 819-23（1984）
7）K. Sugibayashi, K. Hosoya, Y. Morimoto *et al.*, Effect of the absorption enhancer, Azone, on the transport of 5-fluorouracil across hairless rat skin, *J. Pharm. Pharmacol.*, **37**, 578-80（1985）
8）W. M. Shannon, L. Westbrook, W. I. Higuchi, K. Sugibayashi *et al.*, Influence of 1-dodecylazacycloheptan-2-one（Azone）on the topical therapy of cutaneous herpes simplex virus type 1 infection in the hairless mouse with 2',3'-di-O-acetyl 9-β-D-arabinofuranosyladenine and with 5'-O-valeryl 9-β-D-arabinofuranosyladenine, *J. Pharm. Sci.*, **74**, 1157-61（1985）
9）Y. Morimoto, K. Sugibayashi, K. Hosoya *et al.*, Penetration enhancing effect of Azone on the transport of 5-fluorouracil across the hairless rat skin, *Int. J. Pharmaceut.*, **32**, 31-38（1986）
10）K. Hosoya, N. Shudo, K. Sugibayashi *et al.*, Effect of Azone on the percutaneous absorption from gels in hairless rats, *Chem. Pharm. Bull.*, **35**, 726-33（1987）
11）Y. Adachi, K. Hosoya, K. Sugibayashi *et al.*, Duration and reversibility of the penetration enhancing effect of Azone, *Chem. Pharm. Bull.*, **36**, 3702-5（1988）
12）K. Sugibayashi, C. Sakanoue, Y. Morimoto, Utility of topical formulations of morphine hydrochloride containing Azone and N-methyl-2-pyrrolidone, *Selective Cancer Ther.*, **5**, 119-28（1989）
13）K. Sugibayashi, S. Nakayama, T. Seki *et al.*, Mechanism of skin permeation-enhancing effect by Laurocapram, *J. Pharm. Sci.*, **81**, 58-64（1992）
14）B. W. Barry, Breaching the skin's barrier to drugs, *Nature Biotech.*, **22**, 165-7（2004）

15) 杉林堅次, *Ther. Res.*, **8**, 185-200 (1988)
16) K. Okabe, H. Yamaguchi, K. Kawai, New iontophoretic transdermal administration of the beta-blocker metoprolol, *J. Control Rel.*, **4**, 79-85 (1986)
17) S. Leduc, Introduction of medical substances into the depth of tissues by electric current, *Ann. d'electrobiol.*, **3**, 545-60 (1900)
18) S. Indermun, R. Luttge, Y. E. Choonara *et al.*, Current advances in the fabrication of microneedles for transdermal delivery, *J. Control Release*, **185**, 130-8 (2014)
19) T. R. Singh, N. J. Dunne, E. Cunningham *et al.*, Review of patents on microneedle applicators, *Recent Pat. Drug Deliv. Formul.*, **5**, 11-23 (2011)
20) S. Hirobe, H. Azukizawa, T. Hanafusa et al., Clinical study and stability assessment of a novel transcutaneous influenza vaccination using a dissolving microneedle patch, *Biomaterials*, **57**, 50-8 (2015)
21) K. Matsuo, H. Okamoto, Y. Kawai *et al.*, Vaccine efficacy of transcutaneous immunization with amyloid β using a dissolving microneedle array in a mouse model of Alzheimer's disease, *J. Neuroimmunol.*, **266**, 1-11 (2015)
22) S. Marshall, L. J. Sahm, A. C. Moore, Microneedle technology for immunisation, Perception, acceptability and suitability for pediatric use, *Vaccine*, **34**, 723-34 (2016)
23) K. Sugibayashi, M. Kagino, S. Numajiri *et al.*, Synergistic effect of iontophoresis and pretreatment of jet injector on the *in vitro* skin permeation of diclofenac and angiotensin II, *J. Pharm. Pharmacol.*, **52**, 1179-86 (2000)
24) S. Tokumoto, K. Mori, N. Higo, K. Sugibayashi, Effect of electroporation on the iontophoretic permselectivity of hairless mouse skin, *J. Control Release*, **105**, 296-304 (2005)
25) X. M. Wu, H. Todo, K. Sugibayashi, Enhancement of skin permeation of high molecular compounds by a combination of microneedle pretreatment and iontophoresis, *J. Control Release*, **118**, 189-95 (2007)
26) S. Tokumoto, N. Higo, H. Todo, K. Sugibayashi, Effect of combination of low-frequency sonophoresis or electroporation with iontophoresis on the mannitol flux or electroosmosis through excised skin, *Biol. Pharm. Bull.*, **39**, 1206-10 (2016)

第2章　経肺投与型 DDS 製剤：DDS 技術開発の現状

尾上誠良*

1　はじめに

医薬品の投与形態について考えるとき医療現場やセルフメディケーションの場で最も汎用されるのは経口固形製剤であり，これは患者にとって適切な服用性や携帯性を併せ持つことに起因している。しかしながら対象となる薬物の体内動態，薬効，そして安全性プロフィールの問題から，経鼻，口腔，経肺，点眼，直腸，経皮，注射などの様々な非経口投与ルートを利用した新規投与製剤の開発も行われてきた。一般的に薬物の吸収は吸収部位の生理学的特徴や薬物そのものの物理学的特徴等の影響を受けることが多く，それ故に慎重な投与形態デザインが必要とされる。経口投与では投与部位と吸収部位が離れており，薬物が吸収されるまでに消化管内の移動，薬物の溶解，消化管壁の透過，全身循環への移行を経なければならず，それ故に体内動態や薬効の変動が大きく現れることがある。ステロイドのように経口投与下では全身性の副作用が発現する薬剤も多くあり，そのような場合には薬理作用と副作用を分離するために局所投与設計が用いられる。また，近年注目を集めているバイオ医薬品の投与形態について考えるとき，ナノ粒子設計技術などを応用して経口投与を指向した新しい試みがなされているものの，現在のところは投与ルートが注射に限定されることが多く，治療アドヒアランス上の解決すべき重要な課題が存在する[1,2]。すなわち，胃内での速やかな酸加水分解，消化管内のペプチダーゼによる分解，さらにはその物性上の問題による低い消化管粘膜透過性により，経口投与時では十分な生物学的利用能が得られない[3,4]。この観点から口腔粘膜からの吸収や，マイクロニードル等を用いて効率的な経皮吸収を指向した新しい試みが積極的に実施されている。その一環として，ペプチド性医薬品の肺からの経粘膜吸収について国内外で実用化研究が行われており，既に複数のペプチド性吸入製剤が上市されている[5]。

本稿では，呼吸器系での局所作用をねらった低分子医薬品や肺からの吸収を指向したバイオ医薬品の吸入製剤に関する研究開発動向を概説する。

2　吸入製剤の種類

吸入療法の歴史はたいへん古く，紀元前までその起源を遡るが，本格的な吸入療法が実施されるようになったのは近代医学のなかで吸入製剤が開発されてからである。これまでに大きく分け

*　Satomi Onoue　静岡県立大学　薬学部　薬物動態学分野　教授

表1　吸入剤の種類と特徴

Types	Proper ages	Advantages	Disadvantages
Nebulizer	Any age	No patient training High dose possible Dose modification possible No CFC release	Limited portability Long treatment regimens Excessive drug consumption Pressurised gas source required Performance variability
MDI	> 5 years	Portable and compact Short treatment time Simple formulations No contamination of contents High dosing reproducibility	Patient training required Device actuation required High pharyngeal deposition Potential for abuse Use of CFC propellant
DPI	> 5 years	Portable and compact Breath actuated Less patient training Short treatment time No propellant	High inspiratory flow needed Oropharyngeal deposition Difficult to deliver high doses Not all medications available

て，ネブライザー，定量噴霧器（MDI：Metered-dose inhaler），粉末吸入剤（DPI：Dry powder inhaler）の3種類が実用化され，様々な薬剤に用いられてきた。それぞれ利便性，携帯性，トレーニングの必要性，エアゾールの発生機序などを含めて長所ならびに短所が大きく異なっており，薬剤によって適切なデバイスタイプが異なってくる（表1）[6~9]。ネブライザー，MDI は薬物を含む溶液を種々の手法によりエアロゾル化させたものを吸入する形態であり[10]，溶液状態における薬物は安定性が問題となるためにネブライザーや MDI を開発する際には保存期間における薬物分解が危惧される。またタンパク性ならびにペプチド性医薬品に関しては分解だけでなく溶液状態での高次構造変化に起因するペプチドの凝集を示し，時として不溶性のフィブリルを形成することが知られている[11]。しかし，DPI の場合には長期安定性に関する懸念は低く，加えて局所に高濃度の薬物を送達可能であり薬効・吸収性の改善が期待できる。使用面においても，DPI 用デバイスは非常に簡便なものであることが多いため，吸入治療に関する医師主導の患者教育の必要性が低く，吸入のタイミングも患者の自発呼吸に依存するため確実な吸入が可能であると考えられる。これらの観点を踏まえて薬剤の物性を考慮したデバイス選択が必要であり，バイオ医薬品の吸入剤開発の際には DPI が投与形態として適していると考えられ，数多くのペプチドやタンパクが DPI に応用されている。

3　DPI の生体内運命

吸入剤の送達目標となる臓器は呼吸器系となるため，吸入剤開発に際しては肺の構造や機能を考慮したうえで適切な製剤設計とデバイス選択が必須となる。肺は大まかに気道部分と肺胞部分に区別されるが，各位部位に高度に分化した細胞群と細胞外物質が存在している。一般的に肺深部に薬物含有粒子を送達するためには空気力学的粒径が1～5 μm 程度であることが望まし

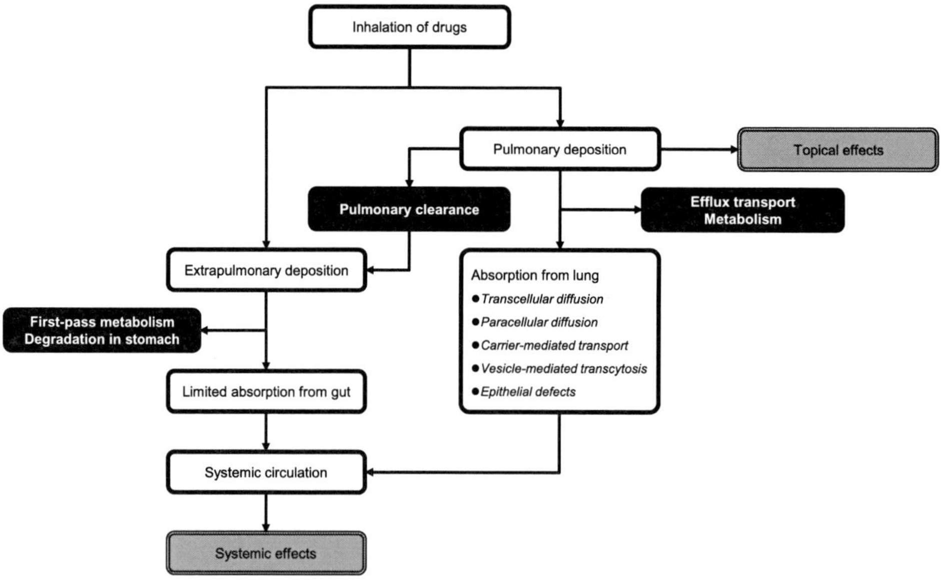

図 1　経肺投与型 DDS 製剤の生体内運命

く[3,12,13]，これよりも大きい粒子径の場合には，気道あるいは咽喉に沈着する。呼吸器系に到達出来なかった粒子は経口投与と同じ運命を辿り，すなわち消化管や肝臓にて代謝を受け，薬剤によっては薬効に寄与することが極めて難しい（図 1）。一方，気道や肺深部まで送達された粒子は局所で薬理作用を発現するか，あるいは肺胞から吸収されて全身循環し，末梢にて機能を示すことが期待される。肺の最小基本単位である肺胞は成人で約 4 億個存在し，その表面積は約 100 m^2 以上とたいへん広く，それ故，小腸粘膜の表面積に匹敵する[14]。肺胞上皮細胞層の厚さは，0.1〜1 μm であり，小腸の約 40 μm と比較して極めて薄く，薬物吸収における膜透過の観点でもたいへん魅力ある組織の一つである[15]。肺上皮細胞からの薬物吸収は他の粘膜部位からの吸収と同じく細胞内あるいは細胞間隙の 2 種の経路から受動輸送により起こる。親水性で高分子量のペプチドや他のバイオ医薬品では細胞間隙が主な膜透過経路であると考えられ，それ故，これらの分子サイズが重要な決定因子となる可能性がある。また，消化管における平均血流は 1,125 mL/min であるが，平均的な肺血流速度はその約 5 倍の 5,700 mL/min に達する[16]。このような組織学的特徴から，バイオ医薬品の経肺吸収は経口投与時に比べて速やかであり，その生物学的利用能は吸入製剤技術適用により顕著に向上するケースが多く観察されている[17,18]。

4　DPI の効果に影響する因子とその改善方法

4.1　物理薬剤学的要因

吸入された薬剤が局所作用あるいは全身作用を発揮するうえで最も重要な因子となるのは呼吸

器系への分布特性である。この分布特性は幾つかの製剤学的な因子によって影響をうけることが報告されており，例えば（i）デバイスの種類，（ii）空気力学的な平均粒子径（mass median aerodynamic diameter：MMAD），（iii）粒子密度，（iv）吸湿性，（v）帯電性などが挙げられる。特にMMADはエアゾールの飛散性を決定するため，単なる幾何学的な粒子径だけではなく粒子密度や粒子形状の最適化が必要となる。より高い吸入特性を実現するために多様な粒子設計検討が行われ，その結果としてPulmosphere（Nekter社）やAIR（Alkermes社）などの粒子密度が低い中空多孔性マイクロ粒子が開発されている。また，微細粒子は凝集特性が高いため，保存時における凝集形成は吸入特性を著しく低下させることがある。これを防ぐために，乳糖や糖アルコールなどの比較的大きなキャリアー粒子と混和することで安定化させたり，あるいはラウリン酸やアプリン酸などの脂肪酸で粒子コーティングを行うことで吸湿に伴う凝集を抑制できることが報告されている。また，デバイスによって吸入パターンが異なっており，特に吸入流量は吸入特性を制御する重要な因子となっている。設計された粒子の物理化学的特性を熟考のうえ，適切なデバイスの選択が求められる。

4.2　生物薬剤学的要因

吸入により呼吸器系に送達された薬物の生体内運命は様々な因子によって決定され，それに伴って薬効にも影響が現れることがある。気道，肺胞腔内に沈着した粒子は多様なクリアランス機構（気道クリアランス，咳反射によるクリアランス，肺胞クリアランス）によって，その多くは排除される。気道に広く分布する線毛細胞は，終末気管支から気管支分岐部に向かって速度を上昇させていく協調的なエスカレーター運動を担っている。比較的大きな粒子や不溶性粒子はこの線毛運動によって咽頭まで運ばれて嚥下されるか，咳反射によって除かれるため，健常人の気道ではこれらの粒子の多くは数時間以内に除去される。この線毛運動によるクリアランス機構はmucociliary clearanceと呼ばれ，この機構の回避が吸入剤の薬効持続に結実すると考えられている。近年ではpolymeric nanoparticle，ハイドロゲル，ドライエマルションなどの粘膜付着性技術を用いることでmucociliary clearanceを部分的に回避する試みが実施されており，特に生分解性ポリマーを用いたナノ粒子設計は肺局所での放出制御能と相俟って理想的な生物薬剤学的特性を達成することが期待出来るアプローチであろう[19)]。また，肺に到達した粒子の粘液における溶解性や代謝安定性も治療効果に著しい影響を与えると考えられる。全身作用を期待した吸入剤を開発する際にはbioavailabilityを考慮しなければならないが，その際には対象とする薬物の膜透過性が重要な因子となる。特にバイオ医薬品の吸入剤開発時にはコスト面にも多大な影響があるため，膜透過性と代謝安定性を向上させるための様々な工夫が検討されている。経肺投与は消化管など他の吸収経路に比較すると良好ではあるものの，注射に比べれば十分な吸収率が得にくいのが現状であり，これを改善するために，まだ基礎検討段階ではあるが（i）吸収促進剤の添加，（ii）タンパク分解酵素阻害剤の添加，（iii）mucociliary clearanceの回避等，各種アプローチが試みられている（表2）[1, 19～21)]。吸入剤のbioavailabilityを考えるとき，対象となる患

表2　バイオ医薬品の吸入製剤に応用が検討されている製剤技術

Formulation strategy	Details	Targeted peptides/proteins
Avoidance of mucociliary clearance		
Polymeric nano/microparticle	PLGA, PLGA-chitosan, PLGA-PEG	insulin, glucagon, salmon calcitonin, interleukin-2, deslorelin
Hydrogel nanoparticle	sodium hyaluronate, gelatin	insulin, salmon calcitonin
Nano-dry emulsion	glyceryl monooleate-based emulsion	insulin, cyclosporine A
Solubilization		
Amorphous solid dispersion	solid dispersion prepared by wet-milling	cyclosporine A
Spray-dried multifunctional powder	spray-dried aerosol powder with phospholipid	cyclosporine A
Cyclodextrin	hydroxylpropyl-α-CD	cyclosporine A
Absorption enhancement		
Bile acids	sodium cholate, sodium taurocholate	insulin, salmon calcitonin, thyrotropin-releasing hormone
Fatty acids	capric, oleic, palmitoleic, and linoleic acids	glucagon, salmon calcitonin
Surfactants	glycyrrhizinic acid, sodium dodecyl sulfate, dipalmitoylphosphatidylcholine	human growth hormone, human parathyroid hormone
Chitosan	chitosan, *N*-trimethyl chitosan	insulin, salmon calcitonin, thymopentin
Cyclodextrin	dimethyl-β-CD, hydroxypropyl-β-CD	insulin, leuprolide, granulocyte colony-stimulating factor
Liposomal formulations	conventional liposomes, ligand-appended liposomes	insulin, vasoactive intestinal peptide (VIP), interleukin-2
Enhanced metabolic stability		
PEGylation	chemical coupling with PEG	glucagon-like peptide-1, VIP, interferon-α_2
Peptidase/proteinase inhibitors	bacitracin, bestatin, chymostatin, phosphoramidon	insulin, eel calcitonin, salmon calcitonin

者の喫煙歴や炎症など呼吸器系の生理的条件も考慮しなければならない。特に喫煙患者では肺における粘膜透過性が顕著に亢進していることが知られており，喫煙者での吸入インスリンのbioavailabilityは非喫煙者に比べて約2～5倍程度上昇し，平均滞留時間は半分以下まで低下するとの報告がある。喫煙者のみならず慢性的な呼吸器系炎症疾患の患者でも粘膜透過性が変化していることが予想され，さらに吸入流量の変化による吸入剤の肺到達量減少も懸念される。これらの変動因子について対応可能な製剤設計やデバイスデザインを行うことが，安定した吸入療法の提示に結実するものと期待される。

5　経肺投与型 DDS 製剤の開発事例

5.1　バイオ医薬品の経肺投与型 DDS 製剤

近年，アンメットメディカルニーズを満たし得る医薬品候補として遺伝子組み換えタンパクや抗体医薬などのバイオ医薬品の開発が盛んになっている。これまでに内分泌・代謝性疾患における成長ホルモンやがん治療時のホルモン療法として多数の製品が上市されており，今後も医薬品市場全体を拡大させる成長ドライバーとして期待される。これらバイオ医薬品の可能性ある投与ルートとして経肺投与型 DDS に注目が集められており，特にバイオ医薬品の安定性上の課題から長期保存が容易な DPI 開発が検討されている。対象となるバイオ医薬品はインスリン，GLP-1，Calcitonin に代表されるように肺深部まで送達された後に吸収されて全身性の効果が期待されるものや，血管作働性腸管ペプチド誘導体やシクロスポリンのように肺局所で作用するペプチド製剤などが含まれる（表 3）。血管作働性腸管ペプチドは喘息治療薬候補物質として古くから期待されたが，同ペプチドは体内においてペプチダーゼによって速やかに分解され，経口投与では生物学的利用率が低いため薬理効果が発現しにくいなどの問題点が指摘されてきた。また，静脈内投与などの非局所投与では低血圧をはじめとする副作用の危険性が高まる。これらの短所を克服するため，近年，戦略的創薬の観点から生物学的に安定な血管作働性腸管ペプチド誘導体の合成と標的臓器である肺特異的な薬物送達を指向した新規製剤の開発が世界各国で進められている[22, 23]。血管作働性腸管ペプチド以外にも既に多岐に渡る機能性ペプチドやタンパク質を対象に粉末吸入製剤への適用が検討されており，多様な経肺投与型 DDS 製剤が開発されるものと期待される。

5.2　グルカゴンの経肺投与型 DDS 製剤

グルカゴン-インスリン療法は，膵全摘患者に対して血糖，肝機能ならびに脂質代謝を維持するため膵臓由来ホルモンであるグルカゴンとインスリンを補填するものである。糖尿病患者数が非常に多いことからインスリン非注射製剤開発は精力的に検討されているが，グルカゴンに関しては製剤研究が必ずしも十分では無い。そこで筆者らは，グルカゴンを非侵襲的に投与するために経気道内投与経路を選択し，ポリ乳酸-グリコール酸共重合体（PLGA）を利用し，徐放性をもつグルカゴン粉末吸入製剤の開発を試みた[24]。ところでグルカゴンは，低 pH や高濃度条件下で高次構造変化を伴った自己凝集を起こすことが報告されている[25]。2.5 mg/mL 以上の濃度で 24 時間エージングしたグルカゴンを CD スペクトル，電子顕微鏡観察によって分析したところ，アミロイドーシス原因ペプチド類と同様の不溶性アミロイド線維形成を認め（図 2A），その形成度合いはグルカゴン濃度依存的であった。アミロイドゲニックなペプチドやタンパク質は神経細胞などに対してアポトーシス誘発作用を有することが報告されており，製剤作製中における自己凝集は安全性の観点からも十分にケアする必要がある。グルカゴンは高濃度溶液中で自己凝集を誘発するため，製剤調製時のグルカゴン濃度に留意して作用グルカゴン含有 PLGA

表3　開発が検討されているバイオ医薬品の吸入製剤の一例（上市されたものも含む）

Therapeutic peptides/proteins	Biological functions	Clinical applications (Company)
For systemic effect		
Insulin (Approved)	Hypoglycemic effect	Type I/II diabetes (Nektar/Pfizer, Mannkind)
Glucagon-like peptide-1 (GLP-1)	Hypoglycemic effect	Type II diabetes (Eli Lilly)
Exendin-4	Hypoglycemic effect	Type II diabetes (Amylin Pharm.)
Calcitonin	Bone mineral metabolism	Osteoporosis, Paget's disease (Nektar)
Parathyroid hormone	Bone mineral metabolism	Osteoporosis (Nektar)
Glucagon	Hyperglycemic effect	Hypoglycemia (ILS)
Human growth hormone	Bone growth	Growth deficiency (Pfizer)
Interferon-β	Immunomodulation	Multiple sclerosis (Chiron Corp)
Erythropoietin	Red blood cell production	Anemia (Nektar)
Interferon-α	Immunomodulation	Xerosis (Amarillo Biosciences)
For local effect		
Vasoactive intestinal peptide (VIP)	Smooth muscle relaxation Immunomodulation	Asthma, COPD (ILS, Roche)
DNase (Approved)	Viscosity of sputum	Cystic fibrosis (Genentech)
Secretin	Control of gastric pH Anion efflux in airway	Cystic fibrosis (Pharmagene Laboratories)
α_1-Antitrypsin	Trypsin inhibition	Emphysema (Nektar)
Cyclosporin	Immunosuppression	Lung transplant, Asthma, and COPD (Enanta Pharm)
Interleukin-2	T-cell proliferation	Cancer/Pneumocystis carinii (Cornell Research)
Catalase	Decomposition of H_2O_2	Oxidative stress (Aeropharm Technology)
Superoxide disumtase (SOD)	Dismutation of superoxide	Oxidative stress (Baxter International)

nanospheresの開発を試みた。エマルジョン溶媒拡散法によってPLGA nanospheresを調製したところ，製剤調製時のグルカゴン濃度に依存してグルカゴン高含有率を達成したが，高濃度調製時には製剤中のグルカゴンがβシート形成を伴った凝集を起こした。そこで，含有率ならびに安全性の観点から調製条件を最適化することで，アミロイド線維を含まないPLGA nanospheresを設計した。本製剤はナノサイズの粒子径を持ち，初期バーストおよびその後の徐放性放出により24時間以内で約70%のグルカゴン放出を認めた。本粉末製剤を賦形剤とともにJet mill処理し，その後吸入用乳糖キャリアーと混合することによってグルカゴン徐放性粉末吸入製剤を得た。グルカゴン徐放性粉末吸入製剤をラットに投与した際，コントロールとして作製した非徐放性グルカゴン粉末吸入製剤と比較して持続した血糖上昇作用を認めた。血中グルカゴン濃度の消失速度が両製剤間で20倍以上異なっており，本知見はラット肺内におけるグルカゴン持続放出を示唆するものである（図2B）。以上，開発した新規製剤は，調製過程におけるアミロイド線維形成を抑えるとともに長期間持続した薬理作用を示し，投与回数が少ない非侵襲投与形態として今後の展開が期待される。

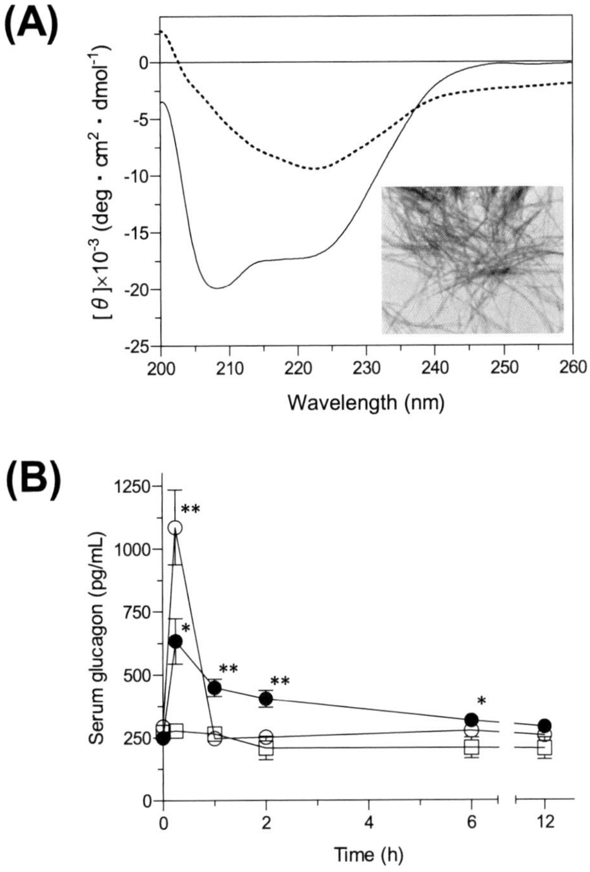

図２　グルカゴンの徐放性粉末吸入製剤

(A) CD スペクトルで解析したグルカゴンの凝集特性。実線，通常のグルカゴン；点線，グルカゴン由来アミロイド線維。写真はグルカゴン由来アミロイド線維の透過型電子顕微鏡観察写真。
(B) グルカゴン製剤気道内投与後の血清グルカゴン濃度推移。□，微細乳糖（コントロール）；○，グルカゴン粉末吸入製剤（200 μg グルカゴン/kg）；●，グルカゴン徐放性粉末吸入製剤（200 μg グルカゴン/kg）。$^{**}P < 0.01$，$^{*}P < 0.05$ vs コントロール。

6　おわりに

かつて経肺投与型 DDS 製剤は主として低分子医薬品を喘息などの呼吸器疾患に適用する際に用いられることが多かったが，低分子医薬品のブロックバスター開発が非常に困難になりつつある昨今では，ペプチド，タンパク，抗体医薬をはじめとするバイオ医薬品の有力な薬物送達方法として期待されている。経肺投与型 DDS 製剤の開発には粉体工学，流体力学，材料工学をはじめ幅広い領域の技術集積が必須であり，また粒子デザインのみならずそれに適した吸入用デバイスの開発も有効な吸入療法を提供するうえで極めて重要である。さらに，アミノ酸の科学的安定性，高次構造変化を伴った凝集をはじめとするバイオ医薬品特有の物理化学的特性についても十分な理解を必要とする。そのためには，候補薬物の薬理・動態プロフィール，臨床背景，粉体・材料工学，そして薬剤科学的知識を有する各専門家の連携が必須であろう。これら連携による経肺投与型 DDS 製剤技術の更なる発展が高い治療効果や安全性を有するバイオ医薬品の吸入療法開発に結実するものと強く期待する。

文　　献

1) A. Yamamoto, *Yakugaku Zasshi*, **121**, 929 (2001)
2) V. H. Lee *et al.*, *Crit. Rev. Ther. Drug Carrier Syst.*, **8**, 91 (1991)
3) J. S. Patton *et al.*, *Nat. Rev. Drug Discov.*, **6**, 67 (2007)
4) J. S. Patton *et al.*, *J. Aerosol. Med. Pulm. Drug Deliv.*, **23** Suppl 2, S71 (2010)
5) S. Onoue *et al.*, *Expert Opin. Ther. Patents*, **18**, 429 (2008)
6) P. R. Byron, *Proc. Am. Thorac. Soc.*, **1**, 321 (2004)
7) H. K. Chan, *Expert Opin. Ther. Patents*, **13**, 1333 (2003)
8) S. A. Cryan, *Aaps J.*, **7**, E20 (2005)
9) J. L. Rau, *Respir. Care*, **50**, 367 (2005)
10) S. Pedersen, *Respir. Med.*, **90**, 69 (1996)
11) S. Onoue *et al.*, *Pharm. Res.*, **21**, 1274 (2004)
12) J. L. Kanig, *J. Pharm. Sci.*, **52**, 513 (1963)
13) C. Bosquillon *et al.*, *J. Pharm. Sci.*, **90**, 2032 (2001)
14) R. U. Agu *et al.*, *Respir. Res.*, **2**, 198 (2001)
15) J. S. Patton, *Adv. Drug Deliv. Rev.*, **19**, 3 (1996)
16) C. Bosquillon *et al.*, *J. Control. Release*, **96**, 233 (2004)
17) J. S. Patton, *Adv. Drug. Deliv. Rev.*, **42**, 239 (2000)
18) J. S. Patton *et al.*, *Proc. Am. Thorac. Soc.*, **1**, 338 (2004)
19) S. Onoue *et al.*, *Curr. Pharm. Des.*, **21**, 3867 (2015)
20) J. S. Patton *et al.*, *Adv. Drug Deliv. Rev.*, **35**, 235 (1999)
21) H. Okamoto *et al.*, *Yakugaku Zasshi*, **127**, 643 (2007)
22) S. Onoue *et al.*, *Naunyn Schmiedebergs Arch. Pharmacol.*, **377**, 579 (2008)
23) S. Onoue *et al.*, *Expert Opin. Drug Deliv.*, **6**, 793 (2009)
24) S. Onoue *et al.*, *Pharm. Res.*, **28**, 1157 (2011)
25) S. Onoue *et al.*, *J. Chromatogr. A*, **1109**, 167 (2006)

第3章　ナノメディシンに関する臨床試験の動向

田上辰秋*1，尾関哲也*2

1　はじめに

本稿では，世界中の臨床試験が登録されているインターネットサイト Clinical Trial Gov の情報をもとに（URL: https://clinicaltrials.gov，2018年2月），ナノメディシン（ナノテクノロジーを適用した医薬品）に関する臨床試験の動向について解説を行う。従来は，リポソーム，アルブミンナノ粒子のように，生体内に存在する物質から構成されているナノキャリアがよく用いられ，Doxil や Abraxane のようなナノメディシンの登場につながっている。これに対し最近では，ポリマーミセル（ナノ粒子）の他，シリカナノ粒子，カーボンナノ粒子，金属ナノ粒子のように，人工的に合成された物質や無機物質のナノキャリアに関する臨床試験が行われている。このような傾向を踏まえ，本稿では，従来のものに加え，新しく登場したナノキャリアにも焦点を当てて紹介を行う（今回，PEG 化製剤および抗体医薬については，割愛させて頂く）。

2　リポソームに関する臨床試験（Table 1 参照）

リポソームは，生体親和性の高いリン脂質から構成されている薬物キャリアである。米国 FDA に最初に認可されたナノメディシンは，ドキソルビシン封入 PEG 修飾リポソーム（商品名：Doxil）であったことから，現在行われているナノメディシンに関する臨床試験もリポソームを取り扱ったものが最も多く，世界中で行われている[1]。リポソームに関する臨床試験の多くは，すでに市販されているリポソーム製剤を適用拡大したものや他の薬剤との併用効果を試験したものが多い。Doxil（封入薬物：ドキソルビシン）の他，Marqibo（ビンクリスチン），Exparel（ブピバカイン）に関する臨床試験が多くを占めている。AmBisome（アムホテリシン B），近年登場した Onivyde（イリノテカン）についても臨床試験が行われている。

別のリポソーム製剤として，DaunoXome（ダウノルビシン），DepoCyte（シタラビン）がすでに市販されているが，ごく最近，シタラビン/ダウノルビシン共封入リポソームである Vyxeos（別名：CPX-351，2017年に FDA により承認）が登場し，それを用いた臨床試験が現在も行われている。シタラビンとダウノルビシンを最適の比率で封入したものであり，二次性の急性白血病に適用されている。

＊1　Tatsuaki Tagami　名古屋市立大学　大学院薬学研究科　薬物送達学分野　講師
＊2　Tetsuya Ozeki　名古屋市立大学　大学院薬学研究科　薬物送達学分野　教授

Table 1　Recent clinical trials using liposomes.

Status: Recruiting; Not yet recruiting; Active, not recruiting; Enrolling by invitation (February, 2018)。

Drug	Disease (Conditions)	Description (Formulation)	Sponsor	NCT No.
Doxorubicin	Hepatocellular Carcinoma	ThermoDOX, DPPC/ Lysolipid/ PEG-lipid	Celsion	02112656
Amikacin	Mycobacterium Infections, Nontuberculous	DPPC/CHOL (Inhalation)	Insmed	02344004
Doxorubicin	Breast Cancer	Anti-EGFR Immunoliposome	Swiss Group for Clinical Cancer Research	02833766
E7389 (Eribulin)	Solid Tumor	E7389-LF	Eisai	03207672
Mitoxantrone	Non-Hodgkin's Lymphoma, Relapsed DLBCL and PT/NKCLs	Unknown	CSPC ZhongQi Pharmaceutical Technology	02856685, 02597387
Mitomycin-C Prodrug	Cancer etc	PROMITIL	Lipomedix Pharmaceuticals	01705002
Alendronate	Diabetes Mellitus	LABR-312	BIOrest	02645799
Annamycin	Leukemia, Myeloid, Acute	Unknown	Moleculin Biotech	03388749, 03315039
Topotecan	Small Cell Lung Cancer etc	Unknown	Spectrum Pharmaceuticals	00765973
Alprostadil	Arteriosclerosis Obliterans	Unknown	Guangzhou Yipinhong Pharmaceutical	02877173
Anthralin	Psoriasis Vulgaris	Liposome and ethosome	Assiut University	03348462
Prednisolone	Renal Dialysis etc	Nanocort	Leiden University Medical Center	02495662
Dexamethasone Phosphate	Multiple Myeloma	Unknown	Enceladus Pharmaceuticals BV	03033316
Rhenium-186 (186Re)	Glioblastoma, Astrocytoma	Radiation therapy	Andrew Brenner (The University of Texas Health Science Center at SA)	01906385
Iron pyrophosphate, VC, VB12	Iron Deficiency Anemia	Ferfer (microsize)	PharmEvo Pvt	03112187
Glutathione	Malnutrition	Unknown	Emory University	03166371
saRNA for CEBPA	Hepatocellular Carcinoma	SMARTICLES	Mina Alpha	02716012
siRNA for EphA2	Advanced Cancers	siRNA-EphA2-DOPC	M.D. Anderson Cancer Center	01591356
Antisense for Grb2	Acute Myeloid Leukemia, Chronic Myelogenous Leukemia, Ph1-Positive	BP1001	Bio-Path Holdings	02781883, 02923986
Plasmid DNA (FUS1 gene)	Lung Cancer	DOTAP/ Cholesterol-Fus1 Lipoplex	Genprex	01455389

Visudyneは光増感作用をもつベルテポルフィンを封入したリポソームである。加齢黄斑変性などに伴う眼内の血管新生の阻害を目的として市販されているが，がんに対する光線力学療法として，乳がん（NCT02872064），乳がんの皮下転移がん（NCT02939274），再発性前立腺がん（NCT03067051），すい臓がん（NCT03033225）など幾つかの臨床試験が進められている。また，胸膜のがん組織にシスプラチン封入リポソームが効率的に蓄積することを目的とした用途で臨床試験されている（NCT02702700）。

市販されているリポソーム製剤を除いた最近のリポソームに関する臨床試験について表に示した（Table 1）。幾つかの臨床試験について簡単に説明を行う。

(1)　Study of ThermoDox With Standardized Radiofrequency Ablation（RFA）for Treatment of Hepatocellular Carcinoma（HCC）（NCT02112656）

Celsion社のThermoDOXは，温熱感受性リポソームとして知られている。リポソームには一本鎖脂質のリゾ脂質が含まれており，加温することで，リポソーム表面にナノサイズの隙間を形成し，ドキソルビシンを高濃度に放出する。臨床試験では，リポソーム製剤を投与し，肝がん部位をラジオ波で焼却することで，がん組織およびがんの周りに形成された新生血管にドキソルビシンが暴露され，治療効果が発揮されるかどうか試験が行われている。ThermoDOXに関する臨床試験は，これまでにたくさん行われており，肝臓がん以外にも胸壁部乳がん（NCT00826085），転移性大腸癌（NCT01464593），最近では，小児がん（NCT02536183）に対しても行われている。

(2)　Study to Evaluate Efficacy of LAI When Added to Multi-drug Regimen Compared to Multi-drug Regimen Alone（NCT02344004）

Insmed社は，非結核性抗酸菌症（肺MAC症）に対するリポソーム吸入剤の臨床試験を行っている。抗生物質であるアミカシンを封入したリポソームを，ネブライザーを用いて吸入する。吸入されたリポソームは，肺組織深部の肺胞マクロファージに取り込まれ，中に潜在する原因菌を殺菌する。リポソームは，肺サーファクタントと同じ構成リン脂質（DPPC）とコレステロールから構成されている。他のリポソーム吸入剤として，Aradigm社のシプロキサシン封入リポソームが，緑膿菌の慢性的な肺感染による非嚢胞性線維症の気管支拡張症に対しPhase 3を終えている（NCT01515007）（NCT02104245）。

(3)　First-in-Human Safety and Tolerability Study of MTL-CEBPA in Patients With Advanced Liver Cancer（OUTREACH）（NCT02716012）

この臨床試験は，機能性核酸であるshort-activating RNA（saRNA）が封入されたリポソームを投与し，肝がん患者に対する安全性を評価する。saRNAはsiRNAと類似の化学構造を有する核酸であるが，標的遺伝子の発現を向上させる働きがある。Mina Therapeutics社は，

CCAAT/enhancer-binding protein α（CEBPA 遺伝子）に対する saRNA を用い，CEBPA 遺伝子の発現を向上することで，肝がん細胞株の成長を抑制する効果を以前に報告している[2)]。

核酸送達のための同社のリポソーム技術として，SMARTICLES®（NOV340 とも呼ばれる）が使用されている。この技術を用いたリポソームには，両性のイオン化可能な脂質が含有されていることが特徴である。この脂質は，酸性条件下では正に荷電する一方で，pH が高くなると中性，もしくは負に荷電する。この性質は，核酸をリポソームに封入する際にも有用である。正常組織では（pH が 7～7.5），リポソームはわずかに負に荷電しているため，正常組織と不必要な相互作用を防ぐことができる。その一方で，腫瘍組織は pH が低いためにリポソーム表面が正電荷になり，腫瘍細胞に接着しやすくなると考えられる[3)]。この技術は，以前別の機能性核酸（miR-34）にも用いられており，以前に肝臓がんに対する臨床試験が行われた（NCT01829971）。

その他，核酸をリポソーム化したものにおいては，EphA2 遺伝子発現を抑制する siRNA をリポソーム化したもの，また，Grb2 遺伝子発現を抑制するアンチセンス核酸をリポソーム化したものなどについて，臨床試験が行われている。

3 アルブミンナノ粒子に関する臨床試験（Table 2 参照）

アルブミンは，血液中に最も多く存在するタンパクであり，生体適合性が高いドラッグキャリアとして知られている。パクリタキセルをアルブミンに結合させたナノ粒子製剤（商品名：Abraxane）は，代表的なナノメディシンといえる。Abraxane は，現在様々ながんに対し適用があり，Abraxane を用いた多くの臨床試験が行われている。

パクリタキセル以外では，ラパマイシンを含有するアルブミンナノ粒子が現在臨床試験されている（NCT02975882）。また，最近では，パクリタキセル結合アルブミンナノ粒子表面に抗体製剤（リツキシマブ）を吸着させた粒子が臨床試験されている（NCT03003546）。また，パクリタキセル結合アルブミンナノ粒子を用いた新しい治療法として，子宮がんが腹腔に再発したがんに対し，ナノ粒子を腹腔内で噴霧する臨床試験が行われている（NCT03304210）。

4 ポリマーナノ粒子に関する臨床試験（Table 2 参照）

(1) Combination Therapy With NC-6004 and Gemcitabine Versus Gemcitabine Alone in Pancreatic Cancer（NCT02043288）

ナノキャリア社が開発した NC-6004 は，シスプラチン含有ポリマーミセルである。現在，すい臓がんに対する大規模な臨床試験が行われている。NC-6004 は，PEG とポリアミノ酸（グルタミン酸）からなるブロックコポリマーから構成されている。ポリアミノ酸部位では，カルボキシル基と Pt が配位結合することでミセルが形成される。現在 NC-6004 は，各種の進行がんに対して臨床試験が行われている（NCT02817113）（NCT03109158）（NCT02240238）。

Table 2　Recent clinical trials using polymer nanoparticles.
Status: Recruiting; Not yet recruiting; Active, not recruiting; Enrolling by invitation (February, 2018)。

Drug	Disease (Conditions)	Description (Formulation)	Sponsor	NCT No.
Rapamycin	Childhood Solid Neoplasm etc	NP albumin-bound rapamycin (ABI-009)	Children's Oncology Group	02975882
Paclitaxel, Rituximab	Aggressive Non-Hodgkin Lymphoma etc	Nab-paclitaxel/ rituximab-coated NP, AR160	Mayo Clinic	03003546
Cisplatin	Pancreatic Neoplasms	NC-6004	Orient Europharma (NanoCarrier)	02043288
Epirubicin	Solid Tumor etc	NC 6300	NanoCarrier	03168061
SN-38	Cancer etc	IT-141	Intezyne Technologies	03096340
siRNA for TGF-β1 and Cox-2	Hypertrophic Scar	STP705, NP with HKP peptide	Sirnaomics	02956317
Docetaxel	Cancer etc	CriPec® docetaxel	Cristal Therapeutics	02442531
Curcumin, Doxorubicin	Solid Tumors etc	IMX-110	Immix Biopharma	03382340
Standard Sunscreen	Melanoma etc	Bioadhesive NP	Yale University	02668536
AZD2811	Acute Myeloid Leukaemia etc	Unknown	AstraZeneca	03217838
Camptothecin	Solid Tumors etc	CRLX101	National Cancer Institute	02769962
Amphotericin B	Candidiasis, Vulvovaginal Candidiases etc	MAT2203 Lipid-crystal NP formulation amphotericin B	Matinas BioPharma Nanotechnologies	02629419, 03167957
Paclitaxel	Advanced Solid Tumor	TENPA (Targeting-Enhancing NPs of Paclitaxel)	Yung-Jue Bang (Seoul National University Hospital)	02979392

また，同社が保有するNC-6300は，エピルビシン含有ポリマーミセルである。米国FDAからオーファンドラッグ指定を受け，軟部肉腫に対して臨床試験が行われている(NCT03168061)。

(2)　Safety and Pharmacokinetic Study of IT-141 in Monotherapy in Patients With Advanced Cancer (NCT03096340)

Intezyne Technologies社が所有するIT-141は，SN-38（イリノテカン活性体）含有ポリマーミセルである。この臨床試験では，最大耐用量，薬物動態，安全性について試験を行う。同社の以前の報告によると，IT141は，ITP-101という，トリブロックコポリマー（PEG－ポリアスパラギン酸－ポリロイシン・チロシン）から構成されている[4)]。ミセル形成の際，疎水性アミノ酸部位がミセルのコアに配置され，疎水性薬物のSN-38がコア内に封入されIT141を形成する。動物実験の結果，IT141は，イリノテカン溶液と比較して，腫瘍中のSN-38濃度が顕著に高く，さらに抗腫瘍効果も顕著であることを示している。

最近では，IT147（エポチロンD含有pH応答性ミセル）の開発も報告している。ミセル内に，鉄を含有させることで，キレートを形成させ，そのことによりミセル内において薬物保持を高めている[5]。IT143（ダウノルビシン含有鉄安定化ミセル）を用いた検討では，MRIにより腫瘍組織に蓄積したミセルをイメージングしている。

(3) IMX-110 in Patients With Advanced Solid Tumors（NCT03382340）

Immix Biopharma社は，IMX-110というナノ粒子に関する臨床試験を登録している。同社のウェブサイトによると，IMX-110とIM-111の二種類のナノ粒子が紹介されており，IMX-110は，クルクミンと少量のドキソルビシンが含まれたナノ粒子である。クルクミンは，ウコンの抽出物として知られており，多くの薬理効果（抗酸化作用・抗炎症作用・抗がん作用）を持つ化合物である。ここでは，クルクミンは，Stat3/NF-kB/チロシンキナーゼ阻害剤として紹介されており，二つの薬物の組み合わせにより薬物耐性がんにも効果を示すとされている。

一方でIMX-111は，がん組織にターゲティングするための物質が粒子表面に結合している。同じ研究グループが，以前報告した論文では，グルコーストランスポーター1（GLUT1）に対する抗体もしくは抗体断片（ScFV）が結合したポリマーミセルが用いられている[6,7]。GLUT1は，がん組織に過剰発現しているトランスポーターとしてよく知られており，がん組織をターゲティングする物質として期待できる。ミセルはPEG-DOPEから構成されており，ミセル内にはクルクミンとドキソルビシンが共封入されている。

(4) A Sunscreen Based on Bioadhesive Nanoparticles（NCT02668536）

この臨床試験では，メラノーマや紫外線による皮膚の傷害から皮膚を守ることのできるような，紫外線保護剤を含む生体接着性ナノ粒子（BNP）を用い，塗布を行うことで，日焼け止めとしての効果を評価する。

同じ研究グループは，ポリ乳酸ナノ粒子の表面にポリグリセロールが高分岐している粒子を以前に調製し，PEG修飾PLAナノ粒子よりも安定性に優れたことを報告している[8]。このナノ粒子を過ヨウ素酸ナトリウム処理することにより，粒子表面をアルデヒド化し，生体（皮膚）表面のタンパクと結合しやすい，100 nmほどのBNPを報告している[9]。紫外線保護剤であるPadimate Oをモデル薬物としてBNPに含有して効果を確認したところ，BNPは，角質表面に長時間とどまることで効果を持続し，それにより市販品よりも高い日焼け止め効果を*in vivo*において確認している。

(5) Safety, Tolerability, and Efficacy of AZD2811 Nanoparticles in Patients With Relapsed AML/High-Risk Myelodysplastic Syndrome or Treatment-Naïve Patients (NCT03217838)

アストラゼネカ社によると，AZD2811 は細胞分裂を制御する Aurora B kinase 阻害剤である。プロドラッグである AZD1152 がこれまでに多く検討されてきたが，以前に行われた臨床試験の結果，骨髄抑制が課題とされており，治療効果を得るために 7 日間の継続投与が必要とされている。この臨床試験では，活性体である AZD2811 をナノ粒子に封入し，薬物動態，安全性，そして治療効果を評価する。これまでの報告によると，AZD2811 を PEG－PLA ブロックポリマーに封入したナノ粒子の作製を行っており，粒子の調製の検討の他，実験動物の体内動態や治療効果を報告している[10,11]。また，ナノ粒子には封入されていない，AZD2811 単体の臨床試験も行われている（NCT03366675）（NCT02579226）。

(6) Trial of CRLX101, a Nanoparticle Camptothecin With Olaparib in People With Relapsed/Refractory Small Cell Lung Cancer（NCT02769962）

CRLX101 は環状オリゴ糖であるシクロデキストリンに PEG や抗がん剤であるカンプトテシンが結合したポリマーから構成されたナノ粒子である。粒子表面は PEG やシクロデキストリンがあるため親水性である一方で内部は疎水性のカンプトテシンが内包されている。この臨床試験は，非小細胞性肺がんに対して行われる。これまでに多くの臨床試験が行われており，卵巣がん（NCT02389985），直腸がん（NCT02010567）が登録されている。

5　シリカナノ粒子，カーボンナノ粒子に関する臨床試験（Table 3 参照）

(1) Targeted Silica Nanoparticles for Real-Time Image-Guided Intraoperative Mapping of Nodal Metastases（NCT02106598）

この臨床試験では，頭頚部のメラノーマ，婦人科がん，乳がんの手術を行う前に，がんが転移しているセンチネルリンパ節を可視化できるような蛍光ラベルされたナノ粒子を投与する（cRGDY-PEG-Cy5.5-C dots）。過去に同所属が報告した論文によると[12]，ナノ粒子の大きさは 7 nm ほどであり，蛍光色素 Cy5 を含むコアシェルシリカナノ粒子に PEG が表面修飾されており，PEG 末端には，放射ラベルされた環状 RGD ペプチド（cRGDY，アルギニン-グリシン-アスパラギン酸（-チロシン））が結合している。cRGDY ペプチドは，$\alpha_V\beta_3$ インテグリン特異的に結合するため，がん部位に存在する新生血管やがん組織に結合するだけでなく，リンパ節に存在するナノ粒子の動きをリアルタイムで追跡することで，がん転移の進展を知ることができる。同所属先は，他にも PET イメージング用の ^{124}I-cRGDY-PEG-dots の安全性・体内動態に関する臨床試験を行っている（NCT01266096）[13]。

Table 3 Recent clinical trials using other inorganic nanoparticles.
Status: Recruiting; Not yet recruiting; Active, not recruiting; Enrolling by invitation (February, 2018)。

Nanoparticle	Drug	Disease (Conditions)	Sponsor	NCT No.
Silica NP	NP (Imaging)	Head and Neck Melanoma etc	Memorial Sloan Kettering Cancer Center	02106598
Gd-chelated polysiloxane NP	Gd (Radiation)	Brain Metastases	University Hospital, Grenoble (NH TherAguix)	02820454
Carbon NP	NP (Imaging)	Colorectal Tumor	Aiguo, Lu (Ruijin Hospital)	03350945
Silver NP	NP	Chronic Rhinosinusitis	Washington University School of Medicine	03243201
Silver NP	NP	Rhinosinusitis	Lawson Health Research Institute	02403479
Silver Fluoride NP	NP	Dental Caries	Cairo University	03186261, 03193606
Titanium Dioxide NP	NP (as denture base)	Denture Stomatitis, Dental Anxiety	Cairo University	02950584, 03006757
Hydroxyapatite NP	NP	Chronic Periodontitis, Maxillary Sinus Lift	Cairo University	02507596, 03177876
Gold NP	siRNA for Bcl2L12	Gliosarcoma etc	Northwestern University	03020017
Gold NP	NP	Healthy Volunteers	Clene Nanomedicine	02755870
Gold NP	C19-A3 peptide GNP	Type 1 Diabetes	Cardiff University	02837094
Silica gold nanoshell NP	NP (Photothermal)	Neoplasms of the Prostate	Nanospectra Biosciences	02680535
HfO_2 NP	NP (Radiation)	Adult Soft Tissue Sarcoma	Nanobiotix	02379845

(2) Radiosensitization of Multiple Brain Metastases Using AGuIX Gadolinium Based Nanoparticles (NANO-RAD) (NCT02820454)

この臨床試験は，多発性脳転移の患者に対し，AGuIXという放射線増感剤としての作用をもつナノ粒子を投与し，放射線治療を行い，最大耐用量を含む安全性に関する評価を行う。投与後にMRIを行い，脳転移部位に分布するAGuIXをモニターし，正常組織とのコントラストの比較を行う。

AGuIXの内部は，ポリシロキサンから構成されており，シロキサン結合（Si-O-Si結合）をもつケイ素と酸素のマトリクスから構成されている[14)]。表面には，ガドリニウムとそれをキレートするためのDOTAとよく似たキレート化合物がマトリクスと結合している[15)]。粒子径はわずか5 nm（10 kDa）以下であり，投与した後は，腎臓からの糸球体ろ過が可能である。担がんラットを用いた実験では，AGuIX投与後，短時間の間に腫瘍組織に蓄積し，長い間に渡り正常組織との間にコントラストを形成する。AGuIXは，MRIと組み合わせた放射線治療が可能であることからセラノスティクスに有用なナノメディシンとして期待できる。現在，AGUIXを用いた別の臨床試験が登録されており（NCT03308604），婦人科がんに対しても行われている。

(3)　Application of Carbon Nanoparticles in Laparoscopic Colorectal Surgery (NCT03350945)

大腸がんは，がんの進行に応じてリンパ節に転移することが知られており，特に微小なリンパ節（< 5 mm）を見落とさないように除去する必要がある。この臨床試験では，炭素ナノ粒子を用いてリンパ節を黒く染めてから，大腸がんの手術（腹腔鏡下手術）を行い，カーボンナノ粒子の使用が有用かどうか，様々な観点（手術後の生存率，手術における正確性，安全性など）から検討を行う。これまでに，カーボンナノ粒子は，甲状腺がんに対する手術に対し，リンパ節を正確に識別し，米粒ほどの副甲状腺を除去しない方法として検討されている（NCT02724176）。

炭素ナノ粒子に関する詳細なデータはないが，別のグループの論文によると[16]，炭素粒子（ポリマーカーボンナノ粒子という記述もある）の大きさは150 nmに設計されている。この大きさは，毛細リンパ管細胞間隙（120 nm ～ 500 nm）より小さく，毛細血管細胞間隙（20 nm ～ 50 nm）よりも大きいため，リンパ管にナノ粒子は入るものの，血流には入らないとされている。

6　金属ナノ粒子に関する臨床試験（Table 3参照）

金属ナノ粒子をベースとしたナノメディシンとしては，Feraheme（Ferumoxytol）に代表される，超常磁性酸化鉄ナノ粒子（SPION）からなるMRI造影剤がよく知られており，様々ながんに対し，臨床試験が行われている。最近の臨床試験では，鉄ナノ粒子以外に，銀ナノ粒子，チタンナノ粒子，ハイドロキシアパタイトナノ粒子が使用されている。ただし，これらは，外用もしくは口腔内の適用となっている。また最近の傾向として，金ナノ粒子を生体内に投与する臨床試験が登録されているのでその紹介を行う。

(1)　NU-0129 in Treating Patients With Recurrent Glioblastoma or Gliosarcoma Undergoing Surgery（NCT03020017）

この臨床試験では，spherical nucleic acid（SNA）と称される，siRNAが搭載された金ナノ粒子を用いる。siRNAはBcl2L12遺伝子を標的としており，RNAiのメカニズムにより，Bcl2L12遺伝子の発現を抑制することで腫瘍細胞のアポトーシスの誘導や腫瘍成長の抑制につながると考えられる。SNAは，血液脳関門を通過することが可能であるとされている。

金ナノ粒子は，チオール基を持つ化合物を用いて金ナノ粒子表面に化合物を化学修飾することができる。同じノースイースタン大学のグループによると，チオール化したsiRNAを用いることにより，siRNAが金属ナノ粒子表面に結合した30 nmほどのSNAを合成している[17]。同様にチオール化PEGを用いることによりPEGの表面修飾を行っている。脳腫瘍モデルマウスを用いた場合，ガドリニウムを含むSNAが脳腫瘍組織に蓄積することをモニターしている。脳組織に到達したSNA量は，肝臓や脾臓のものと比較すると非常に少ないが，脳腫瘍部位に顕著にSNAが蓄積することを示している。

(2) A Phase I SAD and MAD Clinical Trial of CNM-Au8 in Healthy Male and Female Volunteers（NCT02755870）

Clene Nanomedicine社は，CNM-Au8という金ナノ粒子溶液の経口投与を行い，その安全性および体内動態に関する臨床試験を登録している。同社は，Clean-Surface Nanosuspension技術と呼称される，金ナノ粒子の調製に通常使用される保護物質を使用しない方法で，金のナノ結晶からなる懸濁液を開発している。臨床試験では，CNM-Au8を経口投与し，投与量を漸増していき，安全性を評価する。

同社のウェブサイトによると，CNM-Au8を視神経脊髄炎（Neuromyelitis optica，NMO）の治療に用いることを検討している。NMOは，多発性硬化症と類似した難病の一つであり，神経の軸索にある髄鞘が壊れて各種神経障害が起きる脱髄疾患とされる。同社の特許によると，クプリゾンを含む食事による脱髄疾患モデルマウスを用いた動物実験を用いて，CNM-Au8の効果を検討している（US20160143945A1）。クリプゾンを摂取することにより脱髄が起きるため，脳組織内のmyelin proteolipid proteinが減少し，g-ratio（軸索の直径/軸索とミエリンの直径）が増大する。CNM-Au8を経口摂取することにより，クリプゾンによる毒性が軽減されている。

(3) Enhanced Epidermal Antigen Specific Immunotherapy Trial-1（EE-ASI-1）（NCT02837094）

ペプチド免疫療法は，自己免疫疾患の治療法の一つである。抗原の一部分を使用することにより，過敏反応を回避する場合があるとされている。C19-A3は，プロインスリンのペプチドエピトープである。以前の報告では，C19-A3を投与することにより，インターロイキン10（免疫抑制に働くサイトカイン）を分泌するペプチド特異的なT細胞が確認されている[18]。C19-A3を結合させた金ナノ粒子をマイクロニードルを用いて約1か月ごとに3回投与する。マイクロニードルの使用は，自己投与しなければならないI型糖尿病患者に配慮したものと思われる。

(4) MRI/US Fusion Imaging and Biopsy in Combination With Nanoparticle Directed Focal Therapy for Ablation of Prostate Tissue（NCT02680535）

Nanospectra Biosciences社は，AuroLase治療と呼ばれる，前立腺がんに対する光温熱療法に関する臨床試験を登録している。Auroshell粒子と呼ばれる，ナノシェル粒子（シリカを核として金に被覆されているシリカ-金ナノシェル粒子）を用いる。Auroshell粒子はPEGに被覆されており，投与することによりEPR効果により徐々にがん組織に選択的に集積していく。その後，MRIおよび超音波でモニターしながら前立腺がん組織を近赤外線レーザーで照射することにより，光温熱効果によりがん細胞を死滅させる。

シリカ-金ナノシェル粒子の作り方については，以前の論文に記載されている[19, 20]。120 nmほどのシリカナノ粒子を用い，その後に被覆する金のシェルの厚さを12～15 nmほどに制御することで，近赤外線レーザーの波長付近（780～800 nm）に吸収ピークをもつ粒子に調製している。さらに，この治療を行った患者は，6か月間にわたり，毒性，免疫応答がなかったことを血液生化学検査により確認している[20]。このAuraLase治療は，肺がん（NCT01679470）および頭頸部がん（NCT00848042）に対し，過去に臨床試験が行われている。

(5)　NBTXR3 Crystalline Nanoparticles and Radiation Therapy in Treating and Randomized Patients in Two Arms With Soft Tissue Sarcoma of the Extremity and Trunk Wall (NCT02379845)

NBTXR3（別名PEP503）はNanobiotix社の製品で，酸化ハフニウムからなる金属ナノ粒子である。NBTXR3は，Radio enhancerであり，放射線治療により，多くのがん細胞を破壊できるナノメディシンとして期待されている。NBTXR3をがん組織に直接投与し，その後放射線治療が行われる。この臨床試験は，NBTXR3を使用して放射線治療を行う群と放射線治療のみの群の間で比較を行う。

NBTXR3は，50 nmほどのナノ粒子であり，負に荷電していると報告されているが[21]，粒子を実際にどのような物質で被覆しているのかについては，我々の知る限り触れられてはいない。NBTXR3は腫瘍細胞に取り込まれた後，エンドソーム内で粒子が集合してクラスターを形成し，放射線照射によるエネルギーを蓄積させる[22]。従来の放射線治療は，空間的な線量の制御が難しく，正常細胞に対する傷害が課題とされている。NBTXR3を腫瘍細胞に取り込ませることにより，正常組織への傷害は少なくできることから，NBTXR3は放射線治療の狭い治療域を改善するものとして，有用であると考えられる。NBTXR3に関する臨床試験は，現在，頭頸部がん（NCT01946867，NCT02901483），肝臓がん（NCT02721056），前立腺がん（NCT02805894），直腸がん（NCT02465593）が登録されている。

7　おわりに

今回紹介したナノメディシンは，従来の医薬品・治療法を向上・改善させるだけでなく，従来のものにはない機能をもっており，アンメットメディカルニーズを満たすものとして，期待されている。その一方で，これらの粒子の体内動態・毒性については理解が必要であると思われる。それらの情報を知るためには臨床試験は重要であり，ナノメディシンに関する臨床試験は今後も行われていくものと思われる。

文　献

1) T. Tagami, T. Ozeki, *J. Pharm. Sci.,* **106**, 2219-2226 (2017)
2) J. Voutila *et al., Mol. Ther.,* **25**, 2705-2714 (2017)
3) AG. Bader, *Front Genet.,* **3**, 120 (2012)
4) A. Carie *et al., J. Drug Deliv.,* **2011**, 869027 (2011)
5) A. Carie *et al., J. Drug Deliv.,* **2016**, 8046739 (2016)
6) A.H. Abouzeid *et al., J. Drug Target.,* **21**, 994-1000 (2013)
7) C. Sarisozen *et al., Eur. J. Pharm. Biopharm.,* **108**, 54-67 (2016)
8) Y. Deng *et al., Biomaterials,* **35**, 6595-6602 (2014)
9) Y. Deng *et al., Nat. Mater.,* **14**, 1278-1285 (2015)
10) S. Ashton *et al., Sci. Transl. Med.,* **8**, 325ra17 (2016)
11) Y.H. Song *et al., J. Control. Release,* **229**, 106-119 (2016)
12) M. Benezra *et al., J. Clin. Invest.,* **121**, 2768-2780 (2011)
13) E. Phillips *et al., Sci. Transl. Med.,* **6**, 260ra149 (2014)
14) L. Sancey *et al., Br. J. Radiol.,* **87**, 20140134 (2014)
15) S. Kotb *et al., Theranostics,* **6**, 418-427 (2016)
16) L. Wang *et al., Onco. Targets Ther.,* **10**, 1247-1260 (2017)
17) S.A. Jensen *et al., Sci. Transl. Med.,* **5**, 209ra152 (2013)
18) S.L. Thrower *et al., Clin. Exp. Immunol.,* **155**, 156-165 (2009)
19) S.C. Gad *et al., Int. J. Toxicol.,* **31**, 584-594 (2012)
20) J.M. Stern *et al., Int. J. Toxicol.,* **35**, 38-46 (2016)
21) J. Marill *et al., Radiat. Oncol.,* **9**, 150 (2014)
22) L. Maggiorella *et al., Future Oncol.,* **8**, 1167-1181 (2012)

第4章　細胞膜透過ペプチドを利用したバイオ医薬の粘膜透過促進戦略

亀井敬泰[*1]，武田真莉子[*2]

1　はじめに

この十数年の間に，医薬品市場は大きく様変わりした。表1に示すように，2000年における医薬品の売上高の上位は，8位のエポエチンα（日本販売名：エスポー）を除き低分子医薬品が中心であったのに対し，本稿執筆時の最新版（2016年ランキング）では上位10品目のうち実に7品目が抗体薬に代表されるバイオ医薬品へと変遷している。2001年に世界初の抗体医薬品としてトラスツズマブ（商品名：ハーセプチン）がFDAにより承認され，がん治療に貢献してきたことが転機となった。抗体薬以外にも，従来から使用されてきたインスリン製剤も速効型や持効型など多種多様な製剤が開発され，また，GLP-1アナログ製剤等も今後さらに使用実績を積み重ねていくものと予想される。本書の他稿で詳しく紹介されているように，核酸薬やワクチン等，バイオテクノロジーの進歩によって誕生した医薬品が今後益々，薬物治療に寄与していくものと予想される。

表1　2000年および2016年の世界医薬品売上高ランキング

	2000年		2016年	
順位	商品名（一般名）	薬効等	商品名（一般名）	薬効等
1	オメプラール（オメプラゾール）	抗潰瘍剤	ヒュミラ（アダリムマブ）	関節リウマチ、他
2	リポバス（シンバスタチン）	高脂血症	エンブレル（エタネルセプト）	関節リウマチ、他
3	リピトール（アトルバスタチン）	高脂血症	ハーボニー（ソホスブビル＋レジパスビル）	慢性C型肝炎
4	ノルバスク（アムロジピン）	降圧剤	レミケード（インフリキシマブ）	関節リウマチ、他
5	メバロチン（プラバスタチン）	高脂血症	リツキサン（リツキシマブ）	非ホジキンリンパ腫
6	クラリチン（ロラタジン）	抗アレルギー剤	レブリミド（レナリドミド）	多発性骨髄腫
7	タケプロン（ランソプラゾール）	抗潰瘍剤	アバスチン（ベバシズマブ）	転移性結腸がん
8	エスポー（エポエチンα）	腎性貧血治療剤	ハーセプチン（トラスツズマブ）	乳がん
9	セレブレックス（セレコキシブ）	抗炎症剤	ジャヌビア（シタグリプチン）	2型糖尿病
10	プロザック（塩酸フルオキセチン）	抗うつ剤	ランタス（インスリングラルギン）	糖尿病

出典：ユートブレーン・プレスリリース2001，KEN Pharma Brain・リリース2017

＊1　Noriyasu Kamei　神戸学院大学　薬学部　薬物送達システム学研究室　助教
＊2　Mariko Takeda-Morishita　神戸学院大学　薬学部　薬物送達システム学研究室　教授

このようにバイオ医薬品は標的特異的に作用し，かつ効果的であることから，極めて有効性の高い治療薬である。しかしながら，消化管などの管腔や粘膜部位で著しい分解を受けること，また，親水性が高く分子量が大きいために粘膜上皮を透過しにくいことが問題となり，侵襲的経路である注射でしか投与できないことが欠点である。薬物自体の有効性に加えて，利便性をも備えた経口あるいはその他の経粘膜投与型バイオ医薬品を実現するためには，それら薬物の安定性を高め，かつ生体膜透過性を飛躍的に向上させる戦略を構築することが必須である。本稿では，筆者らが取り組んできたバイオ薬物の生体膜透過促進法に基づく粘膜吸収改善戦略の研究成果を紹介する。

2　従来の粘膜透過促進剤

高分子量を有するバイオ薬物の粘膜透過性を促進させるためには，細胞膜を経由した細胞実質輸送と上皮細胞間のタイトジャンクション開口を伴う細胞間隙輸送のいずれかの透過性を高める必要がある。現在までに，中鎖脂肪酸，キレート剤，胆汁酸，あるいは脂肪酸エステル類等が吸収促進効果を有することが見出され，タンパク質やペプチド等の粘膜透過促進剤としての有用性が検証されてきた。これらは細胞実質経路と細胞間隙経路の両方を促進させることにより，バイオ薬物の粘膜吸収性を高めることが報告されている。代表的な中鎖脂肪酸であるカプリン酸（C10）をはじめ，その多くはFDAにより認可された「GRAS（Generally Recognized As Safe）添加物」であり，安全性の高い素材と見なされている[1]。しかしながら，細胞実質輸送促進に寄与する細胞膜の流動化や傷害作用や細胞間隙開口作用はいずれも，一時的ではあるものの生体防御機構を破綻させる恐れを有している[2]。つまり，腸管内に存在する毒素や病原物質などの血中への吸収を高めてしまうことが懸念される。一方，脂質や高分子からなる微粒子キャリアにバイオ薬物を内封することにより分解から保護したり，あるいは，キトサンなどの粘膜付着性素材を用いることにより粘膜吸収表面の近傍にバイオ薬物を濃縮させ有効濃度を高める方法が考案されてきたが，薬物の粘膜透過性を増大させるわけではない（キトサン等の一部の素材は粘膜透過促進作用を有する）[3]。そのため，バイオ薬物の経口・経粘膜投与製剤化を実現させるためには，より安全な粘膜透過促進戦略を考案することが求められる。

3　細胞膜透過ペプチドを利用した経口・経鼻吸収促進戦略

前述の課題を解決し，バイオ薬物の粘膜吸収性を安全かつ効率的に向上させるための生体膜透過エンハンサーとして，筆者らは細胞膜透過ペプチド（Cell-Penetrating Peptides: CPPs）に着目した。CPPsとは，細胞内移行能を有するオリゴペプチドの総称であり，近年では細胞内への薬物送達ツールとして確立された機能分子である[4,5]。表2に示すように，代表的なものとして，ヒト免疫不全ウイルス（HIV)-1転写活性化因子由来のTatペプチドや[6]，アルギニンのみ

表 2　代表的な CPPs のアミノ酸配列

Names	Sources	Sequences
Protein Transduction Domains		
Tat (48-60)	Transactivator of Transcription of HIV-1	GRKKRRQRRRPPQ
Penetratin (pAnt)	Homeodomain of Drosophila Antennapedia	RQIKIWFQRRMKWK
Amphipathic Peptides		
MAP	Model Amphipathic Peptide	KLALKLALKALKAALKLA
Pep-1	Hydrophobic Domain/NLS	KETWWETWWTEWSQPKKKRKV
Chimeric Peptides		
Transportan	Galanin/Mastoparan	GWTLNSAGYLLGKINLKALAALAKKIL
MPG	HIV Gp41/SV40 NLS	GALFLGFLGAAGSTMGAWSQPKKKRKV
Artificial Cationic Peptides		
Oligoarginine	Synthetic peptide	Rn (n=8-10)
Optimized Aborption-Enhancing Sequence		
PenetraMax	Penetratin Analogue	KWFKIQMQIRRWKNKR

A：アラニン，E：グルタミン酸，F：フェニルアラニン，G：グリシン，I：イソロイシン，K：リシン，L：ロイシン，M：メチオニン，N：アスパラギン，P：プロリン，Q：グルタミン，R：アルギニン，S：セリン，T：スレオニン，V：バリン，W：トリプトファン，Y：チロシン。

で構成されるオリゴアルギニン（オクタアルギニン R8 等）[7]，ショウジョウバエの恒常性タンパク質 Antennapedia に由来する penetatin が挙げられ[8]，高い塩基性や両親媒性を有していることが共通の特徴である。従来，薬物に直接 CPPs を共有結合させてプロドラッグ化したり，あるいは，リポソーム等のキャリア表面を CPPs で修飾することにより，薬物の細胞内導入効率を向上させる試みが行われてきた[9]。筆者らはこの CPPs を，バイオ薬物の粘膜上皮細胞内への取込み促進ツールとして応用することにより，効率的な粘膜吸収促進戦略を確立しようと試みた。

上述の通り，CPPs が注目され始めた当初は，薬物や微粒子キャリアに CPPs を化学的に架橋させる手法が多く試みられてきた。しかしながらこの場合，薬物の構造変化により治療活性が損なわれる可能性が懸念された。さらに，バイオ薬物と CPPs のコンジュゲートが上皮細胞内に移行したとしても，その後薬物は CPPs から解離し，基底膜を経由して血中側へと移行しなければならない。CPPs 自身は細胞内に滞留する性質を有しているため，コンジュゲートの場合には CPPs とともに架橋された薬物も細胞内にとどまってしまい，血液中に到達し得ない。実際に筆者らは，ペプチド薬物であるリュープロライドのカルボキシ末端にヘキサアルギニン（R6）を架橋した合成ペプチドをラット腸管ループ内に投与した結果，未修飾リュープロライドと比較して吸収性が低下することを確認した[10]。

そこで筆者らは，共有結合を介して CPPs を架橋するのではなく，バイオ薬物と CPPs を物理混合した非共有結合法が粘膜透過性の改善に有効であるかを評価した。図 1 に示すように，

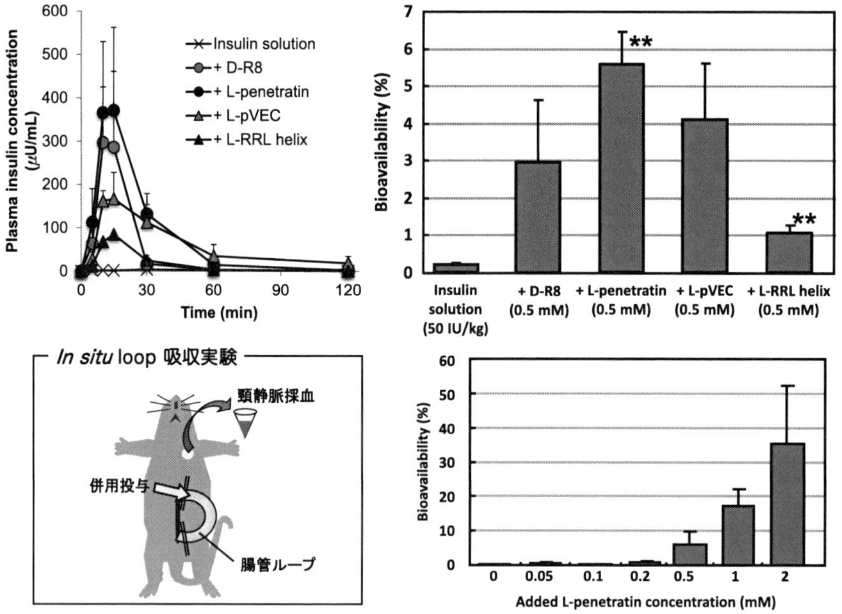

図1　インスリンの消化管粘膜吸収に及ぼす種々の CPPs の影響

左上：インスリンおよび CPP 併用投与後の血漿中インスリン濃度の経時変化，右上：血漿中インスリン濃度推移より算出した時間—濃度曲線下面積（AUC），左下：*in situ* loop 吸収実験の概略図，右下：penetratin 併用濃度依存的なインスリン AUC の上昇

ペプチド薬物のインスリンを種々の CPPs と物理混合し，ラット腸管内に同時投与した結果，R8 および penetratin を併用した場合にインスリンの吸収性が顕著に増大することが明らかになった[11]。特に penetratin の場合には，併用濃度を増加させることにより，インスリンの相対的バイオアベイラビリティを 35％まで上昇させることが可能であった[11]。インスリンと penetratin の混合溶液をマウスに経口投与した場合においても，インスリンの薬理作用である血糖降下作用が増強し，Pharmacological Availability が 18.2％にまで上昇した[12]。つまり CPPs は，胃内や小腸上部の過酷な酸性環境や分解酵素存在下においてもバイオ薬物の吸収性を高める有望な戦略となることが示唆された。さらに penetratin は，インスリンの経口吸収性を向上させるだけでなく，より巨大なタンパク質薬物であるインターフェロン（約 23 kDa）やそのポリエチレングリコール（PEG）化誘導体（約 60 kDa）の鼻粘膜吸収性を飛躍的に向上させることも明らかにしており，CPPs の応用性が多岐にわたることも示唆された[13]。

4　CPPs 物理混合法を介した粘膜吸収促進メカニズム

従来の薬物あるいは微粒子キャリアと CPPs を架橋させた方法では，運び屋である CPPs が架橋された薬物を引き連れて細胞内に移行するもの考えられる。それに対し，バイオ薬物と

CPPsの物理混合のみで達成される筆者らの吸収促進戦略においてCPPsが薬物の粘膜吸収性を高めるためには，両分子間に共有結合の代わりとなる推進力が作用している可能性があると考えられた。

この仮説を検証するために，等電点の異なる16種のペプチド薬物と塩基性CPPであるR8との分子間相互作用特性を解析することにした。図2に示すように，表面プラズモン共鳴（SPR）法に基づき中性あるいは弱酸性pH条件下における分子間相互作用を評価した結果，酸性領域に等電点を有するインスリン，ガストリンおよびGLP-1のみがR8に結合することが明らかになり，これには静電的な相互作用が寄与している可能性が示唆された[14]。さらにR8と相互作用を生じるインスリン，ガストリンおよびGLP-1の消化管吸収のみが，R8の併用投与により増大した。つまり，バイオ薬物とCPPsの物理混合に基づく吸収促進作用には，両者間の分子間相互作用が必須因子として寄与していることが示唆された[14]。

一方，胃腸管内は部位によってpHが異なり，また，分解酵素や脂質成分あるいは腸内細菌等の種々の成分が混在していることから，それら組成物の影響により薬物およびCPPs間の相互作用効率が変動することが懸念される。これらの要因のうち，特にpHおよび脂質成分の影響を検証するため，種々のpH条件下あるいは胆汁酸やリン脂質の共存する人工腸液中（Fasted State-Simulated Intestinal Fluid: FaSSIF）でのインスリンおよび両親媒性CPPである

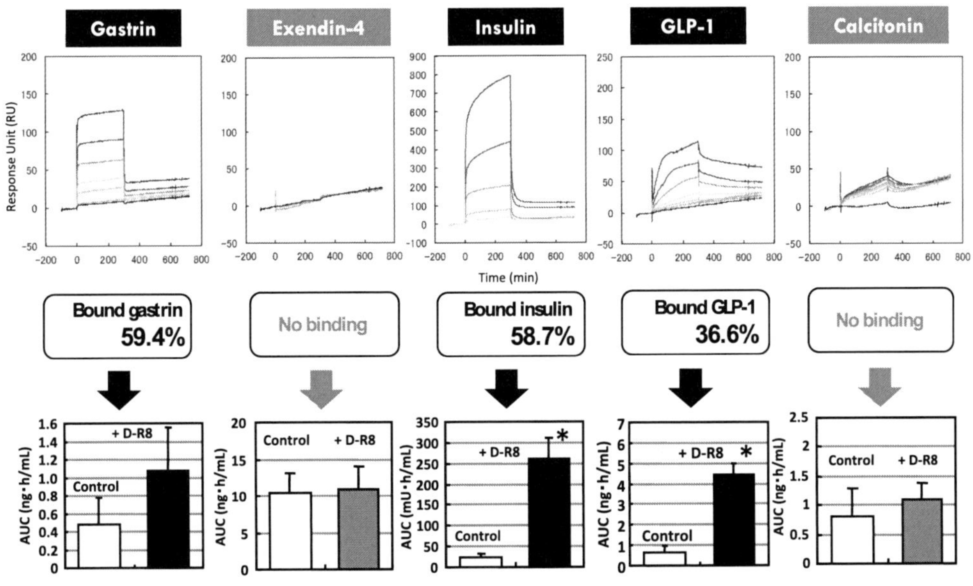

図2　オクタアルギニン（D-R8）に対する各種ペプチド薬物の分子間相互作用と吸収促進作用の関連

上段：表面プラズモン共鳴（Biacore）を用いたペプチド薬物およびD-R8間の分子間相互作用解析結果（センサーグラムおよび結合率）

下段：ペプチド薬物の消化管吸収性に及ぼすD-R8の影響

penetratinの相互作用をSPR法により解析した。インスリンの等電点（5.3）以下の酸性pH環境下において，インスリンとpenetratinの相互作用は弱まり，それと相関してpenetratin併用によるインスリンのCaco-2細胞単層膜透過促進作用も減弱した。脂質成分存在下においても同様に，脂質濃度の上昇に依存してインスリンおよびpenetratin間の相互作用および粘膜透過促進作用が変動することが示唆された[15]。これらの知見に基づき，バイオ薬物とCPPsが最も効率的に相互作用し，複合体形成を保持できるような製剤を設計することにより，CPPsの機能が最大限に発揮されるものと期待される。

5 CPPs併用投与に基づくバイオ薬物のNose-to-Brain送達戦略

近年，内因性ペプチドや神経栄養因子等のタンパク質が認知症等の中枢疾患に対する有効な治療薬となりうることが示唆されている。しかし，末梢から中枢への薬物移行性は，脳毛細血管内皮細胞等により構成される血液脳関門（Blood-Brain Barrier: BBB）により厳密に制御されている。薬物の中枢疾患治療効果を得るためには，それらのBBB透過性を向上させ，血中から脳へと効率的に薬物を送達する手法を構築しなければならない。従来より，脳毛細血管内皮細胞上に発現する受容体を標的とするリガンドや抗体を利用して，トランスサイトーシスを介したBBB透過促進戦略の開発が試みられてきた[16, 17]。一方近年では，BBBを介さずに直接投与部位から脳に薬物を移行させる経路として，経鼻投与を介したNose-to-Brain送達法が着目されている[18]。投与部位である鼻腔から治療標的部位である脳までの距離が近いことに加えて，全身循環への薬物の曝露を極力回避し副作用の発現を抑えられること（脳内／血中薬物濃度比を増大できる）が最大の利点となる。現在までに，インスリンやオキシトシン等の内因性ペプチドを経鼻投与することにより，軽度記憶障害の改善や自閉症治療効果が得られることが報告されてきた[19, 20]。また，一部の研究では，経鼻投与されたタンパク質が鼻粘膜に存在する嗅神経や三叉神経に沿って脳の先端部位である嗅球や後方に位置する脳幹に到達することが示されている（図3）[21, 22]。鼻粘膜上皮層を透過し粘膜固有層に移行した場合には，神経鞘細胞や線維芽細胞から構成されるチャネル状構造を通り脳脊髄液（CSF）中へと流入する経路が存在することが報告されている。

このように，経鼻ルートがバイオ薬物の理想的な脳送達経路となりうる可能性が多数報告されているが，実際に鼻腔から脳実質への移行効率を定量的に評価した研究例は少なかった。特に分子量の大きなバイオ薬物が，それ自身の性質だけで神経細胞や上皮細胞へと効率的に取り込まれるとは考えにくい。筆者らが検証した結果，経鼻投与されたインスリンの脳到達効率は，静脈内投与時と比較して10分の1程度であった[23]。従って，脳内／血中薬物濃度比を増大できる経鼻投与の利点を活かし，かつ，脳に移行するバイオ薬物の絶対量を増大させるためには，鼻腔から脳へと効率的に移行させる戦略を確立しなければならない。

そこで筆者らは，図4に示すようにCPPs物理的混合法を応用することにより，経鼻投与後

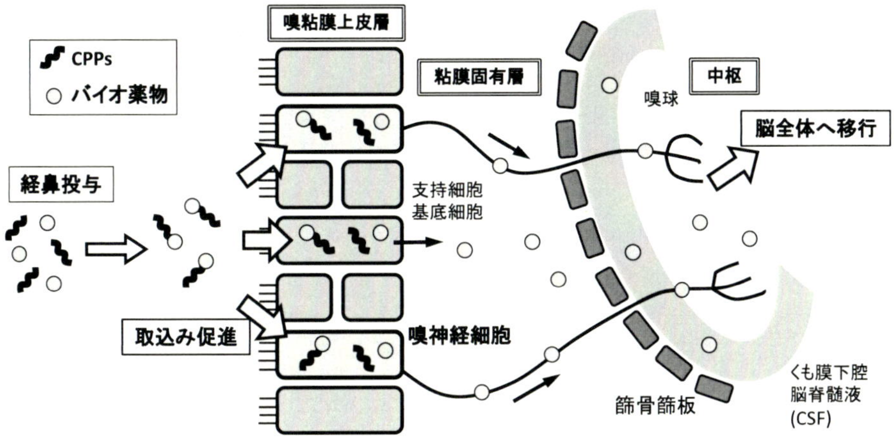

図 3　細胞膜透過ペプチド併用経鼻投与に基づくバイオ医薬の脳移行促進戦略の模式図

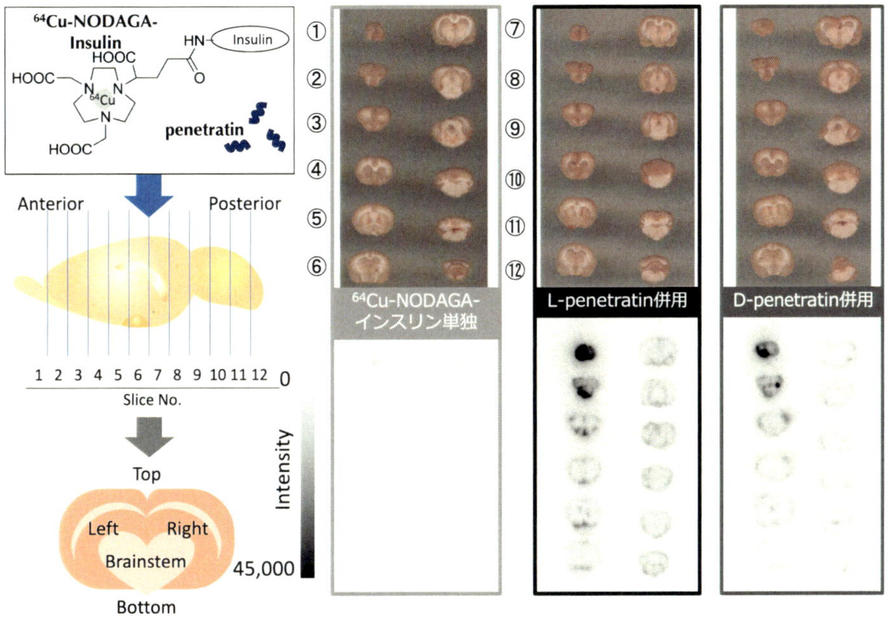

図 4　^{64}Cu 標識インスリンおよび細胞膜透過ペプチドの経鼻併用投与後の脳内放射能分布

上段：ラット脳冠状断スライス写真，下段：各スライス中の放射活性

の嗅神経細胞もしくは嗅粘膜上皮細胞へのバイオ薬物の取込みを増大させ，その結果，脳実質へのバイオ薬物の到達効率を向上させることを試みた。脳内の神経細胞に作用し記憶学習に寄与することが示唆されているインスリンを penetratin と混合し，マウスやラットに経鼻投与した結果，脳内インスリン濃度の顕著な増大が認められた（図 4）[23, 24]。特に，penetratin 併用時に投与部位の鼻腔に近い嗅球において増大効率は最も大きかったこと，脳前方から採取した CSF 中

のインスリン濃度が脳後方由来のCSF中濃度よりも増大していたことから，penetratin同時投与による脳内インスリン濃度の上昇が，全身への吸収増大に起因するものではなく，鼻腔からの直接的な移行が増大した結果であることが示唆された。さらに，脳の深部に位置する海馬や，鼻腔から離れた小脳にまでインスリンが到達することも明らかになった。さらに本手法により脳に到達したバイオ薬物が中枢疾患に対する治療効果を発揮するかを評価した。認知機能の低下が認められた老化促進マウス（Senescence-accelerated mouse prone-8: SAMP8）にインスリンとpenetratinの混合溶液を8週間繰り返し経鼻投与した後，モリス水迷路試験により記憶学習能力を解析した結果，penetratin併用投与による脳内インスリン濃度の上昇に伴い，16～24週齢におけるSAMP8マウスの認知機能障害の発症および進行を抑制できることが明らかになった[25)]。現在は，重度化した記憶障害やアルツハイマー病の病態下における記憶低下を治癒するペプチド薬物脳内送達法を構築するため検討を進めている。

6 おわりに

バイオ薬物の粘膜透過性を高める有効な戦略として，筆者らはCPPs物理的混合法の有用性を検証してきた。本稿で紹介したように，本戦略に基づき経口や経鼻投与後の全身循環へのバイオ薬物の吸収性を高め，さらには経鼻投与後の直接的な脳移行性を向上させることにも成功した。誌面の都合により紹介できなかったが，CPPsが投与部位である粘膜組織に対し，傷害作用や炎症誘発作用，細胞間隙の開口作用を誘発しないことも証明している。従来の吸収促進剤を利用した際に懸念される腸管内毒素等の夾雑物を全身に取り込むような有害作用も示さなかった。今後は，CPPs物理混合法がヒトにおいてもバイオ薬物の粘膜吸収性を改善しうる真に有効な手法であることを証明するとともに，長期使用を考慮した生体への安全性をさらに検証することが必要である。近い将来，本戦略を基盤としたバイオ薬物の経口・経粘膜投与製剤が実用化され，多くの患者のQOL向上に貢献できるよう研究を進めたい。

文　　献

1） E. Moroz, S. Matoori, JC. Leroux, Oral delivery of macromolecular drugs, Where we are after almost 100years of attempts, *Adv. Drug Deliv. Rev.,* **101**, 108-121（2016）

2） SM. Krug, M. Amasheh, I. Dittmann, I. Christoffel, M. Fromm, S. Amasheh, Sodium caprate as an enhancer of macromolecule permeation across tricellular tight junctions of intestinal cells, *Biomaterials,* **34**, 275-282（2013）

3） AL. Smart, S. Gaisford, AW. Basit, Oral peptide and protein delivery, intestinal

obstacles and commercial prospects, *Expert Opin. Drug Deliv.,* **11**, 1323-1335 (2014)
4) C. Bechara, S. Sagan, Cell-penetrating peptides, 20 years later, where do we stand?, *FEBS Lett.,* **587**, 1693-1702 (2013)
5) DM. Copolovici, K. Langel, E. Eriste, U. Langel, Cell-penetrating peptides, design, synthesis, and applications, *ACS Nano,* **8**, 1972-1994 (2014)
6) E. Vives, P. Brodin, B. Lebleu, A Truncated HIV-1 Tat Protein Basic Domain Rapidly Translocates through the Plasma Membrane and Accumulates in the Cell Nucleus. **272**, 16010-16017 (1997)
7) PA. Wender, DJ. Mitchell, K. Pattabiraman, ET. Pelkey, L. Steinman, JB. Rothbard, The design, synthesis, and evaluation of molecules that enable or enhance cellular uptake, Peptoid molecular transporters, *Proc. Natl. Acad. Sci. USA,* **97**, 13003-13008 (2000)
8) D. Derossi, AH. Joliot, G. Chassaing, A. Prochiantz, The Third Helixof the Antennapedia Homeodornain Translocates through Biological~embran, *J. Biol. Chem.,* **269**, 10444-10450 (1994)
9) VP. Torchilin, Tat peptide-mediated intracellular delivery of pharmaceutical nanocarriers. *Adv. Drug Deliv. Rev.,* **60**, 548-558 (2008)
10) N. Kamei, M. Morishita, J. Ehara, K. Takayama, Permeation characteristics of oligoarginine through intestinal epithelium and its usefulness for intestinal peptide drug delivery, *J. Control Release,* **131**, 94-99 (2008)
11) N. Kamei, M. Morishita, Y. Eda, N. Ida, R. Nishio, K. Takayama, Usefulness of cell-penetrating peptides to improve intestinal insulin absorption, *J. Control Release,* **132**, 21-25 (2008)
12) EJ. Nielsen, S. Yoshida, N. Kamei, R. Iwamae, S. Khafagy el, J. Olsen, UL. Rahbek, BL. Pedersen, K. Takayama, M. Takeda-Morishita, *In vivo* proof of concept of oral insulin delivery based on a co-administration strategy with the cell-penetrating peptide penetratin, *J. Control Release,* **189**, 19-24 (2014)
13) Y. Iwase, N. Kamei, S. Khafagy el, M. Miyamoto, M. Takeda-Morishita, Use of a non-covalent cell-penetrating peptide strategy to enhance the nasal delivery of interferon beta and its PEGylated form, *Int. J. Pharm.,* **510**, 304-310 (2016)
14) N. Kamei, M. Morishita, K. Takayama, Importance of intermolecular interaction on the improvement of intestinal therapeutic peptide/protein absorption using cell-penetrating peptides, *J. Control. Release,* **136**, 179-186 (2009)
15) N. Kamei, Y. Aoyama, S. Khafagy el, M. Henmi, M. Takeda-Morishita, Effect of different intestinal conditions on the intermolecular interaction between insulin and cell-penetrating peptide penetratin and on its contribution to stimulation of permeation through intestinal epithelium, *Eur. J. Pharm. Biopharm.,* **94**, 42-51(2015)
16) WM. Pardridge, Re-engineering biopharmaceuticals for delivery to brain with molecular Trojan horses, *Bioconjug. Chem.,* **19**, 1327-1338 (2008)
17) A. Lalatsa, AG. Schatzlein, IF. Uchegbu, Strategies to deliver peptide drugs to the

brain, *Mol. Pharm.,* **11**, 1081-1093 (2014)
18) JJ. Lochhead, RG. Thorne, Intranasal delivery of biologics to the central nervous system, *Adv. Drug Deliv. Rev.,* **64**, 614-628 (2012)
19) S. Craft, LD. Baker, TJ. Montine, S. Minoshima, GS. Watson, A. Claxton, M. Arbuckle, M. Callaghan, E. Tsai, SR. Plymate, PS. Green, J. Leverenz, D. Cross, B. Gerton, Intranasal insulin therapy for Alzheimer disease and amnestic mild cognitive impairment, a pilot clinical trial, *Arch. Neurol.,* **69**, 29-38 (2012)
20) Y. Aoki, T. Watanabe, O. Abe, H. Kuwabara, N. Yahata, Y. Takano, N. Iwashiro, T. Natsubori, H. Takao, Y. Kawakubo, K. Kasai, H. Yamasue, Oxytocin's neurochemical effects in the medial prefrontal cortex underlie recovery of task-specific brain activity in autism, a randomized controlled trial, *Mol. Psychiatry,* **20**, 447-453 (2015)
21) RG. Thorne, GJ. Pronk, V. Padmanabhan, WH. Frey, 2nd, Delivery of insulin-like growth factor-I to the rat brain and spinal cord along olfactory and trigeminal pathways following intranasal administration, *Neuroscience,* **127**, 481-496 (2004)
22) RG. Thorne, LR. Hanson, TM. Ross, D. Tung, WH. Frey, 2nd, Delivery of interferon-beta to the monkey nervous system following intranasal administration, *Neuroscience,* **152**, 785-797 (2008)
23) N. Kamei, M. Takeda-Morishita, Brain delivery of insulin boosted by intranasal coadministration with cell-penetrating peptides, *J. Control. Release,* **197**, 105-110 (2015)
24) N. Kamei, T. Shingaki, Y. Kanayama, M. Tanaka, R. Zochi, K. Hasegawa, Y. Watanabe, M. Takeda-Morishita, Visualization and Quantitative Assessment of the Brain Distribution of Insulin through Nose-to-Brain Delivery Based on the Cell-Penetrating Peptide Noncovalent Strategy, *Mol. Pharm.,* **13**, 1004-1011 (2016)
25) N. Kamei, M. Tanaka, H. Choi, N. Okada, T. Ikeda, R. Itokazu, M. Takeda-Morishita, Effect of an Enhanced Nose-to-Brain Delivery of Insulin on Mild and Progressive Memory Loss in the Senescence-Accelerated Mouse, *Mol. Pharm.,* **14**, 916-927 (2017)

第5章　DDSの市場展望と将来予測

近藤　啓*

1　はじめに

1960年代に米国にて提唱されたドラッグデリバリーシステム（Drug Delivery System, DDS）は，「必要な場所」に「必要な量」を「必要な時間」だけ作用させ，薬物の効果を最大限に発揮させるための体内動態制御技術・システムと定義することができ，大きく以下の3つの基幹技術に分類される。

① 吸収制御型DDS

② 放出制御型DDS

③ 標的指向型DDS

今日，数多くのDDS製剤が医療の現場で用いられているが，現在も多種多様なDDS研究が臨床応用を目指し，展開されている。2015年の全世界における医薬品の売り上げが1兆725億ドルに対してDDS製剤の売り上げは1,965億ドルと見積もられている[1]。このうちの50%以上を占める1,039億ドルは経口投与製剤であり，経口投与ルートがDDS製剤による薬物治療において重要な役割を担っていることが判る。一方，前年比の成長率で見てみると，経口投与製剤は1%の低下に対して経粘膜製剤は31%，注射・埋め込み製剤は8%の増加を示している。そこで，本稿では現在，DDS製剤の市場を牽引している経口投与製剤と高い成長率を示している経粘膜製剤，注射・埋め込み製剤を中心に市場展望を述べてみたい。

一般に創薬研究で見出された薬理活性を有する化合物が，有効性，安全性の確立した医薬品として患者のもとに届くまでには10年以上の時間を要する。莫大な資源投資のもとに上市された医薬品が市場でその価値を十二分に発揮し，患者が最大限の利益を享受できるようにすることは薬物治療の目標とするところである。従来の医薬品の中核を担っていた低分子化合物に加え，抗体，核酸，ペプチド，ウィルスなど創薬モダリティは多様化し，新たな機会が期待できる一方で，製品開発に求められる技術は高度化し，レギュレーションも多様化するなど新規医薬品の創出のハードルは益々高くなっている。

DDS技術の適用による製品化を考えた場合，DDS製剤の開発形態は大きく以下の3つに分類される[2]。

① 物質特許が満了した既存の薬物をDDS製剤化する

② 既存剤形での新薬開発が先行し，後を追う形でDDS製剤化する

＊ Hiromu Kondo　静岡県立大学　薬学部　創剤科学分野　教授

③　新薬開発の段階からDDS製剤化する

①，②のケースは医薬品のライフサイクルマネジメント（LCM）としての取り組みになる。LCMとは，企業が製品の価値を最大化して，売上の拡大並びに製品寿命の延長を図るものであるが，その本質は患者にとっての製品の価値を最大化することである[3)]。例えば，既存薬物の有効性・安全性・服用時の利便性を改善することによって高い付加価値を付与した新製剤の開発（剤形追加），ヒトでの安全性と体内動態が既に臨床で確認されている既存化合物の新規適応症を探索し，新たな価値の創造を目指したドラッグ・リポジショニング等の取り組みに注目が集まっている。これらはLCMの取り組みの一環であり，本活動においてDDS技術が果たす役割は大きい。③のケースは更に２つのパターンに分類できる。従来の低分子化合物の研究開発では，ある段階で開発候補化合物を１つに絞り込む。この候補化合物を製品化する上での課題，例えば，溶解性が低く経口投与後に十分な吸収性が得られない，血中での半減期が短いため頻回投与が求められる，消化管からの吸収速度が速いため急激な血中濃度の上昇による副作用が懸念される，などに対してDDS技術を適用して解決するパターンが１つである。他のパターンは，創薬研究の段階からDDS技術を活用することである。抗体，核酸，ペプチド，ウィルスなどは作用部位に送達されて初めて効果を発揮するが，それらの特性上，作用部位へ必要量を送達する難易度は高く，工夫が必要となる。低分子化合物に加え，モダリティの多様化が加速している昨今では，DDS技術の利用を前提に創薬に取り組むことも求められるであろう。ここではDDSの創薬への展開も含めて将来予測を述べてみることにする。

2　DDSの市場展望

2.1　経口投与製剤

経口は最もポピュラーな医薬品の投与経路である。患者が自ら投薬でき，自宅での治療継続が可能になること，消化管が異物侵入に対する防御壁となるために製造過程で無菌操作が不要であること等の理由から，経口剤は最もAffordableな剤形ともいえる。このような背景もあり，持続放出（Sustained release）と放出遅延（Delayed release）に代表される放出制御製剤はDDS研究の初期から検討され，これまで多くの製品が薬物治療に貢献し，経口DDS製剤の市場を牽引してきた。これまでの経口放出制御製剤技術は，薬理効果の持続，投与回数の低減，速やかな吸収に伴う急激な血中濃度の上昇がもたらす副作用の低減などを中心に課題を解決するための機能的価値を創造し，顧客のニーズを充足することで製品価値を高めてきた。特殊技術から汎用技術となりつつある状況下で，経口放出制御製剤技術がこれまでと同様に医療現場で活躍を続けるには，従来とは異なる，例えば薬物乱用防止，アドヒアランス改善などの観点での製品価値創造が求められてくるであろう。多様化する患者のニーズを捉え，顧客価値を高めつつ，機能的価値の高い経口放出制御技術が継続的に開発され，これからも薬物治療に貢献し続けることを期待したい。

一方で，難溶解性化合物の溶解性を改善する可溶化技術を適用した経口投与製剤は，市場において成長を見せている。微細化，固体分散体をはじめとする可溶化技術は，経口投与後の十分な吸収性を確保することに貢献している。近年，創薬研究より創出される化合物の多くは難溶解性であり，これら難溶解性化合物の経口投与製剤化を達成するために可溶化技術の進歩はますます重要になるであろう。

2.2　経粘膜製剤

現在，この領域を牽引している主な製品としては，眼科用血管内皮増殖因子（VEGF）阻害剤であるLucentis®，ドライアイ治療薬であるRestasis®，オピオイド依存症の維持治療に用いるSuboxone®を挙げることができる。Lucentis®はヒト化抗VEGFモノクローナル抗体Fab断片であり，専用のキットを使用して硝子体内に投与することで加齢黄斑変性症，黄斑浮腫等に対して効果を示す。Restasis®はシクロスポリンの0.05％エマルション点眼剤であり，免疫抑制効果により眼の炎症を鎮めることを狙っている。Suboxone®は塩酸ブプレノルフィンと塩酸ナロキソンの合剤であり，舌下へ投与するフィルム製剤である。本領域では製剤，DDS技術を利用して既存薬物の投与経路を変更することで新たな適応症を獲得し，価値の創造につなげるドラッグ・リポジショニングが多く検討されていることが特徴といえる。開発後期にあるパイプラインも比較的充実しており，DDS市場において注目の領域であろう。

2.3　注射・埋め込み製剤

ここ数年間着実に市場で成長を続けているのが注射・埋め込み製剤である。2015年における注射・埋め込み製剤の売り上げの39％はデポ剤であるが[1)]，この内訳は低分子化合物が43％に対して蛋白質やペプチドが57％となっている。リュープロレリン酢酸塩やトリプトレリンパモ酸塩といったペプチドの抗がん剤は頻回投与による低アドヒアランスを改善するためにマイクロカプセル型徐放性デポ剤とすることで製品価値を高め市場で支持されている。また，低分子化合物では統合失調症薬であるパリペリドンパルミチン酸エステルを４週に１回の投与を可能にするデポ剤とすることでアドヒアランスの改善による治療の質の向上が期待されている。注射・埋め込み製剤では持続放出を達成する製剤技術の機能的価値が高く，持続放出製剤技術を用いた研究開発が積極的に展開されており，今後も多様化する患者のニーズを捉えた顧客価値の高い製品の創出が期待される。

3　DDSの将来予測

ライフサイエンス・ヘルスケア業界の未来予想図では，2020年に向け進化と革命による大きな変化を遂げるとしている[4)]。患者の医療に関する知識，要求水準は高まり，薬もデジタルの時代に突入することが予測されている。ビッグデータの活用，ウエアラブル・遠隔医療アプリによる生活の質の計測など，である。このような環境の変化と科学の進歩とともにDDS研究も進展していくであろう。

低分子化合物に加えモダリティの多様化が加速している昨今では，DDS技術の利用を前提に創薬に取り組むことが求められる。抗体医薬に関する技術の発展に伴い，モノクロナール抗体をDDSとして活用する抗体－薬物複合体（Antibody – drug conjugate, ADC）ががん組織を標的とした抗がん剤として製品化されている。開発段階にあるADCもあり，今後の実用化が期待されている。バイオ医薬品の領域では，表面修飾により生体内での消失半減期の延長による薬理効果の増強ならびに投与頻度の低減を期待して研究開発が進められている。Polyethyleneglycol（PEG）で科学修飾を施した蛋白質医薬品はこれまでにいくつかが実用化されている。遺伝子治療では現在，アデノ随伴ウィルス（Adeno-associated virus, AAV）を遺伝子導入用のベクターとして活用する研究が盛んである。AAVは非病原性であること，非分裂細胞に効率よく遺伝子導入することができ，そのような細胞では遺伝子発現が長期間持続するなどの特徴を有している一方で，免疫原性や製造コストが高いといった課題を抱えている。安定で安全性が高く，比較的低コストで大量生産が容易であるプラスミドDNAや微粒子製剤の研究開発の進展が期待される。アンチセンス，siRNA（small interfering RNA），アプタマーに代表される核酸医薬品は，抗体医薬品に続く次世代医薬品として注目を集めている。核酸医薬品は従来の低分子医薬品や抗体医薬品では標的にできなかった新規分子（RNA，DNA等）をターゲットにできる点において魅力的である。また，抗体医薬品と同様に高い特異性と有効性が期待される一方で，低分子医薬品と同じく化学合成により製造することができる。現在，細胞内外の様々な部位を標的として核酸医薬品の体内動態・細胞内動態を最適化するためのDDS研究が展開されている。さらには，再生医療，細胞医療の領域においてもDDSは細胞の足場として機能することが期待されており，実用化を目指した取り組みがなされている。

創薬活動での活用に加えて，DDS技術は様々な切り口で将来展開が期待されている。以下に幾つかを紹介する。

3.1　3Dプリンターと DDS

3Dプリンター（付加製造技術）は，材料を付着することによって物体を3次元形状の数値表現から作製するプロセスを指す（ASTM F2792-12a）。多くの場合，層の上に層を積むことによって実現され，大きく7つの方式に分類されている。平成25年度に実施された特許庁の付加製造技術に関する特許出願技術動向調査では2005年以降，医療・ヘルスケア領域での出願増加が顕著であることを報告している[5]。歯科領域をはじめとして頭蓋骨インプラント，義足，人工気管支，人工血管など数多くの医療機器に応用されており，付加製造技術はオーダーメイド医療の実現に向けたステップの代表格ともいえる。再生医療への応用を目指した研究も盛んに行われており，このような付加製造技術を用いた急速な展開を鑑み，米国食品医薬品局（FDA）は2017年に付加製造技術を用いた医療機器を巡る技術的検討事項に関するガイダンスを発表している[6]。一方，付加製造技術の医薬品への応用事例としては，FDAが2015年に抗てんかん薬レベチラセタム製剤（Spritam®）を承認している。本製剤はAprecia Pharmaceuticals社のZipDose®技術を適用しており，薬物を含む粉体と結合剤溶液を用いて多層構造を形成することで高用量（1,000 mg）かつ少量の水で急速に崩壊する特徴を有している。付加製造技術による製剤調製は臼杵を用いた圧縮成形工程を必要とせず，また，任意の形状を達成できるといったメリットもあり，今後はDDS製剤への展開も期待したい。

3.2　情報技術（IT）とDDS

ITの医薬品への応用が展開されている。スマートフォンのアプリなどを利用した試みは，患者の服薬状況の把握，管理のほか，米国では自宅にいながら治験への参加を可能にしている。これまで治験実施施設が自宅から遠くにあるために通うことができなかった患者が参加可能となる一方で，製薬企業側にとっては被験者が増えることで治験の成功確率が上がることが期待される。FDAは2017年に世界初のデジタルメディスンであるAbilify MyCite®を承認した。医薬品と医療機器を一体化して開発された世界初のコンビーネーション製品である。抗精神病薬Abilifyの錠剤に極小センサーを組み込んだ製剤と，パッチ型のシグナル検出器および専用のアプリを組み合わせることで患者の服薬状況を把握し，患者と介護者および医療従事者間のコミュニケーションの促進による薬物治療への貢献が期待されている。錠剤を服用すると，胃内でシグナルを発し，患者の身体に貼り付けたパッチがシグナルを検出，データを専用アプリに送信する仕組みになっている。

ヒト副甲状腺ホルモン（hPTH）のペプチドフラグメントを封入した埋め込み型薬物送達デバイスの臨床試験結果が報告されている[7]。デバイスにはマイクロチップが組み込まれており，ワイヤレスでデバイスからの薬物放出を制御できるようにプログラムされている。8名の女性患者にデバイスを埋め込み，1日1回の薬物放出を20日間実施した。皮下投与を繰り返した時と同様な薬物速度論を示し，安全性上の問題も認められなかった。1回の埋め込みにより一定量の薬物をプログラムされたチップを用いて規則的に放出することは頻回投与による煩わしさがなく，精度よく薬物放出が達成されることから，コンプライアンスの向上による治療効果の改善が期待できる。ITのDDSへの更なる応用と実用化の将来が推察される。

3.3　エクソソーム

DDS製剤による薬物治療の達成において，キャリアーの開発は重要である。脂質，ポリマー等を利用した粒子設計と研究が積極的に行われている。一方，細胞はさまざまな小胞を分泌しているが，これら細胞外小胞の1つであるエクソソーム（exosome）が核酸を他の細胞に輸送し，その機能を制御していることが見出されたのは2007年のことであった[8]。エクソソームは直径40～100 nmの脂質二重膜を有する小胞顆粒であり，蛋白質や核酸分子を内包しており，膜表面には膜蛋白質も存在している。エクソソームによる細胞間コミュニケーションは蛋白質や核酸を含む複合体を移動させるものであり，既知の情報伝達とは性質の異なるものであると考えられる。それゆえ，エクソソームは核酸医薬のキャリアーとして注目されている。一方で，エクソソームをDDSとした医薬品を製品化するには解決すべき課題は少なくない。免疫原性に代表される安全性の問題，安定した品質の保持および大量調製法の確立，標的特異性の付加，などを挙げることができる。また，エクソソームの血中半減期は数分程度であり，血中滞留性が高くない可能性も示されている[9]。これらの課題が解決されることで，エクソソームを用いたDDSと治療法の開発が進展することを期待したい。

3.4 機能性基剤のDDSへの展開

DDS製剤の研究開発において機能性基剤の果たす役割は大きい。特に合成ポリマーの発展は医療の進展と密接な関係があり，ヒトの平均寿命の延長に大きく貢献してきたと考えられる[10]。外部刺激に応答してその特性をON-OFF変化可能なポリマーはDDS製剤の開発においても有用と考えられる。温度応答性，光応答性，pH応答性のポリマーのほか，形状記憶性，自己修復性，生分解性のポリマーといった多種多様なポリマー開発が進められており，放出制御基剤や薬物キャリアーといったDDSの可能性が追及されている。これらポリマーの中には加工可能なものもあり，例えばナノファイバーシートとすることでメチルコバラミンの放出制御機能を有する人工神経に適用するといった報告[10]や，温度応答性ポリマーを磁性ナノ粒子と抗がん剤を内包させナノファイバーとすることでがん組織の局所における温熱療法と化学療法の両者を同じタイミングで実施可能にするといった報告[11,12]がなされている。機能性基剤とDDSとのマッチングによる新しい価値の創造は注目に値すると考える。

4 終わりに

DDSは医薬品の有効性・安全性・利便性を改善し，患者に新たな価値をもたらす可能性を持っている。患者がDDS製剤のメリットを理解することでアドヒアランスの向上につながる。米国において2008年におけるアドヒアランスの不良による損失は3,100億ドルと見積もられており[13]，医療経済の観点でもDDS製剤が生み出す価値は大きい。一方で科学の進歩を適正使用のもとで患者での薬物治療に活かすためにはレギュレーションの発展が欠かせない。レギュレーションが進展するためにはDDS製剤の事例が必要であるが，事例を作り出す上ではレギュレーションが必要，というジレンマに陥ってしまう恐れがある。ブレークスルーを達成するためには，DDS研究の結果を丁寧に評価し，時にはリスクと思われる検討を実施していくことが求められるであろう。

本稿では個々のDDS技術の紹介を避け，DDSの市場展望と将来予測を概観した。医薬品の研究開発は総合力である。DDS製剤の開発も同様であり，分析手法の発展，生物薬剤学の進歩も欠かせない。画期的な低分子化合物の創生の難易度がますます高まり，また，創薬モダリティの変化が著しくなる将来においてDDS技術の果たす役割はより一層大きくなり，医薬品市場においてもその存在意義は高まるものと思われる。

文　献

1) Technology Catalyst International report, the 35th edition of the Novel Drug Delivery Systems reports (2017)
2) 菊池 寛，DDS医薬品の開発状況と将来展望，医薬品医療機器レギュラトリーサイエンス，**44** (8), 601 (2013)
3) 中村 洋，医療品のライフサイクルマネジメントの適正「活用」，ファルマシア，**47** (1), 52 (2011)
4) K. Taylor *et al.*, ライフサイエンス・ヘルスケア業界未来予想図2020年の姿とは？，Deloitte Center for Health Solutions (2014)
5) 平成25年度 特許出願技術動向調査報告書（概要），特許庁，平成26年3月
6) Technical Considerations for Additive Medical Devices, Guidance for Industry and Food and Drug Administration Staff, Document issued on December 5, 2017.
7) R. Farra *et al.*, First-in Human Testing of a Wirelessly Controlled Drug Delivery Microchip, *Sci. Transl. Med.*, **4**, 122 (2012)
8) H. Valadi *et al.*, Exosome-mediated transfer of mRNAs and microRNAs is a novel mechanism of genetic exchange between cells, *Nat. Cell Biol.*, **9**, 654 (2007)
9) 高橋有己ほか，エクソソームの体内動態，Drug Delivery System, **29** (2), 116 (2014)
10) 荏原充宏，貼って治療するファイバーシート，コンバーテック，**530** (5), 97 (2017)
11) S. Bou *et al.*, Synthetic stimuli-responsive 'smart' fibers, *Current Opinion in Biotechnology*, **39**, 113 (2016)
12) Y. J. Kim *et al.*, A smart hyperthermia nanofiber with switchable drug release for inducing cancer apoptosis., *Adv. Funct. Mater.*, **23**, 5753 (2013)
13) Costing statement: Medicines adherence: involving patients in decisions about prescribed medicines and supporting adherence, The National Institute for Clinical Excellence (NICE), January (2009)

第6章　各種経皮吸収促進技術の特長と課題

藤井まき子*

1　はじめに

皮膚が全身作用の薬物の投与経路として製剤が開発されたのは約40年前のスコポラミン，ニトログリセリンのパッチが最初である。その後，注射や経口に替わる投与経路として注目され，多くの研究がなされてきたが，成功したものはわずかである。その理由は，皮膚が生体を外界から守るバリアとしての役割を果たしており，容易に物質を体内に入れないシステムであることにある。

皮膚のバリア機能は主に最外層の角層が担っている。角層は角層細胞と角層間脂質からなり，薬物は角層間脂質を拡散して移動すると考えられている。また，角層下の顆粒層には他の上皮膜と同様，タイトジャンクションが存在し，体内の水分蒸散を防ぐ役割を担っている。角層のバリア機能が大きいため，通常はあまり問題とされないが，角層を除去した生きた表皮も通常の粘膜と同様，物質の透過を制限している[1)]。さらに，生きた表皮中には代謝酵素も存在し，また，ランゲルハンス細胞も遊走しており，免疫的なバリアとなっている。全身作用を期待する場合には，表皮の下，真皮に存在する毛細血管から取り込まれる必要があるが，血管壁の透過性も考えなければならない（図1）。

以上のことから，分子量500以下，適切な親油性（log $P=1\sim3$），低融点という経皮吸収に適する薬物という条件がそろわない限り，低分子薬物においても吸収に制限がある皮膚経由で，分子量が大きく，かつ親水性が高いバイオ医薬を吸収させることは，非常に困難であり，吸収促進技術が必須である。

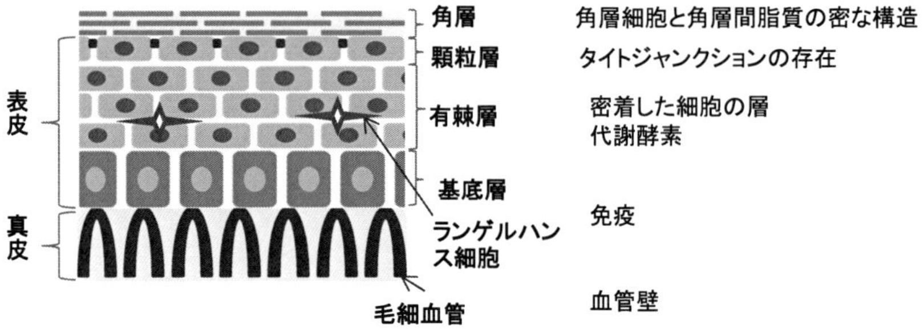

図1　皮膚の構造とバリア機能の概略

＊ Makiko Fujii　日本大学　薬学部　薬品物理化学研究室　教授

2　経皮吸収促進技術の分類

経皮吸収促進技術は大きく分けて化学的方法と物理的方法がある。化学的方法は特別な装置を用いることなく，製剤として透過速度を高める方法であるのに対し，物理的方法は何らかのエネルギーを皮膚に与えることで吸収を促進する方法である。表1に吸収促進技術を分類して示す。

化学的方法には，プロドラッグの誘導や吸収促進剤の併用などの基剤の処方改良がある。プロドラッグは薬物の脂溶性を高めることにより，皮膚への分配を高め，吸収を促進する方法である。また，基剤にアルコール類やメントールなどのテルペン類など吸収促進剤を併用することで，多くの薬物の経皮吸収が促進されることが報告されている[2)]。この方法は，角層間脂質の流動性を高めることにより拡散速度を高め，また，薬物の角層への溶解性を高めることにより吸収を促進している。これらの方法は，角層が透過の律速となる低分子薬物に広く用いられてきた。しかし，分子量の大きいバイオ医薬品に対する吸収促進効果は限定される。一方，リポソームをはじめとするナノ粒子は，様々なタイプのものが開発され，一定の効果が報告されている(表2)。

表1　経皮吸収促進技術の分類

化学的	物理的		
	駆動力	皮膚組織の変性	直接送達
プロドラッグ 吸収促進剤 脂質ナノ粒子 高分子ナノ粒子	イオントフォレシス	エレクトロポレーション ソノフォレシス ラジオ波 レーザー光 マイクロニードル	マイクロニードル ジェットインジェクター

表2　様々なキャリア粒子

リポソーム類	リポソーム	ホスファチジルコリン（PC)、コレステロール
	トランスファーソーム	PC，コール酸Naなど変形しやすくする成分
	エソソーム	比較的高濃度のエタノール
	ニオソーム	PCではなく、非イオン性界面活性剤
	Invasome, SECosome, PEVなど	吸収促進剤を含む
ナノエマルション類	ナノエマルション	サブミクロンサイズの通常のエマルション
	ソリッドリピッドナノパーティクル(SLN)	融点の高い固形の油相で界面活性剤を固定，安定化
	ナノストラクチャドリピッドキャリア(NLC)	液状油と固形油脂を組み合わせた油相で薬物の配合性がSLNより高い
その他のナノ粒子	デンドリマー	ペプチドやPAMAMからなるデンドリマー
	生分解性高分子ナノ粒子	ポリ乳酸類からなるナノ粒子
	金属ナノ粒子	金ナノ粒子，銀ナノ粒子

物理的方法には電気的な力を利用するイオントフォレシス，エレクトロポレーション，超音波のキャビテーションを利用するソノフォレシスの報告が多いが，レーザー光やラジオ波（高周波）による熱を利用して皮膚を傷つける（小孔を開ける）方法もある。イオントフォレシスは電流を駆動力とし，薬物の移動を促進するが，その他は皮膚の構造に何らかの影響を与え，薬物の拡散を促進する。マイクロニードルは小さな針が多く着いたパッチを用いて皮膚に孔をあけたり，皮膚中に直接薬物を送達する方法である。物理的方法は低分子のみでなく，高分子薬物にも応用が可能であることから，研究が盛んに行われているが，欠点として，マイクロニードル以外は特殊な装置が必要であり，通常の貼付剤のように手軽に使用できない点があげられる。

これらの促進方法の中でバイオ医薬品に応用の可能性が高い，化学的促進法の脂質ナノ粒子と物理的促進法について紹介する。

3　脂質ナノ粒子

脂質ナノ粒子は，脂質と水相からなるリポソームとその類似製剤，エマルションから発展したナノエマルション類の2種に大別できる。粒子径が小さく，脂質膜に覆われているため角層脂質との相互作用により，角層に浸透するという報告もあるが，毛包などの付属器官の関与も大きいと考えられる。近年では経皮ワクチンへの応用，皮膚に対する遺伝子導入への応用が期待されている[3)]。

3.1　リポソームと類似製剤

リポソームは脂質二重膜からなる小胞体で，内水相に親水性薬物を，脂質層に親油性薬物を内封させることができる。生体膜構成成分であるフォスファチジルコリンとコレステロールを主成分とするため，生体適合性がよく，注射剤など他の投与経路での応用も進んでいる。多くの低分子薬物について経皮吸収を高めることが報告されている[4)]。しかし，リポソームはリジットな膜であるため，角層を透過せず，薬物の皮膚深部への送達に限界があると考えられ，リポソームに類似した脂質2重膜であるが，変形しやすくするために成分を工夫したものが開発されてきた。

トランスファーソームはリン脂質に胆汁酸塩などを加えて変形しやすくしたもので，自身の大きさより小さい孔を通過できる。そのため，低分子薬物のみでなく，内包したインスリンのような高分子の全身作用も報告されている[5)]。

エソソームは比較的高濃度のエタノールを含むため，変形しやすく，サイズも小さい[6)]。負荷電かつ分子量の大きいsiRNAの生きた表皮への送達がカチオン性のエソソームに細胞融合タンパクを組み合わせることで約10倍に上昇するという報告や[7)]，ワクチンへの応用の報告がある[8)]。

ニオソームはTweenやSpan類などの非イオン性界面活性剤からなり，リポソームに比べ安定性，経済性に優れている[9)]。皮膚への滞留性が優れ，B型肝炎ワクチンの経皮投与に有効であるという報告がある[10)]。

上記の処方を組み合わせたカチオン性脂質DOTAP，コレステロール，コール酸ナトリウムとエタノールを含むSECosomeがsiRNAを皮膚中に送達するという報告もある[11]。その他，エソソームに近い組成に吸収促進剤テルペンを配合したinvasome，オレイン酸やグリセロール類を含むPenetration enhancer containing vesicle（PEV）など変形しやすいタイプのリポソーム類にさらにいわゆる経皮吸収促進剤を組み込んだ種々のキャリアが開発されている。

リポソーム類の促進メカニズムについては，様々な報告がある[12]。角層表面への密着性がよいこと，角層間脂質と混ざり合うことにより角層に浸透しやすくなるという点が共通している。さらに，変形しやすいトランスファーソームなどでは，皮膚との浸透圧差が駆動力となり，薬物を内封したまま皮膚に浸透することを期待しているが，実際には皮膚の比較的深いところまで薬物の分布が高まるものの，内封したまま移行するという確証は得られていない。また，*in vivo*で効果が得られているものに関してもげっ歯類のような小動物の結果がほとんどで，ヒトにおける有効性については現在のところ十分ではないと考えられる。

3.2　ナノエマルション類

エマルションは古くから皮膚適用製剤に用いられてきた剤形である。通常のエマルションは内相の粒子径が数μm以上であるが，処方や製造方法によりサブミクロンサイズとしたものをナノエマルションと呼ぶ。内相を油相とし，水相との界面に界面活性剤が存在することにより分散状態を保つが，油相は液状油であり，界面の界面活性剤は自由に動くことができるため，水相中とのモノマーとの交換が起こり，安定性に問題がある。そこで内相を融点が高く，体温付近では固体の脂質としたSolid Lipid Nanoparticle（SLN），配合薬物の溶解性が高い液状油と固形油脂とを組み合わせたNanostructured Lipid Carrier（NLC）は，界面活性剤の親油基が固形の油相で固定されることから安定性が高い。これらの粒子は薬物の配合性がよく，比表面積が大きく，皮膚との親和性が高く表面に被膜のように分布し内封薬物を放出する，角層脂質との相互作用で角層間脂質の流動性を高めたり，薬物を角層脂質に送達できること，毛包部に親和性を示すことから低分子薬物の経皮吸収改善が報告されている[13]。正荷電SLNに内封されたDNAによりmRNAが発現したという報告[14]があるが，高分子物質についての報告は少ない。

4　物理的エネルギーによる促進

拡散を促進するために，様々な外部エネルギーを用いる方法が考案された。電気エネルギーを使うものにイオントフォレシスとエレクトロポレーション，超音波を用いる方法としてソノフォレシスがある。また，皮膚透過の障壁となる角層を物理的方法で取り除く，または角層に穿孔し，直接生きた表皮にまで薬物を送達する経路を作る方法がある。場合によっては，生きた表皮，真皮まで経路を作る場合もある。非常に細い孔を皮膚の浅い部分にあけるため，痛みは軽く，また，皮膚の回復も早いと言われている。高周波による水分子などの運動性上昇により物質の通りやすい経路を作るラジオ波，特定波長のレーザー光を皮膚に充てることによる角層除去や熱変性によりバリア機能を下げるレーザー照射，力により皮膚に小孔を開けるマイクロニードル法があげられる。

4.1 イオントフォレシス

皮膚に陰極と陽極を少し離して装着し，正電荷を帯びた薬物は陽極に，負電荷の場合は陰極に薬物をおき，電極をバッテリーにつないで電流を流すと皮膚を通して電流が流れ，薬物自身の電荷による電気的反発が駆動力となり皮膚内に浸透する。荷電を持たない薬物でも水溶性であれば，電位勾配により水が陽極側から皮膚を通って陰極側へ流れるため，透過が促進されることが明らかとなっている。電流が大きいほど送達効果は高いが，安全性の点から，0.5 mA 程度の電流が使われる。送達には，抵抗の大きい角層ルートよりも毛包や汗腺などの付属器官ルートが大きな役割を果たしていると報告されている。電流を 10 分程度流すことにより，低分子水溶性薬物は速やかに吸収され，いわゆる経皮吸収の持続的に一定の吸収速度で吸収されるというのとは異なる。電源が必要であり，様々な小型化された電源と電極を一体化された装置も開発されている[15]。

現在のところ，リドカインやフェンタニルなどの低分子の水溶性薬物の送達に応用されている。電流による層流は生きた表皮や真皮にも及ぶため，透過しにくいインスリンの様なペプチドなどの吸収を促進するという報告も多数あり，この方面への応用も期待されている。

4.2 エレクトロポレーション[16]

エレクトロポレーションは細胞に小孔を開け，遺伝子を導入する方法として用いられていた方法を皮膚に応用したものである。イオントフォレシスは電流を駆動力として用いているが，エレクトロポレーションは高電圧（100 V 以上）をパルスとして短時間付加することにより，角層間脂質の構造に小孔を形成し，角層内の薬物の拡散を促進する方法である。分子量数万の薬物の透過を促進することができる。また，エレクトロポレーションにより毛包や汗腺と同じように流れの起きやすい部分をつくってからイオントフォレシスにより駆動力を与えることにより，単独よりも高い皮膚透過促進効果がある。

4.3 ソノフォレシス[17]

ソノフォレシスは，生体への侵襲性の小さい 100 kHz 以下の低周波超音波を皮膚にあてることにより，角層内で気泡を発生させ，それが破裂する，いわゆるキャビテーションにより，脂質構造を破壊する。その結果，角層経路での拡散速度が上昇し，経皮吸収促進が期待される。1 分間以下の短時間の超音波照射で皮膚バリア機能が低下し，1 日程度で元に戻る。インスリンなどのペプチドの吸収促進も報告されている。

4.4 ラジオ波

ラジオ波とは，数100 kHz～数MHz程度の高周波のことで，医療では，がんの焼灼術に用いられている。皮膚に微小な電極を当て，通電すると電流が入れ替わることにより，水の運動性が増し，温度が40℃程度に上昇する。レーザーより低い数十mJ/cm^2のエネルギーで電極部位の皮膚に微小な孔をあけることができる。組織像からいわゆる孔というよりは組織膨張により透過が亢進すると考えられる。ラジオ波照射後，薬物を適用する。薬物の皮膚透過には分子量依存性があり，分子量数千程度のペプチドの透過は促進されるが，数万のsiRNAでは皮膚中濃度は上昇するが，透過は促進しないという報告がある[18]。皮膚の浸潤性は低く，効果は数時間で元に戻る。レーザーと同様，装置が必要であり，また，電極が皮膚に直接触れるため，衛生管理も必要である。

4.5 レーザー光

レーザー光は医療現場で様々な用途で用いられているが，皮膚科領域では色素斑や瘢痕の治療，美容目的に広く用いられている。皮膚科領域では媒体が，ルビー，エルビウム：イットリウム‐ガリウム‐ガーネット（Er：YAG），ネオジウム添加イットリウム‐アルミニウム‐ガーネット（Nd：YAG），CO_2のレーザーが広く用られている。その促進機構は，直接的な角層焼灼，光線力学的な皮膚構造の乱れや熱による効果である。数J/cm^2のエネルギーを用いるが，照射時間はナノ～マイクロ秒と非常に短時間である。レーザー照射により，紅斑などの皮膚障害があらわれるが，比較的短時間で回復すること，また，最近では数ナノ秒といった非常に短時間でエネルギーの小さい（0.5 J/cm^2）Q-スイッチNd：YAGや非常に細い光線により孔をあけるNd：YAGやCO_2のフラクショナルレーザーといった皮膚に対する障害が少ない方法も考案されている[19]。レーザーによる皮膚治療は広く行われているため，機器にも汎用性はあるものの，医療機関でないと用いることができない点は問題である。

4.6 マイクロニードル

通常，1 cm^2あたり数百本の微小な針を持つパッチの様な形で，アプリケーターを用いて確実に穿刺する方法も開発されている。非常に細く短いため，注射剤と異なり，痛みや出血を伴わない。穿刺の深さは，目的に合わせ，角層のみ，表皮まで，真皮までと様々なものが考案されている。マイクロニードルで穿刺を行い，剥がしたのち薬物を適用する方法，薬物をニードル表面に塗布したり，ニードル素材に含有させたりすることにより，直接皮膚内に送達する方法がある[20]。素材にはシリコンや金属が最初に考案されたが，剥がす際に針が折れて皮膚内に残留する危険性が指摘され，万一針が残っても大丈夫な生体適合性の高い高分子やヒアルロン酸の様に皮膚内で溶解することを前提にしたマイクロニードルが開発されている。マイクロニードルは直接，生きた表皮や真皮に薬物を送達できることから，ワクチンへの検討が数多くなされている。

物理的促進方法の中で，装置を必要としないため，適切なマイクロニードルを作製できれば，繰り返し投与が必要な場合など医療ニーズに応えられる剤形となる可能性は高いが，基本的に注射剤と同じ無菌性が要求されると考えられる。

5 促進技術の併用

エレクトロポレーション，ソノフォレシスに拡散が促進されるような構造変化は，薬物の拡散性は増大するが，薬物そのものの持つ運動エネルギーは小さいため，特に分子量が大きい場合は効果が十分ではない。イオントフォレシスを併用し，駆動力を加えるとより大きな効果が得られる。また，イオントフォレシスは毛包などの付属器官の寄与が大きいと考えられることから，小孔を開け，付属器官と同様薬物の通り道を作るラジオ波，レーザー照射，マイクロニードルとの併用も効果を高めると考えられる。同様に，毛包など付属器官の寄与が大きいナノ粒子との併用も効果的である[21]。

6 まとめ

低分子薬物の促進方法の多くでバイオ医薬品レベルの高分子の吸収促進が報告されているが，実用に至っているものはない。低分子薬物では角層バリアの透過改善が吸収促進につながるのに対し，高分子では生きた表皮も透過障壁となるため，一つの方法のみで治療に十分な薬物の送達は難しいと考えられ，ワクチンのような表皮内へ，少量の薬物の送達により効果があるものに限定されている。今後，さらにメカニズムの異なる促進方法の組み合わせが必要と考えられる。

文　　献

1) S.N.Andrews *et al., Pharm. Res.*, **30**, 1099 (2013)
2) M.E. Lane, *Int. J. Pharm.*, **447**, 12 (2013)
3) S. Jain *et al., J. Pharm. Sci.*, **106**, 423 (2017)
4) G.M.El Maghraby *et al., Eur. J. Pharm. Sci.*, **34**, 203 (2008)
5) G. Cevc *et al., Biochi. Biophy. Acta*, **1368**, 201 (1998)
6) E.Touitou *et al., J. Controlled Release*, **65**, 403 (2000)
7) M.Chen *et al., J. Controlled Release*, **179**, 33 (2014)
8) T.Tattanapak *et al., J. Pharm. Pharmcol.*, **64**, 1560 (2012)
9) M.J.Choi *et al., Skin Pharmcol. Physiol.*, **18**, 209 (2005)
10) S.P.Vyas *et al., Int. J. Pharm.*, **296**, 80 (2005)
11) B. Geusens *et al., Adv. Funct. Mater.*, **20**, 4077 (2010)

12）M.Sala *et al., Int.J. Pharm.*, **535**, 1（2018）
13）A.Lauterbach *et al., Eur. J. Pharm. Biopharm.*, **97**, 152（2015）
14）S-E. Jin *et al., Colloids Surf. B: Biointerfaces.*, **116**, 582（2014）
15）Y.N.Kalia *et al., Adv. Drug Delivery Rev.*, **56**, 619（2004）
16）A-R.Denet *et al., Adv. Drug Delivery Rev.*, **56**, 659（2004）
17）S.Mitragotri *et al., Adv. Drug Delivery Rev.*, **56**, 589（2004）
18）W-R. Lee *et al., Pharm. Res.*, **32**, 1704（2015）
19）C-H. Lin *et al., Expert Opin. Drug Deliv.*, **11**, 599（2014）
20）T-M T-Mahmood *et al., Eur. J. Pharm. Sci.*, **50**, 623（2013）
21）E. Larraneta *et al., Pharm. Res.*, **33**, 1055（2016）

第7章　化学修飾核酸によるmRNA発現制御のための微弱電流を利用したDDS

小暮健太朗*

1　はじめに

DNAおよびRNAによる核酸医薬，特にsiRNAやmiRNAは，その高い特異性からがん等の治療薬として期待されている。しかし，核酸医薬を注射等でそのまま体内に投与する場合，体内・血液中に存在する核酸分解酵素によって分解されてしまう危険性が高い。また，これら核酸医薬はToll like receptor（TLR）によって認識され，自然免疫応答を誘導することが知られている[1)]。そのため，ミセルやリポソーム等のナノキャリアーに封入することで，核酸分解酵素からの分解や免疫応答を防ぐ試みがなされてきた[2,3)]。これら核酸医薬封入ナノキャリアーは，特にがん治療用DDSとして多くの研究がなされ，様々なタイプのナノキャリアーが開発されている[2,3)]。腫瘍組織は，急速な細胞成長により血管形成が追い付かず，ナノサイズの粒子が漏出する粗な構造を有しており，血液中を滞留する100 nm程度の粒子が蓄積しやすく，さらにリンパ管が未発達であるため腫瘍組織からの排出も起こりにくい状況，すなわちEnhanced permeability and retention（EPR）効果のため，DDSナノキャリアーの治療対象として適しており，多くの研究者が取り組んできたのである[4)]。肝臓も有窓性の内皮細胞から構成される類洞毛細血管を有するため，ナノ粒子が血液中から組織中に移行することができる。しかしながら，皮膚や膵臓など他の臓器・組織の血管は，堅牢な構造を保持しているため，腫瘍組織のようにナノキャリアーを，血液循環系を介して送達することは困難である。また，これらDDSナノキャリアーを血液中に投与する場合，標的となる腫瘍組織以外にも送達されるため，副作用などの危険性もあり，またロスを考慮した投与量が必要となる。そのため，標的臓器・組織に必要量を直接投与できる方法は，理想的である。我々は，このような観点から微弱電流を用いる経皮薬物送達技術であるイオントフォレシスに着目し，核酸医薬の送達法確立に取り組んできた[5,6)]。この場合，核酸医薬は粒子化などせず，そのままの状態で用いるため，上記のように核酸分解酵素による分解や免疫原性の危険性を考慮する必要がある。そこで，共同研究者である徳島大学の南川らが開発した化学修飾核酸を用い，イオントフォレシスと組み合わせた遺伝子発現制御技術の確立に取り組んでいる。本稿では，化学修飾核酸によるRNA発現制御のための微弱電流を利用したDDSについて紹介する。

*　Kentaro Kogure　徳島大学大学院　医歯薬学研究部（薬学域）　衛生薬学分野　教授

2　新規化学修飾核酸デバイス iRed

上述のように，DNA および RNA からなる核酸医薬は，生体内に投与された場合に核酸分解酵素による分解を受ける危険性がある。また，これら核酸医薬は TLR を介した自然免疫応答誘起の危険性も有している。それらを防ぐためにリポソーム等のナノキャリアーに封入することを紹介した。しかし，それらキャリアーを用いない場合，分解に関しては，核酸自身が核酸分解酵素に対して抵抗性を有していることが望ましい。核酸分解酵素への抵抗性を付与するため，化学修飾する方法が種々開発されているが[7]，本稿では，4′-チオヌクレオシド類を含む化学修飾 DNA について紹介する。2′-デオキシ-4′-チオヌクレオシド三リン酸体（dSNTP）（図1）は，リボースの4′位酸素原子が硫黄原子に置換されたもので，DNA ポリメラーゼの良い基質となることが明らかとされている。また，この dSNTP を用いて調製される DNA（4′-チオ DNA）は核酸分解酵素に対する抵抗性を示すことが報告されている[8]。酸素原子を硫黄原子に変えることで，核酸分解酵素によって認識されにくくなることが原因のようである。さらに，免疫原性に関しても，4′-チオ DNA は TLR による認識を回避できるようであり，自然免疫応答を誘導しないことが報告されている[9,10]。このように，生体内への投与に適した 4′-チオ DNA を用いることで，分解と免疫原性を回避することができる点は，核酸医薬として理想的である。南川らは，dSNTP 存在下で Polymerase chain reaction（PCR）を行うことで 4′-チオ DNA 断片を調製する方法を確立し，細胞内で shRNA を発現可能な新規核酸デバイスである intelligent shRNA expression device（iRed）を開発した[9,10]。従来の shRNA 発現プラスミド DNA と異なり，

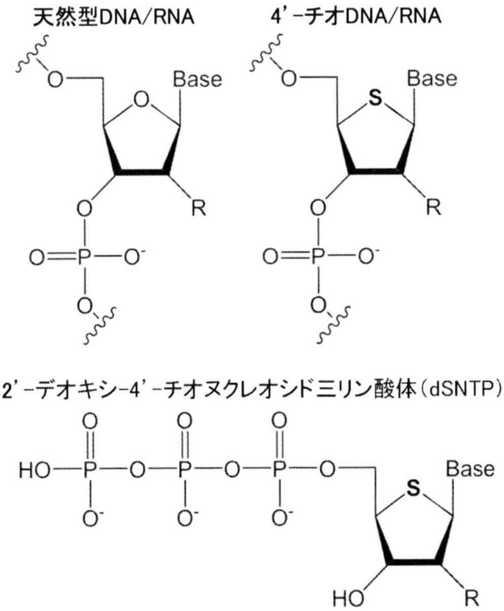

図1　天然型 DNA/RNA と 4′-チオ DNA/RNA の構造

iRedは上記の利点を有している4′-チオDNAからなる。さらに，shRNA発現に必要最低限の配列（プロモーター配列とshRNAコード領域配列）のみから構成されており，TLR9に認識される非メチル化CpG配列なども排除され，約380 bpの塩基からなることから，本来のプラスミドDNAのサイズ（約20 kbp：分子量13,200 k）の約1/50程度にまでコンパクトになった新規化学修飾核酸デバイスである。このiRedによるRNAi効果を培養細胞においてルシフェラーゼ遺伝子をレポーターとして検証した結果，非修飾の天然型二本鎖DNAからなるshRNA発現デバイスと比較して，RNAi効果発現にタイムラグが見られるものの，同等のRNAi効果を発揮できることが報告されている[9]。さらに，*in vivo*において，ルシフェラーゼを発現させた悪性胸膜中皮腫モデルマウスに，ルシフェラーゼに対するshRNAを発現するiRedを腹腔内投与したところ，天然型shRNAが*in vivo*で活性が見られなかったのに対して，生体内においても機能性を発揮できることが示されている[9,10]。また，iRedを尾静脈注射して投与した後，炎症性サイトカインであるTumor necrosis factor-α（TNF-α），Interleukin-6（IL-6），Interferon-γ（IFN-γ）の血漿中濃度を定量したところ，天然型のshRNA発現DNAデバイスでは顕著なサイトカイン産生が観察されたのに対して，iRedではほとんどサイトカインの誘導は認められていない[9,10]。このことは，4′-チオDNAが免疫原性を有しないことに起因すると考えられ，ヒトへの投与を考えた場合にも理想的なDNAデバイスであることを意味している。このようにiRedは，従来の核酸医薬のようにキャリアーで保護する必要がない核酸医薬であり，前述のように直接臓器・組織に投与可能なDNAデバイスである。

3　微弱電流を利用したDDS

核酸医薬を直接投与可能な組織として，皮膚があげられる。例えば，アトピー性皮膚炎や皮膚がん，あるいはシミなどの皮膚疾患・障害が対象となる。しかし，皮膚は非常に優れたバリアーであり，特に表皮角質層は低分子であっても容易に透過できない。経皮送達に適用可能な物質の特性として，低分子量（受動拡散では500 Da以下[11]）であること，ある程度の疎水性を有することなどが挙げられる。皮膚表面は，表皮細胞（ケラチノサイト）が脱核し硬化した角質層で覆われているため，角質層が外来物質の皮膚透過の最大障壁である。つまり，核酸医薬の皮内送達には角質層の突破が重要になる。疎水性が高い低分子物質であれば，細胞膜あるいは脂質成分への分配により皮内に浸透することは可能であるが，親水性が高く分子量も大きな核酸医薬の場合には，分配による皮内送達は期待できない。通常，そのような物質は皮下および筋肉内注射により投与されるが，それらの方法は侵襲的であり，また高度な技術を要する。そのため，核酸医薬を非侵襲的かつ効率的に皮内に送達できる方法が望まれる。

従来，物質の経皮送達を促進するための様々な技術が開発されており，化学的促進法と物理的促進法に大別される[12]。化学的促進法は，例えば ℓ-メントールなどの促進剤で皮膚を処理することで透過性を向上させる。一方，物理的促進法は，電気や超音波などの物理的刺激によって皮

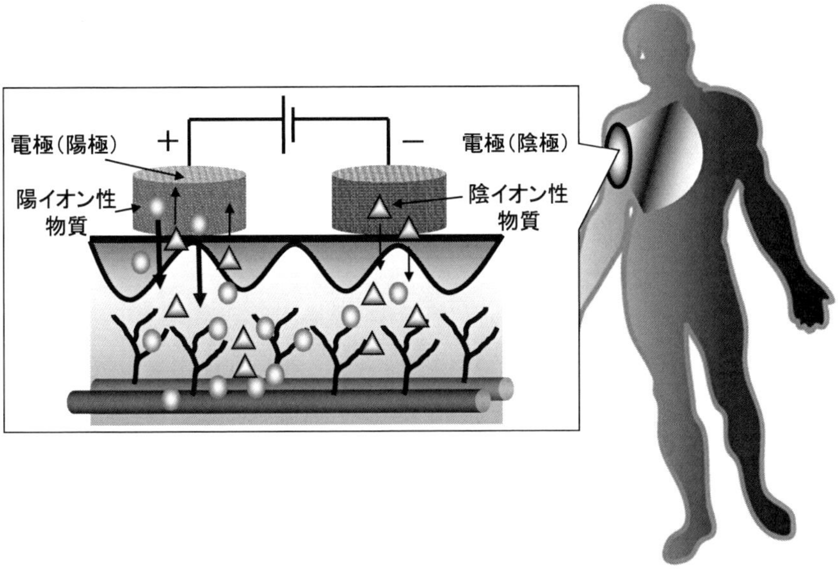

図2　イオントフォレシスによる荷電性物質の皮内送達（概略）

膚の透過性を亢進させる。例えば，エレクトロポレーション法は，高電圧パルスによって細胞膜に一過的な穿孔を形成し，物質透過を促進する方法であり，大腸菌や培養細胞への遺伝子導入などにも用いられている。

このような物理的促進技術の一つとしてイオントフォレシスが知られている[13]。イオントフォレシスは，エレクトロポレーションと異なり，微弱な電気の力（0.3～0.5 mA/cm^2 程度）で荷電性物質を皮内に押し込む一種の電気泳動技術であるが，適応可能な物質として，荷電を有している，ある程度の疎水性を有している，低分子量である，などの制約があり，あらゆる物質への適用は困難であると考えられていた。しかしながら，イオントフォレシスによる経皮送達は，投与コントロールが可能であるなどの利点を有しており，従来適用が困難であると思われている核酸医薬への展開が期待される。さらに，イオントフォレシスは非侵襲的な DDS 技術としても注目されている。すなわち，電極と皮膚の間に荷電性薬物を充填し，微弱電流を負荷することで，電気的反発とイオンの動きに伴う水の流れ（電気浸透流）によって皮膚を傷つけることなく物質を皮内に送り込むことができる（図2）。米国では，リドカインなどの局所麻酔剤を短時間で皮膚内に送達するためにイオントフォレシス装置が臨床現場で既に用いられている。

4　イオントフォレシスによる核酸医薬の DDS

このように，イオントフォレシスによる核酸医薬の皮内送達が期待されるが，前述のように親水性高分子はイオントフォレシスには適さないと考えられてきた。しかし，核酸は豊富な負電荷を有しているので，イオントフォレシスによる経皮送達が可能ではないかと考え，抗原タンパク質（卵白アルブミン）に暴露することでモデル皮膚炎を誘導したラット背部皮膚に対して，siRNAのイオントフォレシスを試みた。siRNAの皮膚塗布だけでは，浸透は全く認められなかったが，イオントフォレシスを行った場合，表皮細胞層深部にsiRNAが観察されたことから，イオントフォレシスによってsiRNA分子（分子量13,000以上）を皮膚内部に送達可能であることが明らかとなった（図3）[5]。siRNAは細胞質にまで到達しなければRNAi効果を発揮できない。そこで，抗原タンパク質処理によってサイトカインinterleukin-10（IL-10）遺伝子の発現を上昇させたラット背部皮膚に対して，抗IL-10 siRNAのイオントフォレシスを行ったところ，12時間後に70%以上もIL-10 mRNA量を抑制することが明らかとなった[5]。この結果は，イオントフォレシスによって分子量1万を超える核酸医薬分子が，角質層を突破して皮膚組織内部に浸透しただけでなく，皮膚細胞に取り込まれ，細胞質まで到達して機能を発揮したことを意味している。

さらに，前述した非メチル化CpG配列を有するオリゴDNA（CpG-ODN）は，免疫担当細胞にエンドサイトーシスで取り込まれた後，エンドソーム内に存在するTLR9に認識されることで，免疫系を活性化する。我々は，CpG-ODNをイオントフォレシスによって皮内送達し，免疫系を活性化することでがんの免疫治療ができるのではないかと考え検討を行った。siRNA

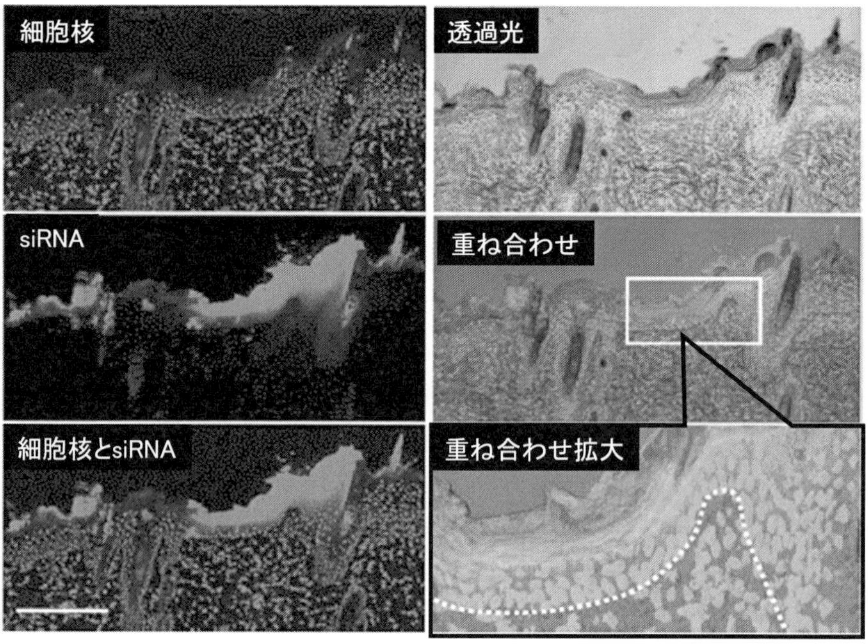

図3　イオントフォレシスによるsiRNAの皮内送達

蛍光ラベル化siRNAをラット背部皮膚にイオントフォレシス後，凍結切片を共焦点レーザー顕微鏡によって観察。白バー：200 μm

と同様に，CpG-ODN をヘアレスマウスの背部皮膚にイオントフォレシスしたところ，皮膚の深い領域にまで効率的に蛍光標識化 CpG-ODN が送達されることが明らかになった[6]。同時に，免疫系の活性化を評価するために，各種のサイトカイン遺伝子の mRNA 量を定量したところ，IFN-γ 等多くのサイトカイン遺伝子発現が活性化されていることが確認された。さらに，マウス黒色腫瘍を移植したマウスに CpG-ODN をイオントフォレシスしたところ，腫瘍成長が著しく抑制されることが明らかとなった[6]。興味深いことに，腫瘍移植部位と離れた場所で CpG-ODN のイオントフォレシスを行っても，同様に著しい腫瘍成長抑制が観察された。このことから，イオントフォレシスによって皮内送達された CpG-ODN が細胞に取込まれ，免疫系を活性化することで腫瘍成長が抑制されたことが示唆された。

これらのことから，イオントフォレシス，すなわち微弱電流処理によって核酸医薬を組織内，さらには細胞内に送達可能であることが明らかとなった。

5　微弱電流処理による iRed の細胞質送達

以上のことから，前述した新規 DNA デバイスである iRed をイオントフォレシス，すなわち微弱電流を用いた皮内送達による皮膚組織中での機能発現が期待される。我々は，*in vivo* での iRed のイオントフォレシスを想定し，培養細胞を用いて微弱電流処理による細胞質送達と機能発現を検討した。ルシフェラーゼを安定に発現する B16-F1 細胞を，ルシフェラーゼに対する shRNA を発現する iRed 共存下で微弱電流処理（0.34 mA/cm^2，15 min）したところ，期待に反してルシフェラーゼ活性の低下は認められなかった[14]。抗ルシフェラーゼ siRNA 存在下でルシフェラーゼ安定発現細胞を微弱電流処理した場合には，細胞内に siRNA が取り込まれており，さらに有意なルシフェラーゼ活性の低下が観察されたことから[15]，*in vitro* においても微弱電流処理によって細胞質まで核酸が送達されることは確認されている。このため，iRed も細胞内に取り込まれてはいると思われたが，RNAi 効果が見られなかった原因を探るため，異なる分子量の蛍光ラベル化デキストランを用いて，微弱電流処理によって取り込まれた高分子の細胞内動態を検討した。これまでの検討から，微弱電流による高分子物質の取り込みは，エンドサイトーシスによるものであることが明らかとなっており[14]，蛍光ラベル化デキストランもエンドサイトーシスで取り込まれる。微弱電流処理によって，蛍光ラベル化デキストランを取込ませたところ，分子量 10,000 のデキストランが細胞質に拡散していたのに対して，分子量 70,000 のデキストランはエンドソームに留まったままであった（図 4）[14]。このことは，微弱電流によって誘起されるエンドソームは，分子量 1 万程度の物質が漏出できる構造を有しており，漏出できる物質の分子量には制限がある，ユニークなものであることが推察される。このことを，siRNA（分子量 13,000）および iRed（分子量 250,000）に当てはめて考えると，分子量 1 万程度の siRNA はエンドソームから漏出することができていたため機能を発揮できたが，分子量 25 万の iRed はエンドソームから脱出できなかったため，機能を発揮できなかったことが示唆された。

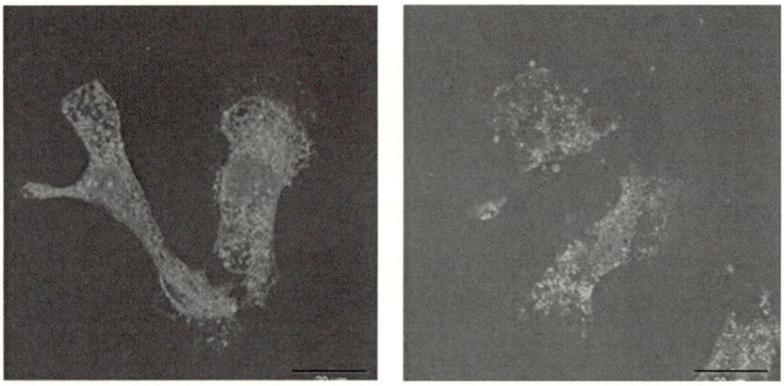

図4　微弱電流処理細胞における蛍光ラベル化デキストリンの細胞内動態

蛍光ラベル化デキストリン存在下，B16-F1 細胞を微弱電流処理した後，共焦点レーザー顕微鏡によって観察。白バー：20 μm

この問題を解決するため，エンドソーム脱出を促進するクロロキンおよび iRed 共存下で，微弱電流処理を行ったところ，ルシフェラーゼ活性を顕著に低下させること，すなわち強力な RNAi 効果を得ることに成功した[14]。マーカー遺伝子ではなく，病態に関連する遺伝子として，脂肪細胞における脂肪蓄積に関与するレジスチン遺伝子[16]に対する iRed を作製し，3T3-L1 脂肪細胞の培養液にクロロキンと共存させ，微弱電流処理を行ったところ，脂肪蓄積の有意な抑制に成功した[14]。

以上のことから，理想的な DNA デバイスである iRed と微弱電流を組み合わせることで，疾患・病態の標的遺伝子の発現制御が可能であることが確認された。しかし，今回の結果から，イオントフォレシスによって iRed を組織内に送達し，細胞に取り込ませた後，RNAi 効果を発揮させるためには，エンドソーム脱出のための何らかのデバイスを同時に送達する必要があることが分かった。今後，この点をクリアすることで，微弱電流によって新規 DNA デバイスである iRed を直接組織に送り込み，標的遺伝子の特異的制御を達成できると期待される。

6　おわりに

化学修飾核酸である iRed は，分解抵抗性と無免疫原性を兼ね備えた理想的な DNA デバイスであり，核酸医薬としての高い可能性を有している。また，微弱電流を利用したイオントフォレシスは，非侵襲的な高分子薬物送達技術として期待される。今後我々は，本稿で述べたエンドソーム脱出の問題を克服することで，iRed と微弱電流を組み合わせた理想的な治療法の確立を目指したい。

謝辞

本研究は，梶本和昭博士（国立研究開発法人産業技術総合研究所），気賀澤郁博士（元北海道大学大学院薬学研究院），Hasan Mahadi 博士（京都薬科大学），濱　進講師（京都薬科大学），田良島典子助教（徳島大学），南川典昭教授（徳島大学）のご協力のもとに実施されたものであり，この場をお借りして感謝申し上げます。

文　献

1) Z. Zhang *et al.*, *FEBS Lett.*, **591**, 3167 (2017)
2) M. Rezaee *et al.*, *J. Control. Release,* **236**, 1 (2016)
3) G. Cavallaro *et al.*, *Int. J. Pharm.*, **525**, 313 (2017)
4) H. Maeda *et al.*, *J. Control. Release*, **164**, 138 (2012)
5) K. Kigasawa *et al.*, *Int. J. Pharm.*, **383**, 157 (2010)
6) K. Kigasawa *et al.*, *J. Control. Release*, **150**, 256 (2011)
7) M. Kuwahara *et al.*, *Molecules*, **15**, 5423 (2010)
8) 南川典昭，薬学雑誌，**133**, 53 (2013)
9) N. Tarashima *et al.*, *Mol. Ther. Nucleic Acids*, **5**, e274 (2016)
10) 田良島典子ほか，核酸医薬の創製と応用展開，p70，シーエムシー出版 (2016)
11) J. D. Bos & M. M. Meinardi, *Exp. Dermatol.*, **9**, 165 (2000)
12) 肥後成人，薬学雑誌，**127**, 655 (2007)
13) Y. N. Kalia *et al.*, *Adv. Drug Deliv. Rev.*, **56**, 619 (2004)
14) M. Hasan *et al.*, *J. Control. Release*, **228**, 20 (2016)
15) M. Hasan *et al.*, *Sci. Technol. Adv. Mater.*, **17**, 554 (2016)
16) Y. Ikeda *et al.*, *FEBS J.*, **280**, 5884 (2013)

第8章　多糖によるアンチセンスDNAの送達

藤原伸旭*[1]，望月慎一*[2]，宮本寛子*[3]，櫻井和朗*[4]

1　はじめに

近年，注目されている核酸医薬には自然免疫を活性化するCpG-ODNや標的配列に特異的に作用するアンチセンス核酸（AS-ODN），RNAiを利用したsiRNA，転写因子に作用するデコイ核酸等があり，標的に対して特異的に作用するため副作用なく治療効果を発揮できる。しかし，核酸医薬は患部に到達する前に体内の分解酵素により容易に分解されてしまうという問題がある。現在，この問題を解決し，薬剤を必要な場所に，必要な量だけ送達する薬物送達システム（DDS）の研究が広く行われており，核酸医薬の実用化にはDDSの開発が不可欠であると考えられる。本稿では，1本鎖のDNAと複合化能を有し，さらにそれ自体が細胞への標的性も併せ持つ多糖を用いたAS-ODNのデリバリーについて紹介する。

2　シゾフィラン（SPG）/核酸複合体

β-1,3-グルカンは地球上に豊富に存在する多糖の1つである。この多糖は，グルコースのβ-1,3結合の繰り返しからなる主鎖が還元端を同じ方向に3本撚り合わさって右巻きの3重らせん構造をとっている。主鎖の6位の炭素にβ-1,6結合で側鎖を有する場合があり，側鎖の付加数によってそれぞれ異なる名称をもつ。本稿で紹介するシゾフィラン（SPG）は，*Schizophyllum commune*（和名：スエヒロタケ）から産生される細胞外多糖であり，主鎖のグルコース3単位に1個の割合で側鎖グルコースが1つ結合している（図1）[1)]。

β-1,3-グルカンは菌類の細胞壁に多く存在しており，自然免疫を活性化し，抗ガン作用[2)]や抗HIV作用[3)]を示すことから古くから研究されてきた。特に最近では，消化管粘膜における免疫機構がβ-1,3グルカン類の刺激により活性化されることが確認され，健康食品やサプリメントにβ-1,3グルカンが含まれる商品が増えてきている。

筆者らは主としてSPGと核酸の相互作用に注目して研究を行ってきた[4~6)]。天然状態のSPGをジメチルスルホキシド等の極性有機溶媒に，あるいは強塩基性水溶液に溶解させると，3重ら

＊1　Nobuaki Fujiwara　北九州市立大学大学院　国際環境工学研究科
＊2　Shinichi Mochizuki　北九州市立大学大学院　国際環境工学研究科　准教授
＊3　Noriko Miyamoto　愛知工業大学　工学部　応用化学科　助教
＊4　Kazuo Sakurai　北九州市立大学大学院　国際環境工学研究科　教授

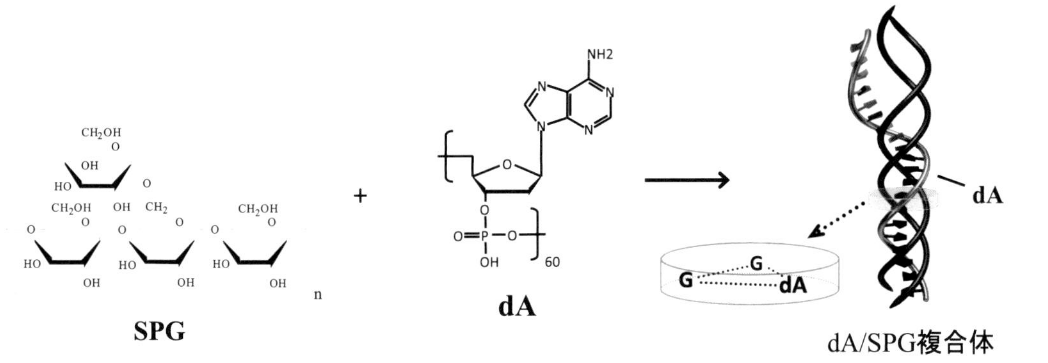

図1　dAとSPGからなる複合体

せんが解離してランダムコイル状の単一鎖となる[7,8]。この状態から溶媒を中性水溶液に戻すと，疎水性相互作用と水素結合により分子間（若しくは分子内）の結合が生じ，3重らせん構造が再生される[9]。この再生過程に1本鎖核酸，とりわけpoly（dA）やpoly（C）が存在すると，3重らせんの1本の鎖が核酸によって置き換わった複合体（SPGのβ-1,3グルカン主鎖グルコース2分子と核酸1分子からなる3重らせん構造）ができることを見出した（図1）。また，SPGは抗原提示細胞に認識されることが分かっており，SPGは核酸と複合体を形成することから，筆者らはSPGが抗原提示細胞特異的な核酸送達キャリアになりうると考えた。

前述した様に，SPGはpoly（dA）やpoly（C）などの1本鎖のホモ核酸としか複合化しない。従って，治療効果を持ったAS-ODNをdAに結合させ，SPGと複合化を行った。本稿では筆者の最近の研究から，SPGの細胞特異性やがん細胞へのAS-ODNの送達に関して述べる。

3　SPG/核酸複合体のDectin-1の結合能と細胞内取り込み

Gordonらは，マクロファージや樹状細胞などの抗原提示細胞上にDectin-1と呼ばれるβ-1,3-グルカン受容体が発現していることを報告した[10~12]。真菌の細胞壁はマンナンやβ-1,3-グルカンを含み，免疫系はこれらの細胞壁多糖を認識する様々な受容体分子を使って真菌に対する防御反応を行っている。つまり，抗原提示細胞はDectin-1を介してβ-1,3-グルカンを認識していることが考えられる。そこで，β-1,3-グルカン骨格を持つSPGの抗原提示細胞への特異性を評価した。

SPGとdA_{60}の複合体（dA_{60}/SPG）を作製して，水晶発振子マイクロバランス測定法（quartz-crystal microbalance : QCM）を用いてリコンビナントDectin-1（r-Dectin-1）に対するSPGの被認識能を評価した[13]。QCMは一定の振動数で振動している水晶発振子の電極表面に物質が付着することで振動数が変動することを利用して微量の質量変化を測定する。発振子の電極表面にホスト分子であるDectin-1をコートし，dA_{60}のみを添加した場合とdA_{60}/SPG複

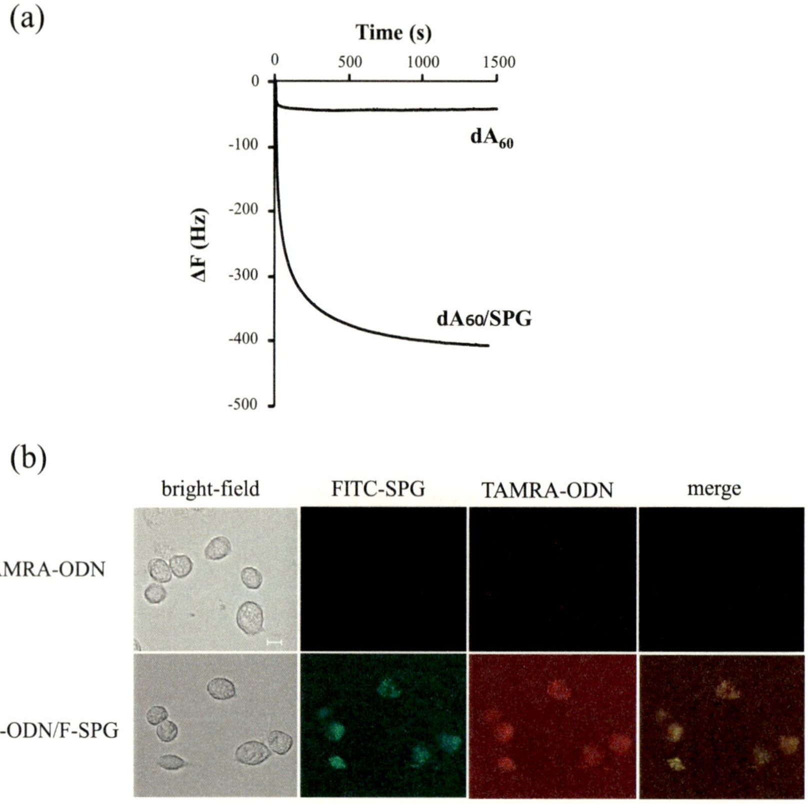

図2 (a) r-Dectin-1 を用いた被認識能評価
(b) TAMRA-ODN および複合体の腹腔マクロファージへの細胞内取り込み

合体を添加した場合の振動数変化を測定した。dA_{60}/SPG 複合体を添加した場合では振動数は急激に減少するが，dA_{60} のみの場合では振動数は減少しなかった（図 2a）。このことから，SPG は核酸と複合化しても Dectin-1 と特異的に結合することが分かった。

FITC を修飾させた SPG（F-SPG），TAMRA を修飾した AS-ODN に dA_{60} を結合させたオリゴ DNA（TAMRA-ODN），細胞核の染色剤である DAPI を用いて，TAMRA-ODN/F-SPG 複合体のマウス腹腔マクロファージへの細胞内取り込みを蛍光顕微鏡で観察した（図 2b）[14]。今回用いた F-SPG は側鎖グルコースに 1 級アミンを修飾し，それを介して FITC を修飾した。TAMRA-ODN のみを添加したときと TAMRA-ODN/F-SPG 複合体を添加したときを比較すると，TAMRA-ODN より TAMRA-ODN/F-SPG の方が，より多く細胞内に取り込まれていることが明らかになった。また，これまでの研究より，腹腔マクロファージを採取後 24 時間培養することで Dectin-1 の発現量が増加することが分かっている。そこで，腹腔マクロファージの培養時間を変え，Dectin-1 の発現量をコントロールすることで TAMRA-ODN/F-SPG 複合体の取り込み量に違いがあるかを評価した。2 時間後，24 時間後培養した細胞で比較すると，後者のほうがTAMRA-ODN/F-SPG複合体の取り込み量が高いことが分かった。一方で，TAMRA-ODNのみを添加したときは培養時間に関係なく取り込み量は少なかった。これらの結果より，TAMRA-ODN/F-SPG複合体はDectin-1を介して細胞内に取り込まれていることが明らかになった。

4　SPGを用いたアンチセンス核酸の送達

AS-ODNは遺伝子発現によって引き起こされる様々な病気を治療する可能性を秘めている。このアンチセンス療法の概念は20年以上前から存在するが[15]，生体内でのAS-ODNの酵素分解や非特異的な吸着の課題がこれまで実用化への障害となっていた。我々はこの課題を克服するべくAS-ODNとSPGからなるAS-ODN/SPG複合体による新規アンチセンス核酸の送達を目指した。

AS-ODNはターゲットとなる遺伝情報を持つmRNAと二重鎖を形成することで，リボソームによる読み取りを防ぎ，このDNA/RNAの二重鎖がRNaseHによって切り取られることによってタンパク質翻訳を阻害することが知られている[16]。筆者らの研究成果では，dA_{60}に結合させたヘテロ配列で構成される核酸はSPG鎖の中には組み込まれず，AS-ODN/SPG複合体中のAS-ODNがセンス鎖RNAとDNA/RNAの二重鎖を形成できることを報告している[17]。これは，細胞内でAS-ODNがSPGから解離せずともmRNAに結合できることを示唆している。本項では，SPGを用いたAS-ODNキャリアとしての可能性を紹介する。

4.1　TNF-α AS-ODN/SPG複合体を用いたマウスLPS/D-GalN誘導肝炎の治療[14]

腫瘍壊死因子（TNF-α）は初期の炎症反応，細胞生存，アポトーシスなどにおけるシグナル経路を活性化する多機能な炎症誘発性サイトカインである。リウマチや慢性炎症性疾患においてはTNF-αの産生を抑える抗TNF-α治療薬が必要とされる。

TNF-αをコードするmRNAに対するアンチセンス配列にdA_{60}を結合させたTNF-α AS-ODN（5′-AACCCATCGGCTGGCACCAC-dA_{60}-3′）を用いてTNF-α AS-ODN/SPG複合体を作製した。

TNF-α AS-ODN/SPG複合体のTNF-α抑制をマウス腹腔マクロファージを用いて評価した（図3a）。腹腔マクロファージに，TNF-α AS-ODN/SPG複合体を添加し，24時間後にリポポリサッカライド（LPS）を添加した培地に産生されるTNF-αを定量した。TNF-α AS-ODN単体の添加ではTNF-αの抑制効果が見られないのに対し，TNF-α AS-ODN/SPG複合体を用いることで添加量依存的にTNF-αの産生を抑制した。この抑制効果は一般的に用いられるアンチセンスの量よりも少ない10 nMでも見られた[18]。

LPS/D-ガラクトサミン（LPS/D-GalN）投与で誘導される劇症肝炎では肝臓の非実質細胞中のマクロファージであるKupffer細胞が強く関与することが知られている[19]。そこで，TNF-α

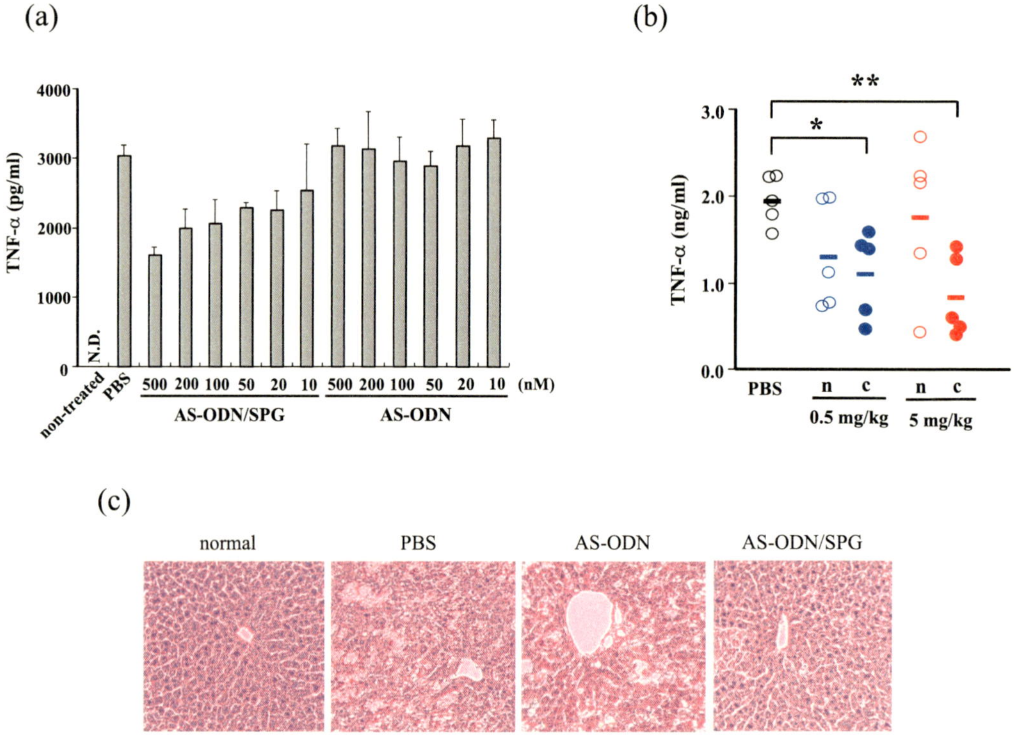

図 3　(a) 複合体による TNF-α 抑制，(b) LPS/D-GalN 投与後の血中 TNF-α 濃度
(c) LPS/D-GalN 投与後の肝臓の組織観察

AS-ODN/SPG 複合体を，肝炎を誘発させたマウスに投与し，その体内動態を評価した。TNF-α AS-ODN/SPG 複合体は Dectin-1 を発現しない実質細胞（PC）よりも発現する非実質細胞（NPC）により多く取り込まれた。TNF-α AS-ODN/SPG 複合体は Dectin-1 を介して取り込まれることが明らかとなった。

TNF-α AS-ODN/SPG 複合体による劇症肝炎の治療効果を評価した（図 3b）。LPS/D-GalN をマウスに投与した後，何も薬剤を投与しない群（PBS）では 12 時間以内に 80％の死亡が確認され，AS-dA_{60} 単体をマウスに投与した群においても同様の結果が得られた。興味深いことに，TNF-α AS-ODN/SPG 複合体を投与した群では 80％の生存が確認された。このとき，PBS と比べてわずか 1 時間で TNF-α の血清レベルが著しく減少していることが分かった。マウスの肝臓の組織的解析から，PBS や AS-dA_{60} 単体をマウスに投与した群では，細胞の壊死が目立ち，出血を起こしていたが，複合体を投与した群ではそれらが観察されなかった（図 3c）。これら組織学的な結果は，TNF-α の減少によるマウスの生存率の上昇を示した結果を裏づけるものである。

以上より，TNF-α AS-ODN/SPG 複合体は Dectin-1 を介して細胞内に取り込まれ，TNF-α 産生による炎症を抑制し，マウスの生存率を向上した。

4.2 YB-1を標的としたAS-ODN/SPG複合体による肺がん治療[20]

Y-box binding protein-1（YB-1）は，がんの増殖や薬剤耐性に関わる遺伝子の発現を制御する転写因子であり，Shibaharaらは非小細胞肺癌でYB-1の過剰発現を報告している[21]。siRNAでYB-1をノックダウンすると著しくがん細胞の増殖が抑制されることから，YB-1は優れた治療標的であることが知られている[22]。さらに，ヒトの肺組織でDectin-1が発現し，アスペルギルス菌の感染に対する感受性を増強することを報告している[23]。従って，筆者らはYB-1 AS-ODN/SPG複合体によるDectin-1を発現した肺がんを標的とし，そのアンチセンス効果を検討した。

YB-1の発現抑制に最適なAS-ODN配列のスクリーニングを行った（図4）。YB-1 mRNAの5′末端から10塩基ずつずらし25塩基のYB-1 AS-ODNを153配列設計した。非小細胞肺癌株であるPC9にRNAiMaxを使って，設計したYB-1 AS-ODNを各々トランスフェクションし，96時間後に細胞生存率を算出した（図4）。5つの配列が細胞生存率を大きく減少させ，実際にYB-1の発現をタンパク質レベルで落としていることをウエスタンブロットにて確認した。これらの配列の標的となるmRNAの2次構造がヘアピン構造を有しているために，YB-1 AS-ODNが結合しやすく，YB-1の発現抑制に効果的であると示唆される。以後，最も細胞生存率を減少させたYB-1 AS014（5′-ACTGGGGCCGGCTGCGGCAGCTGCG-3′）を最適配列として選択した。

次に，AS014をdA_{40}に結合させ，AS014/SPG複合体を作製し，複合体による増殖抑制をWST-8アッセイによって評価した。AS014/SPG複合体を0.4または1.0 μMで添加後の様々な肺がん細胞の細胞生存率を図5に示す。今回は12種類のヒト由来の肺がん細胞株を用いると，

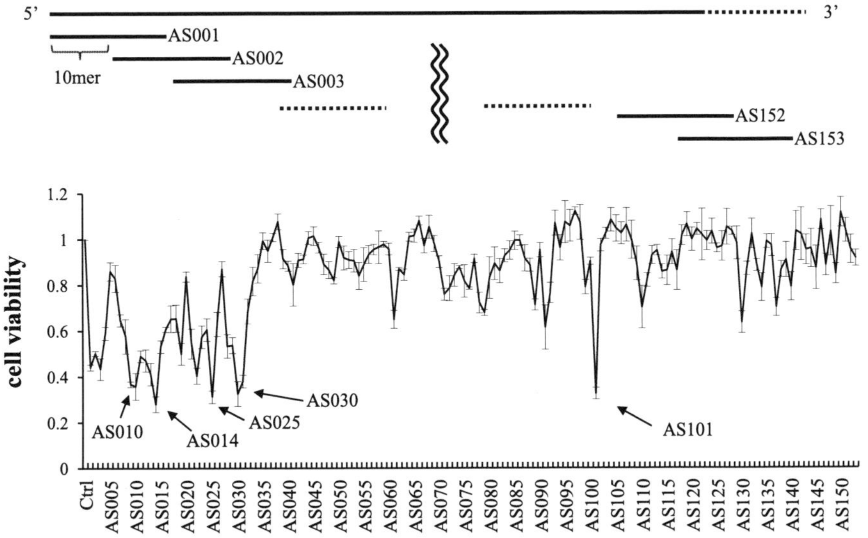

図4　YB-1 AS-ODNの配列設計とYB-1 AS-ODNの最適配列のスクリーニング

AS014/SPG 複合体はいくつかの細胞の増殖を有意に低下させた。特に，B203L，PC9，B1203L および PC10 では，増殖抑制が大きいことが分かった。さらに，AS014/SPG 複合体による YB-1 の発現阻害を細胞生存率が低下した PC9 と低下しなかった A549 を用いてウエスタンブロットにより評価した（図 6）。PC9 では YB-1 の発現を約 40％減少させたが，生存率が低下しなかった A549 では減少しなかったことから，AS014/SPG は YB-1 の発現を阻害することで細胞増殖を抑制することが明らかになった。また，Alexa546 を修飾させた Alexa546-dA_{40}/SPG が PC9 に取り込まれたことを確認した。この取り込みは dA_{40}/SPG 複合体の同時添加によって一部阻害されたことから，複合体が Dectin-1 を介して取り込まれていることが示唆され

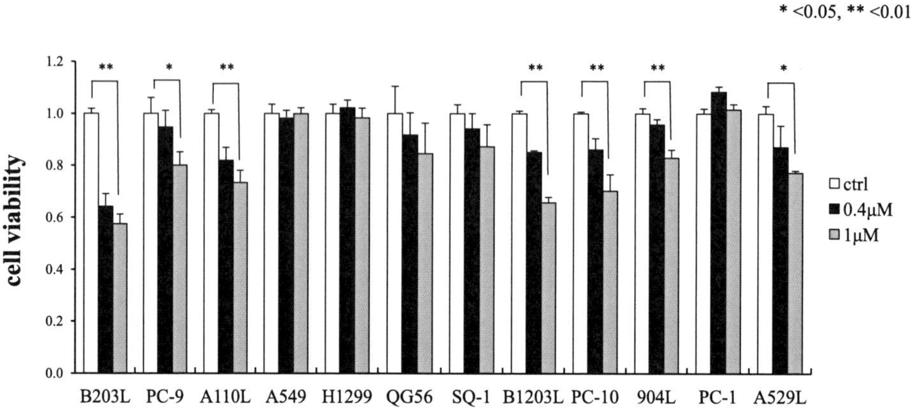

図 5　AS014/SPG 複合体による肺がん細胞の増殖抑制

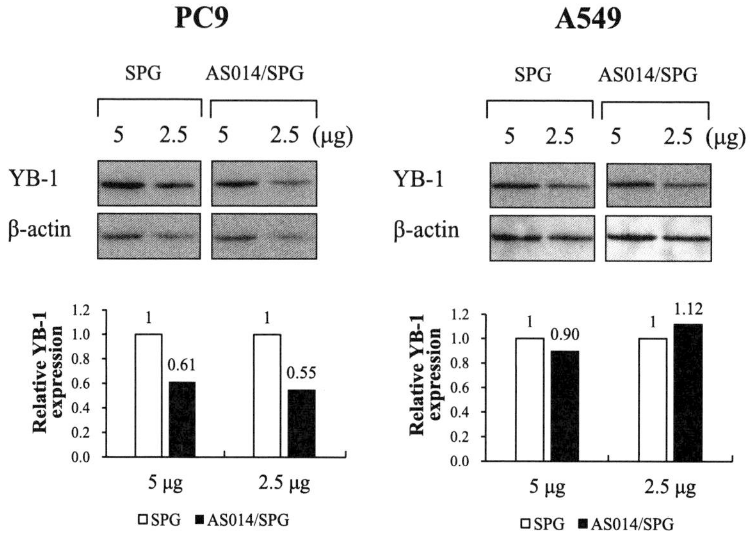

図 6　AS014/SPG 複合体による肺がん細胞での YB-1 の発現抑制

る。よって，Dectin-1 を発現するがん細胞でも免疫細胞と同様にタンパク質の遺伝子発現を抑制できることが明らかになった。

5 おわりに

筆者らは，AS-ODN/SPG 複合体を用いて Dectin-1 を発現する免疫細胞からがん細胞へのアンチセンス核酸の標的デリバリーに焦点を当てた。今回紹介した，天然多糖の DDS キャリアによる核酸医薬のデリバリーが新規がん治療のブレークスルーとして発展することを願いたい。

本稿で紹介した研究の一部は，産業医科大学 産業生態科学研究所 呼吸病態学 和泉弘人准教授，森本康夫教授らとの共同研究であることをここに記し，感謝の意を表したい。

また，多糖と核酸の複合体の発見は新海征治先生（現：九州大学）との研究であり，これまでのご指導に感謝したい。

文　　献

1） K. Tabata *et al.*, *Carbohydrate Research*, **89**, 121-35（1981）
2） N. R. Di Luzio *et al.*, *International Journal of Cancer*, **24**, 773-9（1979）
3） P. P. Jagodzinski *et al.*, *Virology.*, **202**, 735-45（1994）
4） K. Sakurai *et al.*, *Journal of the American Chemical Society*, **122**, 4520-4521（2000）
5） K. Sakurai *et al.*, *Biomacromolecules*, **2**, 641-650（2001）
6） K. Miyoshi *et al.*, *Chemistry & Biodiversity*, **1**, 916-924（2004）
7） T. Norisuye *et al.*, *Polymer Physics*, **18**, 547-558（1980）
8） Y. Kashiwagi *et al.*, *Macromolecules*, **14**, 1220-1225（1981）
9） T. Sato *et al.*, *Macromolecules*, **16**, 185-189（1983）
10） G. D Brown *et al.*, *Nature*, **413**, 36-7（2001）
11） G. D. Brown *et al.*, *The Journal of Experimental Medicine*, **196**, 407-12（2002）
12） P. R. Taylor *et al.*, *Journal of Immunology*（*Baltimore, Md. : 1950*）, **169**, 3876-82（2002）
13） S. Mochizuki *et al.*, *Carbohydrate Research*, **391**, 1-8（2014）
14） S. Mochizuki *et al.*, *Journal of Controlled Release*, **151**, 155-161（2011）
15） P. C. Zamecnik *et al.*, *Proceedings of the National Academy of Sciences*, *75*, 280-284（1978）
16） J. Kurreck, *The FEBS Journal*, **270**, 1628-1644（2003）
17） S. Mochizuki *et al.*, *Bioorganic Chemistry*, **38**, 260-264（2010）
18） E. C. LaCasse *et al.*, *Clinical Cancer Research*, **12**, 5231-5241（2006）
19） K. Thompson *et al.*, *Hepatology*, **28**, 1597-1606（1998）

20） H. Izumi *et al.*, *International Journal of Oncology*, **48**, 2472-2478（2016）
21） K. Shibahara *et al.*, *Clinical Cancer Research*, **7**, 3151-3155（2001）
22） M. Shiota *et al.*, *Cancer Research*, **68**, 98-105（2008）
23） K. A. Heyl *et al.*, *mBio*, **5**, e01492-14（2014）

第9章　非カチオン性脂質ナノキャリアによる核酸医薬用DDS

曽宮正晴[*1]，黒田俊一[*2]

1　はじめに

核酸医薬品は抗体に次ぐバイオ医薬品として，幅広い疾患への適用が期待されている。1990年代より，アンチセンス核酸やshort interfering RNA（siRNA）といった核酸分子を治療へと応用する研究がなされてきた。従来の医薬品と大きく異なる核酸医薬品の特徴として，核酸の塩基配列によって標的の遺伝子（タンパク質）が規定されるため，その効果が極めて特異的になるという点がある。siRNAやアンチセンス核酸は，標的の遺伝子の発現を抑制することで治療効果を得るが，こうした効果を得るためには，核酸分子が細胞内へと取り込まれ，細胞質や核といった特定の細胞内器官に送達される必要がある。通常核酸分子は分子量が比較的大きく（10 kDa前後），またリン酸基に由来する負電荷を帯びているため，細胞膜を単独で透過することが困難である。さらに，核酸分子は生体内に豊富に存在する核酸分解酵素によって容易に分解されるため，天然型の核酸分子単独での生体内投与は難しい。つまり，生体内投与時に核酸分子を分解から保護し，さらに細胞内の適当な場所へ核酸分子を送達するための薬物送達システム（drug delivery system; DDS）が核酸医薬品の実用化の鍵となっている。

2　核酸医薬品の開発の現状

核酸用のDDS技術が不十分であったことが一因となり，核酸医薬品の実用化はこれまで非常に困難であった。しかしながら近年，核酸医薬の活性を保持しつつ酵素分解耐性が非常に高い修飾核酸の技術が洗練され，核酸分子単独での生体内投与が可能となってきた。

最近，アンチセンス核酸であるnusinersenが日本国内で2017年7月に承認された。nusinersenは脊髄性筋萎縮症（SMA）という重度の希少疾患の治療薬である。nusinersen投与による小児SMA患者に対する劇的な治療効果が報告されており[1]，核酸医薬品には，従来の低分子医薬品では太刀打ちができなかった疾患を治療する大きなポテンシャルがある。一方で，nusinersenの投与方法は侵襲性の高い髄腔内注射であり，投与時の患者の負担は大きい。こうした点からも，全身投与後に脊髄中へ移行して核酸を標的の細胞へ送達するようなDDSの実用

＊1　Masaharu Somiya　大阪大学　産業科学研究所　生体分子反応科学研究分野　助教
＊2　Shun'ichi Kuroda　大阪大学　産業科学研究所　生体分子反応科学研究分野　教授

化が期待される。

siRNAの開発動向としては，2018年3月現在，日本国内で承認されているものは存在しない。しかしながら海外では着実にsiRNAの実用化研究が進んでおり，特筆すべきものとしては米国Alnylam社が開発したpatisiranがあり，これはトランスサイレチン型家族性（hATTR）アミロイドーシスの治療薬である。2018年3月現在，米国における第Ⅲ相臨床試験ですでに良好な結果が得られており，いよいよ承認間近という状況となっている。今後，siRNAをベースとしたRNAi医薬品が続々と開発され，承認されることが期待される。

核酸医薬品の実用化の鍵となるDDS技術であるが，先に挙げた2つの核酸医薬品のうち，nusinersenは修飾型の核酸分子が単独で使用されている。nusinersenは髄腔内への局所投与で使用されるため，標的へのターゲティングは不要である。一方で，patisiranは修飾核酸がLNP（lipid nanoparticle）と呼ばれるナノサイズのキャリアに内封されたものである。LNP自体が肝実質細胞への指向性を示すためpatisiranは静脈内へ投与された後，肝臓へ移行して肝臓実質細胞へ取り込まれ，RNA干渉によって標的遺伝子の発現を抑制する。このように，patisiranの機能発現においてDDSナノキャリアの果たす役割は非常に重要である。しかしながらLNP技術をもってしても，肝臓以外の臓器への標的化はいまだ難しく，任意の標的に効率的に集積して核酸分子を送達することのできるDDSナノキャリアが切望されている状況である。

3 脂質性ナノキャリアの核酸医薬への適用

脂質性のナノキャリアは，非ウイルス性の遺伝子治療ベクターとして，また研究における核酸導入ツールとしても，長年使用されてきた。以下にその代表例として，カチオン性リポソームと，臨床試験が進行中のsiRNA送達DDSであるLNPについて述べる。

3.1 カチオン性リポソーム

カチオン性脂質を含むカチオン性リポソームは，1980年代より，核酸を細胞に導入するためのツールとして幅広く利用されてきた[2]。カチオン性リポソームと核酸を混合すると，カチオン性リポソーム表面の正電荷が核酸分子に含まれるリン酸基の負電荷と静電的に相互作用し，複合体であるリポプレックスを形成する。このリポプレックスは，負に帯電している細胞表面に吸着した後，一般的にはエンドサイトーシスによって細胞内に取り込まれる。その後，エンドソームやリソソームといった細胞膜とリポプレックスが相互作用することで，細胞質に核酸が放出されると一般に理解されている。リポプレックスの調製は，カチオン性リポソームと核酸を混合するだけで非常に簡便であり，細胞内への核酸導入効率も比較的高く，培養細胞に核酸を導入するツールとして極めて有用である。

しかしながら，カチオン性リポソームを核酸の生体内投与に使用する場合には，多くの課題がある。カチオン性リポソームの最大の問題点は，細胞毒性の高さである。一般的なカチオン性リポプレックスは，細胞に対して強い細胞毒性を示す。また，カチオン性リポソームによる遺伝子導入においては，リポプレックスを取り込んだ細胞で多数の遺伝子が非特異的に発現変化することが示されており[3]，カチオン性脂質が細胞に与える影響は大きいと考えられる。また，リポプレックスがもつ強い正電荷は，生体内において様々な細胞や生体分子との非特異的な相互作用を引き起こすため，標的細胞への核酸送達の効率が低いという問題がある。このような欠点から，核酸医薬品を生体内で送達するためのDDSとしては，カチオン性リポソームの利用は非常に難しいと考えられる。

3.2　脂質ナノ粒子（lipid nanoparticles; LNP）

カチオン性リポソームの生体内投与の欠点であった，生理的条件下での強い正電荷という問題点を解決する方法として，2000年代にイオン化脂質というpH感受性脂質を用いた新たな脂質性ナノキャリアが開発された[4]。そのプラットフォーム技術が，アミン残基を有するイオン化脂質を含むLNPである。イオン化脂質は，中性pH条件では電荷をもたないが，弱酸性pHにおいて正電荷をもつpH感受性の脂質であり，炭化水素鎖から成る疎水部と窒素原子を含む親水部から構成される。LNPの調製は，イオン化脂質および補助脂質（コレステロールやリン脂質，PEG脂質が用いられる）を含むエタノール溶液と，核酸を含む弱酸性緩衝液を混合することで，正に帯電したイオン化脂質と負に帯電している核酸との静電的相互作用を駆動力としてナノ粒子を形成させる。その後，ナノ粒子を含む溶液を中性緩衝液に置換することでナノ粒子の正電荷は消失し，表面電荷が中性でかつ高濃度に核酸を内封したLNPが調製される。LNPの構成成分の内，イオン化脂質がLNPのsiRNA送達能を大きく左右することが知られ，特にイオン化脂質の脂肪酸の飽和度や[5]，親水部のpK_aが6.5付近のイオン化脂質が最も核酸送達に有利であることが明らかとなっている[6]。LNPによるsiRNA医薬品の臨床試験がこれまで複数実施されているが，LNP自体の毒性は比較的低いことが判明している。またLNPの生体内投与における核酸送達効率は非常に高く，肝臓細胞に対するsiRNA送達の場合，標的遺伝子のノックダウン効果が得られるED_{50}はわずか0.01 mg/kgオーダーのレベルであり，現在のところ最も実用化に近い核酸用DDSの一つである。

4　非カチオン性リポソームを利用した核酸DDS

非カチオン性リポソームは，電荷的に中性もしくはアニオン性の脂質から構成されるリポソームを指す。これまで述べたカチオン性リポソームやLNPと比べて，核酸医薬品への応用はあまりされてこなかった。その理由として，非カチオン性リポソームへの核酸の搭載技術が未熟であったこと，細胞質への核酸送達能が低いことなどがあげられる。しかしながら，カチオン性リポソームと比較して毒性が極めて低いことから，生体適合性の高いDDSとして利用できるという大きなメリットがある。非カチオン性リポソームをいかに核酸DDSに応用するか，これまでの研究の総括とそれらの特徴を以下に述べる。

4.1 核酸の内封法

カチオン性キャリアと異なり，非カチオン性リポソームへ核酸を内封するためには，電荷を利用した内封ができない。そこで，脂質と核酸の静電的相互作用に依存しない，非カチオン性リポソームへの核酸内封法が考案されてきた。その一例として，カルシウムイオンの2価の正電荷を利用した方法がある[7]。カルシウムイオンがリン脂質と核酸のリン酸基を架橋して，中性もしくはアニオン性のリポプレックスを作製する方法である。また，界面活性剤とアルコールの存在下でDOPCリポソームの脂質二重膜を不安定化させて，リポソーム内にsiRNAを内封する方法が報告されている[8]。なお，この方法によって調製されたsiRNA含有中性リポソームを用いて，現在米国において第Ⅰ相臨床試験が実施されている（ClinicalTrials.gov Identifier: NCT01591356）。他にも，HYDRAと呼ばれる内封法が用いられている[9]。この方法は元々，カチオン性リポソームの内水相へ効率的にsiRNAを内封する方法として発表されていた。脂質を含む有機溶媒からエバポレーションによって溶媒を除去して脂質の薄膜を作製した後，高濃度の核酸を含むバッファーで脂質薄膜を水和して，核酸をリポソームの内水相へ内封するという比較的単純な方法である。興味深いことに，DOPE，コレステロール，およびPEG脂質という電気的に中性の脂質組成のリポソームに対してHYDRA法を用いると，locked nucleic acid（LNA）をほぼ100%の内封効率で内封できると報告されている。

4.2 エタノールとカルシウムを用いた核酸内封

筆者らは，非カチオン性リポソームに簡便に核酸を内封する方法を検討してきた。従来，プラスミドDNAを中性リポソームに内封させる方法として，リポソームを約40%（v/v）のエタノールと数mMのカルシウムイオンの共存下で混合すると，プラスミドDNAがリポソーム内に内封されるという現象が報告されていた[10]。この報告においては，リポソーム重量に対して内封されたプラスミドDNAの量は約0.5%とされており，内封に使用したプラスミドDNAを最大80%の効率で内封できることが示されていた。筆者らは，この方法を最適化することで，より簡便かつ高効率に非カチオン性リポソームに核酸を内封する方法を検討した。

まず先述の方法を用いて，DOPCを用いて調整した中性リポソームとsiRNAを，40%（v/v）エタノールおよび塩化カルシウムを4 mMで含むトリス緩衝液中で混合することで，siRNAを最大80%の効率で内封できることを見出した。この方法を用いることで，リポソームの脂質重量に対して約10%までsiRNAをリポソームに内封することができた[11]。さらに，核酸を内封したリポソームの調製をより簡便にするために，中性もしくはアニオン性脂質を含むエタノール溶液と，カルシウムおよびsiRNAを含む中性トリス緩衝液を，2：3の混合比で穏和に混合することによって，非常に高い効率でsiRNAを内封するリポソームを形成できることが判明した（図1）。内封効率は最大で80%ほど，脂質重量に対するsiRNAの内封量は10%以上であった。こ

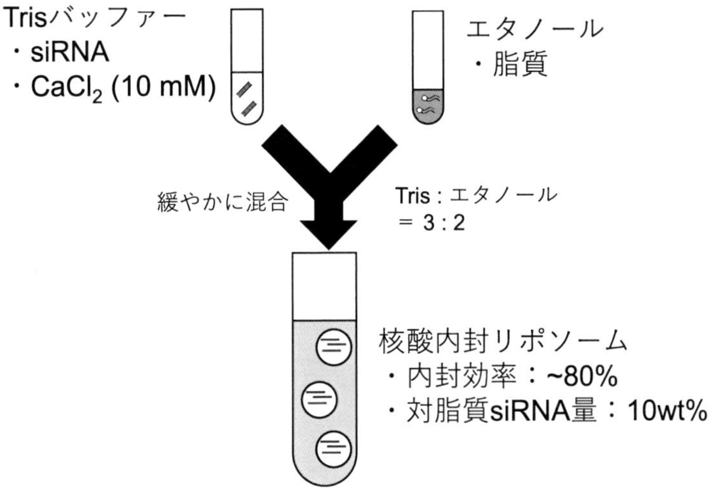

図1　エタノールとカルシウムを用いた非カチオン性リポソームへのsiRNA内封法

れは代表的なリポソーム製剤であるドキシル（抗がん剤ドキソルビシンを内封するリポソーム）における内封効率95%，対脂質薬剤比率約15%に迫っており，既存のLNP技術と比較しても遜色のない内封法である。siRNA内封リポソームを核酸分解酵素で処理しても，内封したsiRNAの分解は見られないことから，siRNAはたしかに脂質二重膜の内水相に内封され，核酸を分解から保護しているといえる。

また，本法での核酸の内封効率は，リポソームの脂質組成に大きく依存することが判明している。相転移温度が−20 ℃から41 ℃まで種類の異なるホスファチヂルコリン（PC）脂質を用いて中性リポソームを調製し，先述の方法でsiRNAの内封を試みたところ，相転移温度と内封効率は強い負の相関を示した。つまり，相転移温度が室温以下と低く，室温において脂質二重膜の流動性が高いリポソームにおいて，本方法が有効であることが分かった。また，様々なリポソームを用いて本法を応用したところ，通常はsiRNAの内封が困難な相転移温度が高いリポソーム（DPPCリポソーム，相転移温度41 ℃）においては，コレステロールを脂質の40 mol%となるように添加して脂質二重膜の流動性を高めることで内封効率が劇的に向上すること，またアニオン性リポソームにおいては，siRNAにコレステロールを修飾することで内封の効率が向上することを明らかにした。

4.3　非カチオン性リポソームの核酸DDSとしての利点

非カチオン性リポソームを核酸DDSに用いる第一のメリットとして，低毒性であることが挙げられる。筆者らの検討では，培養細胞株の培地中に数百 μg/mLという高濃度でsiRNAを内封したDOPCリポソームを添加しても，細胞毒性は認められなかった。一方でカチオン性リポプレックスは，わずか数 μg/mLでも顕著な毒性を示す。また他の論文報告では，siRNAを内封したDOPCリポソームを投与した実験動物（マウスおよびアカゲザル）においても，投与による副作用は比較的軽微であることが示されており[12]，これらのデータからも，非カチオン性リポソームが従来のカチオン性リポソームと比較して安全性が高いことは明らかである。生理的pHでは電気的に中性であるLNPにおいても，組成によっては投与時に副作用が生じる例が報告されている。より生体内の脂質分子に近い，中性・アニオン性脂質から調製される非カチオン性リポソームの安全性は，これら既存のDDSと比較して有利であると期待できる。

また，カチオン性リポソームは粒子表面に正電荷を有しているため，生体内に投与した際，非特異的に生体分子と結合して速やかに不活化，もしくは体外から排出されることとなる。その点，非カチオン性リポソームでは，このような不活化が生じにくいと予想される。

4.4 臨床試験

LNP技術を用いたsiRNA医薬品が続々と臨床試験に進んでいるが，非カチオン性リポソームを利用したsiRNA送達においても臨床試験が始まっている。2018年現在，siRNAを内封したDOPCリポソームを用いたヒト進行がん患者に対する第I相臨床試験が米国において進行中である。この臨床試験では，まず腫瘍増殖に関与するEphA2という遺伝子に対するsiRNAを内封したDOPCリポソームを進行がんの患者に静脈内投与し，投与量の見極めとEphA2遺伝子の発現抑制効果を評価することが計画されている。小動物や霊長類を使用した前臨床試験では安全性について良好な結果が得られている。一方で，標的遺伝子の発現抑制効果の面で，DOPCリポソームが既存のDDSであるLNPと比較してどの程度の効果を示すのか，臨床試験の結果が待たれる。

5 非カチオン性リポソームの今後の課題

5.1 非カチオン性リポソームによる核酸送達の問題点

siRNAを核酸医薬の送達キャリアとして使用する場合，リポソームが細胞内に取り込まれてsiRNAが細胞質内に放出され，RNA干渉を引き起こすことが必要である。しかしながら通常，培養細胞において，非カチオン性リポソーム単独では，siRNAの細胞質への送達およびRNA干渉による標的遺伝子発現の抑制効果は得られない。筆者らの検討では，DOPCリポソームを蛍光標識して培養細胞に添加したところ，エンドソーム内およびリソソーム内にリポソームが留まっていることが観察された。中性リポソームは，細胞内にエンドサイトーシスによって取り込まれるが，エンドソーム－リソソーム経路で補足・分解され，siRNAは細胞質内には移行できていないと考えられる。一方，別の研究では，siRNAを内封したDOPCリポソームをマウス腫瘍移植モデルに腹腔投与した場合に，腫瘍細胞において標的遺伝子の遺伝子発現抑制効果が得られている[8]。この結果より，標的とする細胞の種類や生体内への投与経路などによっては，非カチオン性リポソームは核酸医薬の送達に利用できると考えられる。

5.2 非カチオン性リポソームの改変による核酸送達効率の向上

非カチオン性リポソームを用いた核酸医薬の送達効率を向上させるためには，細胞内の動態を制御することが重要である。特に，細胞内にエンドサイトーシスなどで取り込まれた後の，エンドソーム－リソソーム系からの脱出とリポソームからの核酸の放出が，核酸医薬の細胞質への送達とそれに続く治療効果の発現において最も重要である。これらは，非カチオン性リポソームに対する機能性の付与や投与法の工夫によっても可能であると考えられる（図2)。例えば，siRNAを内封したアニオン性リポソームに，狂犬病ウイルス由来のペプチドを修飾して細胞内への送達に成功した例がある[13]。また，エンドソームやリソソームに取り込まれたリポソームに対して外部刺激を加え，核酸放出およびエンドソーム脱出を誘導するという手法も有効であると考えられる。例えば，温度感受性の脂質からなるリポソームに金ナノロッドを同時に内封し，外部から近赤外光を照射して，金ナノロッドが発する熱を利用して内封薬物の放出を促す，といった手法[14]も，非カチオン性リポソームによる核酸送達において有効となりうる。これらの手法は，DDSの素材として長年研究されてきたリポソームで実証された既存技術であるが，こうした知見を結集し，さらなる改良を施すことによって，非カチオン性リポソームを利用した安全性の高い核酸送達DDSが実現可能になると考えられる。

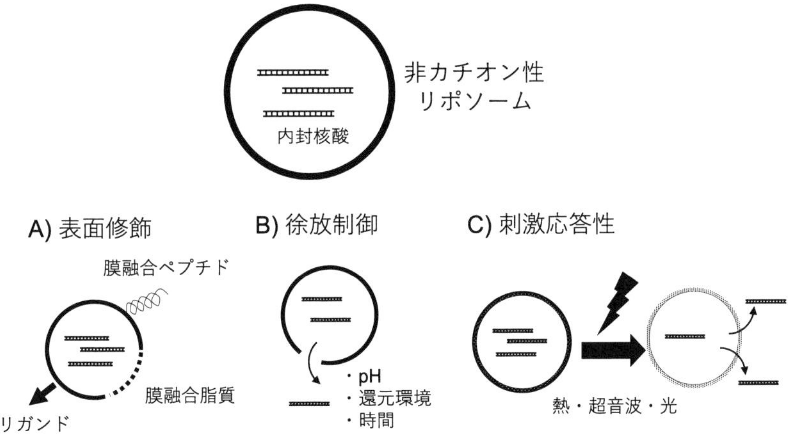

図2　核酸を内封した非カチオン性リポソームの高機能化

文　献

1) E. Mercuri *et al., N. Engl. J. Med.*, **378**, 625 (2018)
2) P. L. Felgner *et al., Proc. Natl. Acad. Sci.*, **84**, 7413 (1987)
3) Y. Omidi *et al., J. Drug Target.*, **11**, 311 (2003)
4) S. C. Semple *et al., Biochim. Biophys. Acta BBA - Biomembr.*, **1510**, 152 (2001)
5) J. Heyes *et al., J. Controlled Release*, **107**, 276 (2005)
6) C. A. Alabi *et al., Proc. Natl. Acad. Sci. U. S. A.*, **110**, 12881 (2013)
7) M. Kapoor *et al., Int. J. Pharm.*, **432**, 80 (2012)
8) C. N. Landen *et al., Cancer Res.*, **65**, 6910 (2005)
9) E. Nogueira *et al., Colloids Surf. B Biointerfaces*, **155**, 459 (2017)
10) A. L. Bailey *et al., Biochim. Biophys. Acta - Biomembr.*, **1468**, 239 (2000)
11) M. Somiya *et al., Int. J. Pharm.*, **490**, 316 (2015)
12) M. J. Wagner *et al., Mol. Cancer Ther.*, **16**, 1114 (2017)
13) M. Schlich *et al., Nano Res.*, **10**, 3496 (2017)
14) C. Zhan *et al., Nano Lett.*, **17**, 660 (2017)

第10章　体内・細胞内動態を制御するリポソームの開発と疾患治療への応用

畠山浩人[*1]，佐藤悠介[*2]，原島秀吉[*3]

1　はじめに

1998年に核酸医薬の第一号としてアンチセンス薬Vitravene®が上市されて20年が経過した。当初は局所投与型としての医薬への応用であったが，2013年には皮下投与ではあるものの全身投与型アンチセンス薬Kynamur®が承認された。さらにAlnaylam社が現在臨床開発中のトランスサイレチン標的siRNAを内封したリポソーム製剤Lipid Nanoparticle（LNP）patisiranはトランスサイレチン型家族性アミロイドーシス疾患を対象とした静脈内投与型の核酸医薬で，2018年内にも米国で承認されるのではないかと予想されている。今後多様な疾患を対象とした全身投与型核酸医薬の実用化には，体内動態・細胞内動態の様々な障壁を突破し標的組織へ核酸を送達可能な核酸送達システムの開発が必要不可欠である。我々はリポソーム型の人工核酸デリバリーシステムとして多機能性エンベロープ型ナノ構造体（multifunctional envelope-type nano device; MEND）[1]による遺伝子治療，核酸医薬への応用を進めてきた。本稿では，腫瘍や肝臓への核酸送達を例に，体内動態・細胞内動態の制御によるMENDを用いた*in vivo*核酸送達技術を中心に紹介する。

2　PEGのジレンマ

全身循環におけるリポソームの安定性向上と血中滞留化に，リポソーム表面へのポリエチレングリコール（polyethylene glycol; PEG）の修飾が有用であることが1990年初頭に報告されて以降[2]，PEG修飾によるDDSの生体適合性の向上と医薬への応用研究が進んだ。ドキソルビシン封入PEGリポソームDoxil®（Caelyx®）は，エイズ関連カポジ肉腫やがん化学療法後に増悪した卵巣癌治療に用いられているリポソーム製剤である。これは腫瘍組織の新生血管内皮の透過性が亢進しているためenhanced permeability and retention（EPR）効果により，直径100 nm程度の血中滞留性PEGリポソームが受動的に腫瘍組織に蓄積するEPR効果によるものである[3]。

＊1　Hiroto Hatakeyama　千葉大学　大学院薬学研究院　臨床薬理学研究室　助教
＊2　Yusuke Sato　北海道大学　大学院薬学研究院　薬剤分子設計学研究室　助教
＊3　Hideyoshi Harashima　北海道大学　大学院薬学研究院　薬剤分子設計学研究室　教授

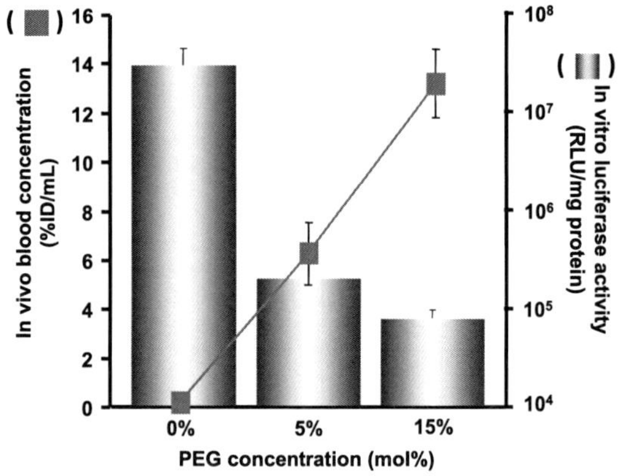

図1 PEGのジレンマ

折線グラフ：PEG未修飾MEND（0％），PEG修飾MEND（5, 15 mol％）をマウス静脈内投与後の6時間における血中濃度（n＝3，平均±SD）。棒グラフ：各MENDを*in vitro*培養HT1080細胞にトランスフェクション後，24時間における遺伝子発現活性（n＝3，平均±SD）。ID; injected dose. RLU; relative light unit.（Hatakeyama H. *et al.*, *Adv. Drug Deliv. Rev.*, **63**, 152-160（2011）より引用）。

上述したDoxilなど中性脂質で構成されたリポソームは，リポソームの総脂質に対し5 mol％程度のPEG修飾によって血中滞留性を示す。一方で，MENDは構成脂質に1,2-dioleoyl-3-trimethylammonium-propane（DOTAP）などカチオン性脂質を含むため表面電位は正に強く荷電しており，血中において十分な滞留性を示すためには総脂質量の15mol％のPEG修飾が必要であった（図1）。大量のPEGで覆われたPEG修飾MENDの*in vitro*培養がん細胞における活性はPEG未修飾MENDと比較して著しく低下した。これはがん細胞との接触がPEGによって抑制され，MENDの細胞内取り込みが減少したためである。さらに，がん細胞内にエンドサイトーシスで取り込まれたPEG修飾MENDは，エンドソームから細胞質への脱出過程が大きく抑制された結果，内封核酸の活性は著しく低下することが明らかとなった。つまり，安定性・体内動態の観点から必要不可欠のPEG修飾は，活性・細胞内動態の観点からはかえって邪魔となった。この安定性と活性のトレードオフの問題を我々は「PEGのジレンマ」として提唱した[4~6]。この問題を克服しいかに安定かつ活性に優れた送達システムを開発するかが，全身投与による核酸送達と医薬への応用にとって重要な課題である。このPEGのジレンマを乗り越えるため，体内動態と細胞内動態を制御可能な機能性素子の開発とそれらを搭載したMENDによる核酸送達，疾患治療への応用について紹介する。

3 腫瘍環境選択的に活性化するリポソームと腫瘍への核酸送達

腫瘍組織で発現が亢進しているマトリックスメタロプロテアーゼ（Matrix Metalloproteinase; MMP）は，コラーゲンやフィブロネクチンなどの細胞外マトリックスを分解し浸潤や転移など

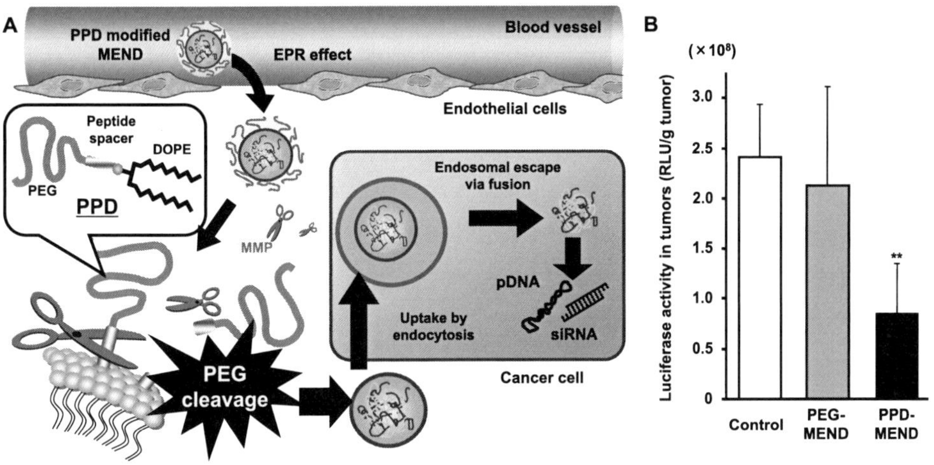

図2　腫瘍特異的環境で活性化されるMEND

A：腫瘍で高発現するMMPによって活性化されるPPD-MENDの概念図。B：HT1080皮下移植担癌モデルにPEG-MENDおよびPPD-MENDを静脈内投与後，24時間における腫瘍内マーカータンパク質の発現活性（n=5，平均±SD）。Control：未処置。（Hatakeyama H. *et al.*, *Biomaterials*, **32**, 4306-4316（2011）より一部引用）

腫瘍の病態に深く関与している。MMPの分解活性を逆手に利用して，我々はMENDからPEGを酵素的に切り離し，腫瘍特異的にMENDを活性化する戦略を考案した（図2A）。MMP分解性ペプチドをリンカーとしたPEG脂質誘導体（PEG-Peptide-DOPE; PPD）を設計した[4)]。PPDを修飾したMEND（PPD-MEND）は，MMPに応答してPEGが切り離された結果，通常の切れないPEG修飾MEND（PEG-MEND）と比較して細胞内への取り込みが上昇した。さらにエンドソーム脱出の促進が観察され，細胞質内へ遺伝子やsiRNAを多く送達することが可能であった[7,8)]。ヒト繊維芽肉腫細胞HT1080の皮下移植担癌モデルマウスへPPD-MENDを静脈内投与すると，PPD-MENDはEPR効果によって腫瘍組織に到達した様子が観察された。腫瘍組織中の標的マーカー遺伝子の活性は，PEG-MENDでは抑制されなかったがPPD-MEND投与群では約70%程度抑制することに成功した（図2B）[8)]。*in vivo*腫瘍組織においてもMMPによってPPD-MENDからPEGが切り離され，腫瘍組織内におけるMENDの活性が向上することが示唆された。腫瘍で高発現する酵素活性の他に，酸性環境や，細胞内の酵素など，腫瘍特異的な環境に応答することで活性化される送達システムなどが報告されている[5,6,9)]。このように病態に特異的な環境を送達システム活性化のトリガーとして利用することは，体内動態と細胞内動態の両立によるPEGのジレンマを解決する戦略として有用であることを示している。

4　Dual-ligandとサイズ制御による腫瘍血管への送達と耐性がん治療

標的選択的なリガンド分子を用いたアクティブターゲティング，体内動態制御による腫瘍血管へのナノ粒子の送達は数多く試みられている。リガンド分子によって組織選択性は向上するが標的細胞内への取り込みは期待しているほど上昇せず，結果としてアクティブターゲティングによる薬物，核酸送達と疾患治療への応用は進んでいない。これは，選択的リガンドを介したナノ粒子の標的分子との結合による細胞取り込み促進が不十分であることを示唆している。そこで，選択的リガンド分子に加え，オリゴアルギニンに代表される細胞膜透過性ペプチド（Cell penetrating peptide; CPP）を組み合わせたdual-ligandシステムを考案した（図3A）[10~12]。Dual-ligandリポソームでは，腫瘍血管内皮細胞に高発現しているCD13やインテグリンに結合能を示すペプチドを選択的リガンドとしてPEGの先端に，CPPとしてアルギニン4残基（tetra arginine; R4）をリポソーム脂質膜表面に配置した。R4はPEG層に覆われているためdual-ligandリポソームの血中滞留性を損なうことなく，腫瘍血管内皮細胞に結合すると，R4が細胞膜と物理的に近接するため，R4がその機能を発揮し，リポソームの血管内皮細胞への取り込みを促進する。さらに，腫瘍血管を透過しない大きな粒子径が腫瘍血管標的化には有利と考え，あえて300 nmと粒子径を制御したリポソームを用いた。ドキソルビシン耐性ヒト腎細胞がんOSRC-2を皮下移植した担癌マウスにDoxilを静脈内投与しても治療効果は得られなかったが，ドキソルビシンを封入したdual-ligandリポソームを静脈内投与すると腫瘍増殖の抑制が認められた（図3B）。腫瘍組織の血管を観察すると，血管構造が破壊され抗腫瘍効果が示された。腫瘍血管を標的とすることで，これまでの化学療法が困難とされた耐性癌治療を可能とするもので，今後核酸の腫瘍血管選択的な送達と血管新生阻害治療への応用も期待される。このように，サイズの制御や機能性素子の合理的なリポソームへの配置はナノ粒子の体内動態や標的組織への移行性のみならず，細胞取り込みなど細胞内動態を制御することが示された。

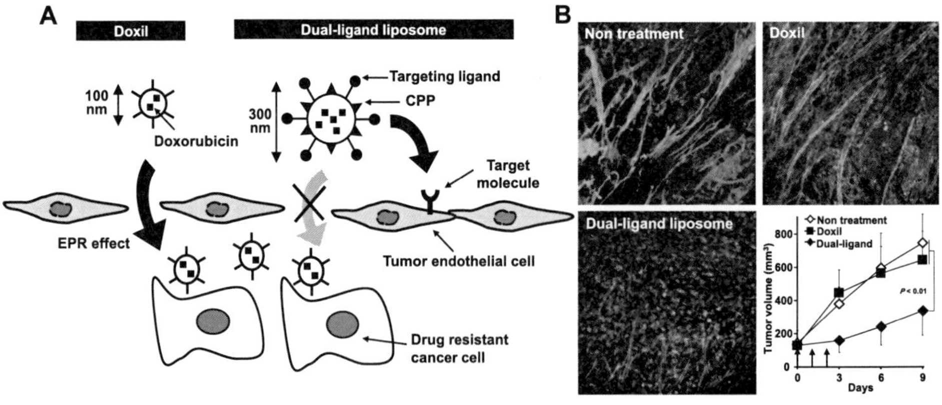

図3　Dual-ligandリポソームによる腫瘍血管内皮細胞の標的化

A：Dual-ligandリポソームによる腫瘍血管送達戦略の概念図。B：ドキソルビシン耐性OSRC-2皮下移植担癌モデルへDoxilまたはドキソルビシン封入dual-ligandリポソームを静脈内投与後の腫瘍組織の血管の様子（写真，白：腫瘍血管，灰色：細胞核）および腫瘍体積（折線グラフ，矢印：投与日，n＝5，平均± SD）。（K. Takara *et al.*, *J. Control. Release*, **162**, 225-232（2012）より改変）

5　pH応答性脂質を有するリポソームの開発と核酸医薬への応用

カチオン性脂質は核酸送達において非常に有用な材料である。第一に，強い負電荷を有する核酸の静電的相互作用を介した効率的な搭載を可能とする。第二に，エンドソーム膜中の負電荷脂質との静電的相互作用をきっかけとした膜融合を介したエンドソーム脱出を可能とする。第三に，細胞表面の負に帯電したプロテオグリカンとの静電的相互作用による効率的な細胞取り込みを実現する。一方で，強いカチオン性は生体内において血漿タンパク質などとの非特異的な吸着を誘起し，凝集や細網内皮系（reticuloendothelial system; RES）による排除により体内動態の制御を比較的困難とさせる。そこで，血中などの生理的pH環境下では電気的に中性を示し，エンドソーム内の弱酸性pH環境下ではカチオン性へと変化する，pH感受性カチオン性脂質が着目されている。pH感受性カチオン性脂質はブリティッシュコロンビア大学のPeter R. Cullis博士らによって1994年に初めて報告された[13]。その後，siRNA送達用材料としての開発が精力的に進められ，2006年，pH感受性カチオン性脂質DLin-DMAを含むLNPは霊長類において全身投与で肝臓遺伝子のノックダウンを世界で初めて誘導することに成功している[14]。合理的な分子デザインによって開発されたpH感受性カチオン性脂質DLin-MC3-DMAは優れたエンドソーム脱出能力により肝実質細胞へのsiRNA導入効率が飛躍的（DLin-DMAと比較して約100倍）に向上した[15]。DLin-MC3-DMAは現在最も臨床開発が進んでいるsiRNA医薬であるLNP製剤（Patisiran）の主要成分となっている。このように，pH感受性カチオン性脂質の発展によって肝臓へのsiRNA送達は急速な進歩を遂げ，全身投与型のsiRNA医薬をリードしている。

我々も独自のpH感受性カチオン性脂質YSKを基盤としたsiRNA送達技術の開発を進めている。第一世代のpH感受性カチオン性脂質として開発されたYSK05は既存のpH感受性カチオン性脂質である1,2-dioleoyl-3-dimethylaminopropane（DODAP）と比較して2本の炭化水素鎖のなす角が大きい。加えて，YSK05は1本の炭化水素鎖中に2つの*cis*型二重結合を有するため，疎水性部位が比較的嵩高い構造を示す（図4A）。従って，エンドソーム膜（ラメラ相）中の負電荷脂質と静電的に結合した際に親水基を内部に配向させた逆ヘキサゴナル相への転移を生じやすいため，効率的に膜融合を惹起する。赤血球を生体膜モデルとして各pH感受性カチオン性脂質を含有したMENDの弱酸性pHにおける膜融合活性を比較した結果，YSK05含有MENDはDODAP含有MENDよりも高い活性を示した（図4B）。この結果はYSK05含有MENDが高いエンドソーム脱出能を有することを示唆するものであり，実際に培養細胞においてDODAP含有MENDと比較して優れた遺伝子ノックダウン活性を示した（図4C）[16]。

pH感受性カチオン性脂質を主成分とする電気的に中性なLNPを血中へ投与するとアポリポタンパク質E（apolipoprotein E; ApoE）が吸着し，内因性リガンドとして機能する。肝臓には類洞と呼ばれる拡張した毛細血管が存在し，それを構成する肝類洞血管内皮細胞はフェネストラと呼ばれる直径100 nm程度の小孔を多数有している。肝実質細胞は類洞に沿って配置されてお

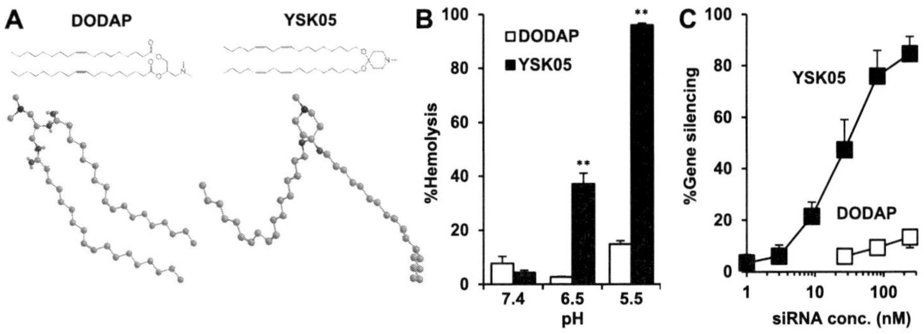

図4　pH感受性カチオン性脂質DODAPとYSK05の比較

A：pH感受性カチオン性脂質DODAPおよびYSK05の化学構造および三次元構造。B：DODAPまたはYSK05含有MENDの各pHにおける赤血球膜に対する膜融合活性（n＝3，平均±SD）。C：DODAPまたはYSK05含有MENDの培養細胞における遺伝子ノックダウン活性（n＝3，平均± SD）。（Sato Y. *et al.*, *J. Control. Release*, **163**, 267-276（2012）より一部引用）

り，ApoEに対する受容体であるヘパラン硫酸プロテオグリカン（heparan sulfate proteoglycan; HSPG）や低密度リポタンパク質受容体（low-density lipoprotein receptor; LDLR）を高発現している。従って，直径100 nm以下に制御された脂質ナノ粒子はApoE-LDLR（またはHSPG）相互作用を介して効率的に肝実質細胞へ集積する。これらのユニークな血管構造や内因性リガンド-受容体相互作用の存在は，上述のpH感受性カチオン性脂質の発展の基盤となった。我々はYSK05含有MENDの肝実質細胞を標的としたsiRNA送達への応用を試みた。肝実質細胞特異的に発現する第Ⅶ因子（factor Ⅶ；F Ⅶ）を標的遺伝子として遺伝子ノックダウン活性を指標に脂質組成の最適化を行った結果，50％有効投与量（50％ effective dose; ED_{50}）として0.06 mg siRNA/kgを達成した[17]。さらに，より優れた膜融合活性を示す第2世代pH感受性カチオン性脂質YSK13-C3含有MENDではED_{50}として0.015 mg siRNA/kgを達成した[18]。このED_{50}値は肝疾患治療へ応用することが十分可能なレベルであり，YSK13-C3含有MENDにB型肝炎ウイルス（hepatitis B virus; HBV）に対するsiRNAを搭載し，ヒト肝臓キメラマウスより作製したHBV持続感染マウスに単回投与したところ，2週間以上に亘って血中HBVを抑制することに成功している[18]。このようにLNPによる肝実質細胞へのsiRNA送達効率は疾患治療が十分可能なレベルに達している一方で，siRNAの生物学的利用率は僅か数％程度に留まると報告されている[19, 20]。上述のエンドソーム脱出過程やその後のsiRNAのサイレンシング活性に必要なRNA-induced silencing complex（RISC）形成までの過程に伸びしろが存在すると考えられており，今後の更なる発展が期待される。

実用化の観点においては広い安全治療域が求められるため，siRNA送達効率と共に優れた安全性の確保が重要となる。siRNA送達に極めて重要な役割を果たすカチオン性脂質は生体にとっては異物であり，これまでに細胞系において高濃度のカチオン性脂質が活性酸素種の産生や種々の細胞シグナル経路の活性化を誘発することが報告されている。一方で，動物個体レベルにおけるLNPの毒性に関しては，サイトカイン産生や肝毒性の誘発が知られているものの，そのメカニズムに関する知見はほとんど報告されていない。我々は，肝実質細胞を標的としたYSK13-C3含有MENDの高投与量（7 mg siRNA/kg）負荷時の毒性発現メカニズムについて検討した。その結果，高投与量負荷時においてYSK13-C3含有MENDは肝類洞血管内皮細胞への移行性が増し，同細胞の活性化を誘発した。また，好中球に関連するケモカインや成長因子の産生亢進および接着因子の発現上昇を経て好中球炎症を引き起こし，肝毒性を増悪させることが示唆された[21]。そこで我々は，その根本的な原因であるYSK13-C3含有MENDの肝類洞血管内皮細胞への移行を抑えるために，肝実質細胞特異的に高発現するアシアロ糖タンパク質受容体（asialoglycoprotein receptor; ASGPR）に対するリガンド分子である*N*-アセチル-D-ガラクトサミン（*N*-acetyl-D-galactosamine; GalNAc）でYSK13-C3含有MENDを修飾した。その結果，狙い通りに肝類洞血管内皮細胞への移行の減少および肝実質細胞選択性の向上が認められ，肝毒性が顕著に減少した（図5）。また，これまでにYSK13-C3含有MENDの肝類洞血管内皮細胞への移行にもApoEが関与していることが示唆されていたため[22]，粒子へのApoEの吸着を抑制する目的でさらにPEG修飾を施した。その結果，オリジナル（表面未修飾）のYSK13-C3含有MENDで生じた重篤な肝毒性はほぼ完全に消失した（図5）[21]。このように粒子表面を適切に分子修飾することで細胞選択性を制御することは，治療係数の高い製剤を開発する上で非常に有用な戦略であると言える。

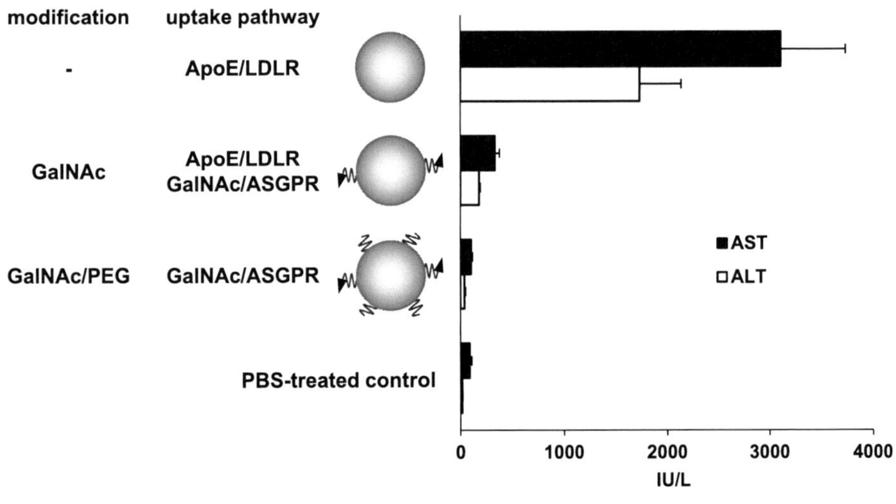

図5　YSK13-C3含有MENDの表面主食による安全性の向上

マウスに未修飾，GalNAc修飾あるいはGalNAc/PEG修飾したYSK13-C3含有MENDを7 mg siRNA/kgで静脈内投与してから24時間後における血漿中アスパラギン酸アミノ基転移酵素（aspartate transaminase; AST）およびアラニンアミノ基転移酵素（alanine transaminase; ALT）活性（n＝3，平均±SD）。（Y. Sato *et al.*, *J. Control. Release*, **266**, 216-225（2017）より改変）

6 おわりに

全身投与型の核酸送達システムを開発する上で，「PEG のジレンマ」に象徴される安定性と活性のトレードオフの問題と，この問題を解決するための戦略，機能素子の分子設計やそれらを搭載した MEND を用い体内動態と細胞内動態の最適化と疾患治療への応用について紹介した。現在，CRISPR-Cas9 などゲノム編集技術が目覚ましい進歩を遂げており，医薬への応用にも大きな期待が寄せられている。これらの実用化にも，やはり優れた核酸送達システムの開発が重要な課題であり現在も世界で多くの研究が進められている。今後，核酸医薬の体内動態と細胞内動態を自由自在に操る DDS が確立することで革新的な診断法，治療法の開発へのつながり，これらを通じて医療へ貢献することが期待される。

文　献

1) K.Kogure *et al.*, *Adv. Drug Deliv. Rev.*, **60**, 559-571 (2008)
2) A. L. Klibanov *et al.*, *FEBS Lett.*, **268**, 235-237 (1990)
3) Y. Matsumura *et al.*, *Cancer Res.*, **46**, 6387-63921 (1986)
4) H. Hatakeyama *et al.*, *Gene Ther.*, **14**, 68-77 (2007)
5) H. Hatakeyama *et al.*, *Adv. Drug Deliv. Rev.*, **63**, 152-160 (2011)
6) H. Hatakeyama *et al.*, *Biol. Pharm. Bull.*, **36**, 892-899 (2013)
7) H. Hatakeyama *et al.*, *J. Control. Release*, **139**, 127-132 (2009)
8) H. Hatakeyama *et al., Biomaterials*, **32**, 4306-4316 (2011)
9) H. Hatakeyama, *Chem. Pharm. Bull*, 65, 612-617 (2017)
10) K. Takara *et al.*, *Int. J. Pharm.*, 396, 143-148 (2010)
11) G. Kibria *et al.*, *J. Control. Release*, **153**, 141-148 (2011)
12) K. Takara *et al.*, *J. Control. Release*, **162**, 225-232 (2012)
13) A. L. Bailey *et al.*, *Biochemistry*, **33**, 12573-12580 (1994)
14) T. S.Zimmermann *et al.*, *Nature*, **441**, 111-114 (2006)
15) M. Jayaraman *et al.*, *Angew. Chem. Int. Ed. Engl.*, 51, 8529-8533 (2012)
16) Y. Sato *et al.*, *J. Control. Release*, **163**, 267-276 (2012)
17) T. Watanabe *et al.*, *Sci. Rep.*, **4**, 4750 (2014)
18) N. Yamamoto *et al.*, *J. Hepatol*, **64**, 547-555 (2016)
19) A. Wittrup *et al.*, *Nat. Biotechnol.*, **33**, 870-876 (2015)
20) Y. Xu *et al.*, *Mol. Pharm.*, **11**, 1424-1434 (2014)
21) Y. Sato *et al.*, *J. Control. Release*, **266**, 216-225 (2017)
22) Y. Sato *et al.*, *Mol. Ther.*, **24**, 788-795 (2016)

第11章　ミトコンドリアDDSを基盤とした遺伝子治療への展開

山田勇磨[*1]，原島秀吉[*2]

1　はじめに

ミトコンドリアの機能異常は種々の疾患（進行性変性疾患，虚血性疾患，糖尿病，ミトコンドリア遺伝病，など）を誘発することが報告されている。これらの疾患の一部はミトコンドリア独自のゲノムであるミトコンドリアDNA（mtDNA）の変異・欠損が原因であることが報告されている。そのため，ミトコンドリアを標的とした核酸医薬品の開発研究は，新たな疾患治療法を提供する次世代医薬品の創製につながると期待されている。本稿では，ミトコンドリア遺伝子疾患および遺伝子治療戦略に関して概説し，ミトコンドリアへの核酸送達の必要性を議論する。また，我々が創製したミトコンドリア標的型Drug Delivery System（DDS）“MITO-Porter”に関する研究成果も紹介する。

2　ミトコンドリアと遺伝子疾患

近年，遺伝子変異によるミトコンドリア障害と様々な疾患との関連が報告されており，注目を集めている。ヒトの場合，独自のゲノムであるミトコンドリアDNA（mtDNA）には，13種のタンパク質遺伝子，mtDNAの転写，翻訳に関わる22種のtRNA遺伝子，12Sと16Sの2種のrRNA遺伝子がコードされている（図1A)。このmtDNAから発現するタンパク質は全てミトコンドリア呼吸鎖複合体を構成するサブユニットである（図1B)。つまり，mtDNAが何らかの原因で障害された場合，ミトコンドリアの電子伝達系が機能せず，エネルギー産生が破綻し，最終的には組織，臓器の機能が障害されて疾患が発症する[1)]。一方で，ミトコンドリアを構成するタンパク質の99％は核DNAにコードされており，Mitochondrial Targeting Signal（MTS）によってミトコンドリアに輸送されている。

ミトコンドリアの機能障害は核DNAとmtDNAの変異に起因するものがあり，これらを総称してミトコンドリア病と言われている。さらにmtDNAの変異によって発症する疾患についてミトコンドリア遺伝子病という。日本では，ミトコンドリア病は2009年10月に特定疾患治療研究事業の対象疾患に認められ，はじめて難病指定されている（疾患番号：52)。2015年1月

＊1　Yuma Yamada　北海道大学　大学院薬学研究院　薬剤分子設計学研究室　准教授

＊2　Hideyoshi Harashima　北海道大学　大学院薬学研究院　薬剤分子設計学研究室　教授

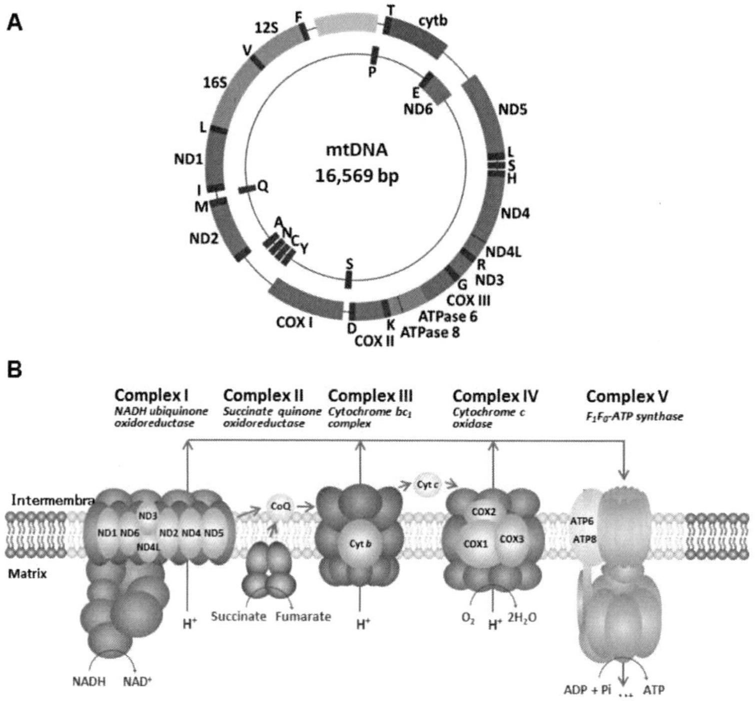

図1　ヒトmtDNAと呼吸鎖複合体

A：ヒトmtDNAの配列マップ，B：ミトコンドリア内膜に存在する呼吸鎖複合体

に施行された難病法においても引き続き難病指定されており（告示番号：21），現在日本においては数千人の患者が報告されている。一方で，世界では4300人に1人が病的なmtDNA変異を有していることが報告されている。さらに，アルツハイマー，パーキンソン病などの神経変性疾患，糖尿病，老化や癌の発現に伴い，mtDNAの変異が蓄積しているという知見も報告されており，mtDNAとの関連が議論されている[2~4]。このように，ミトコンドリアを介して様々な病態が発現することが明らかとなっており，ミトコンドリアを標的とした疾患治療がより一層注目されはじめている。

3　ミトコンドリアを標的とした遺伝子治療戦略と核酸送達研究

3.1　ミトコンドリアを標的とした遺伝子治療戦略と現状

ミトコンドリア関連疾患の多くはmtDNAの変異・欠損が原因であることが報告さているが，現在の治療法はビタミン剤などを継続的に投与し，ミトコンドリア機能を補助する対処療法が主流であり，ミトコンドリアを標的とした遺伝子治療は，これまでの治療法に代わる根本治療として注目されている。有用なキャリアが多数開発されている核・細胞質を標的とした遺伝子治療研究では[5,6]，目的遺伝子を導入する遺伝子送達療法，またはオリゴ核酸を用いた遺伝子修復治療やアンチセンス治療，などの多数の実施例が報告されている。これらのコンセプトはミトコンドリアへの適応も可能だが疾患治療に関する報告は皆無であり，遺伝子治療を実現するミトコンドリア標的型Drug delivery system（DDS）の開発に大きな期待が寄せられている。

図2に，ミトコンドリアを標的とした遺伝子治療戦略図を示す[7)]。ミトコンドリア疾患細胞は，正常型mtDNAと変異型mtDNAを有している。ミトコンドリア内部の変異型mtDNAの割合が増加（閾値以上の蓄積）すると，細胞内のミトコンドリア機能不全を呈する異常ミトコンドリアが増加し，正常な細胞機能を維持することが困難となり疾患を発症すると考えらえている（図2A)。そのため，遺伝子レベルでの治療戦略としては，機能性分子を用いて変異型遺伝子を修復・排除し変異型遺伝子を減らす，または治療用遺伝子を導入し正常型遺伝子を増やす，2つの戦略に大別される（図2B)。

現在実施されている治療戦略検証に関する研究の多くは，ミトコンドリアではなく『核』へ治療用分子を送達する戦略が報告されており，ミトコンドリア変異遺伝子の修復・分解[8~10)]や正常型遺伝子・タンパク質を導入する[11~13)]戦略においてオルガネラ・細胞レベルでの遺伝子治療の有効性が確認されている。しかしながら，本手法で利用する内因性輸送機構は送達分子種を限定し治療疾患を制限すること，多くのミトコンドリア疾患では輸送機構能が低下しおり治療分子送達が不十分である，などの問題点がある。一方，ミトコンドリアに直接，治療用分子を送達する戦略もいくつか報告されており，変異型mtDNAの複製阻害を目的としたオリゴ核酸送達[14)]，

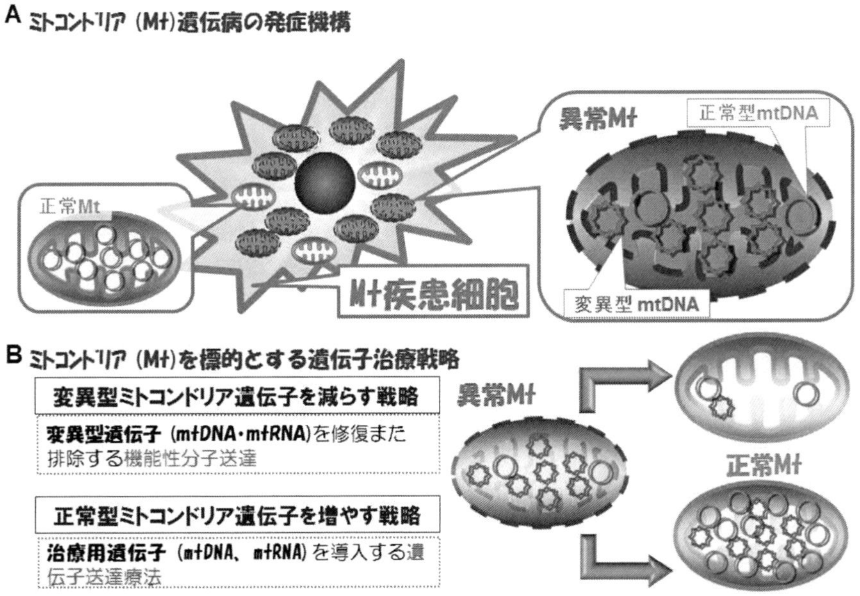

図2　ミトコンドリア遺伝病の発症機構および遺伝子治療戦略（引用文献7より改変）
A：ミトコンドリア遺伝病の発症機構，B：ミトコンドリアを標的とする遺伝治療戦略

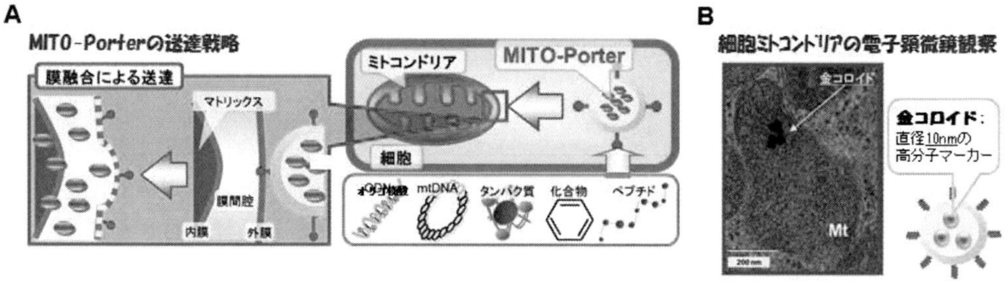

図3　MITO-Porterによる送達戦略（引用文献16より改変）
A：MITO-Porterの送達戦略図，B：細胞ミトコンドリアの電子顕微鏡観察

正常型mtDNA全配列の導入[15]が試みられている。これらの報告では，分子送達に関する検証はされているが，治療効果の検証はされておらずミトコンドリアDDSの更なる発展が求められている。

3.2　ミトコンドリア標的型DDS・MITO-Porter

ミトコンドリアは，外膜・内膜からなる2層の膜構造を有しており，最内部のマトリックス領域にmtDNAは存在する。ミトコンドリアへの核酸送達・遺伝子治療を実現するためには，細胞質まで送達された治療分子はこの鉄壁のバリアを乗り越えて，ミトコンドリア内部まで到達し，mtDNAに作用しなければならない。治療分子の候補には，核酸，遺伝子などの高分子が挙げられ，従来のミトコンドリア標的型DDSでの送達は十分ではなく，治療効果を発揮させることは困難であった。

このような背景のもと，我々はミトコンドリアへの高分子送達用DDSとして，ミトコンドリアと膜融合可能な二重膜小胞（リポソーム），MITO-Porterを考案した。本戦略では，「膜融合を介して内封分子をミトコンドリアへ送達する」ため，送達分子の物性やサイズを制限しない。ミトコンドリアと融合性の高い脂質膜組成の探索を行い，100種以上の組成の中からミトコンドリア高融合性リポソームを同定することに成功した（特許第5067733号）。また，MITO-Porterの細胞内動態を観察し，内封したモデル高分子（緑色蛍光タンパク質，金コロイド，など）が生細胞のミトコンドリア内部まで送達されることを確認している[16~18]（図3）。さらに，MITO-Porterへのオリゴ核酸搭載に成功し，細胞導入，ミトコンドリア送達，細胞/ミトコンドリア毒性を評価し本システムがミトコンドリア標的型核酸キャリアとしても有用である確認した[19, 20]。

4　ミトコンドリアを標的とした遺伝子発現制御システムの構築

我々はこれまでにミトコンドリアを標的とした遺伝子発現制御システムの構築を目標に，

MITO-Porter システムを基盤とし,「ミトコンドリア遺伝子発現・抑制機構の解明」[21, 22],「mtDNA を標的とした機能性分子送達」[23, 24],「ミトコンドリア外来遺伝子発現システムの開発」[25~28]を中心に研究を展開してきた。ここでは,「ミトコンドリア遺伝子発現・抑制機構の解明」について,「ミトコンドリア RNA を標的とした核酸送達およびノックダウン効果の検証」に関する研究[21]を,「ミトコンドリア外来遺伝子発現の開発」について,「疾患細胞ミトコンドリアへの遺伝子導入および外来遺伝子発現の検証」に関する研究[25~28]を中心に紹介する。

4.1　ミトコンドリア RNA を標的とした核酸送達およびノックダウン効果の検証

本実験では,ミトコンドリア膜電位維持に関連する cytochrome c oxidase subunit Ⅱ(COX2)タンパク質をコードするミトコンドリア内因性の mRNA を標的とする図 4 に示すアンチセンスオリゴ RNA(ASO)を MITO-Porter に封入し培養細胞ミトコンドリアへの送達を試みた。ミトコンドリア内部に ASO が導入された場合には,ミトコンドリア mRNA のノックダウン,標的タンパク質の発現量の低下,それに引き続く膜電位の低下が予想される(図 4)。

標的 mRNA を定量的逆転写 PCR 法を利用して定量したところ,未処理群・対照配列群と比較し MITO-Porter による標的 ASO 導入は,標的とする COX2 mRNA を有意に減少させた(図 5A)[21]。さらに,標的タンパク質 COX2 を免疫染色法を利用して定量評価した結果,未処理群および対照配列群と比較して標的 ASO 処理群において有意に COX 2 タンパク質発現量が低下することを確認した(図 5B)[21]。これらの結果より,ASO 封入 MITO-Porter はミトコンドリア内因性の標的 mRNA およびタンパク質のノックダウンが可能であることが示唆された。現在は,ノックダウン時のミトコンドリア機能解析が可能な評価法を確立し,遺伝子発現とミトコン

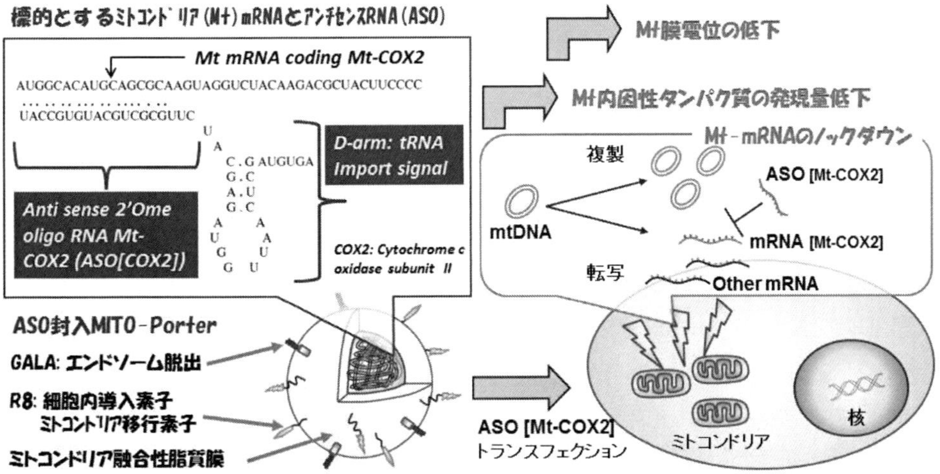

図 4　MITO-Porter を用いたミトコンドリア内因性の mRNA を標的としたノックダウン戦略図(引用文献 21 より改変)

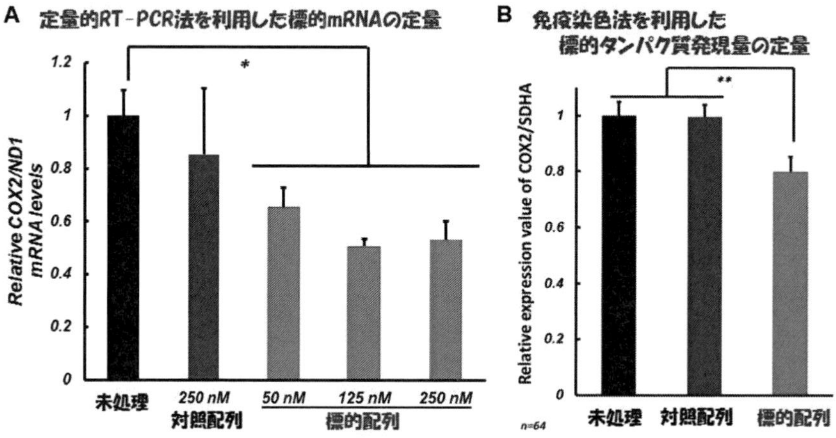

図5 ミトコンドリアを標的としたノックダウン効果の検証（引用文献21より改変）
A：定量的RT-PCR法を利用した標的mRNAの定量
B：免疫染色法を利用した標的タンパク質発現量の定量

ドリア機能の関係を詳細に評価している（河村らの検討）。

4.2 ミトコンドリア外来遺伝子発現システムの開発

4.2.1 ミトコンドリア発現DNAベクターの開発

ミトコンドリアは核と異なる遺伝子コドン・転写/翻訳機構を有しているため，ミトコンドリア専用の遺伝子発現プラスミドDNAを設計する必要がある。我々は，ウイルスベクターを利用したHong Yuらの先行研究[29]を参考にして，ミトコンドリア内因性プロモーターheavy strand promoter（HSP），転写・翻訳の過程に必要と考えられる配列3′UTRtRNAなどを基盤遺伝子骨格に，レポーター発光タンパク質NanoLuciferase（NLuc）をMt遺伝子コドンに改変したpHSP-mtLuc（CGG）（図6A）を用いて遺伝子発現を評価した。本評価の遺伝子導入戦略として，「大容量の遺伝子溶液を短時間で投与し遺伝子を物理的に臓器細胞内に導入」するハイドロダイナミクス法（肝臓，骨格筋などで適応）に着目した[30]。我々はこれまでに，本方法によって肝臓および骨格筋のミトコンドリアに効率的にプラスミドDNAを送達することに成功している[25]。

pHSP-mtLuc（CGG）をハイドロダイナミクス投与し骨格筋を摘出し，そのNanoLuc発光量を測定した（図6B）。mtLuc（CGG）は核翻訳停止コドンであるTGAを有しているため，検出されたルシフェラーゼは，ミトコンドリアで翻訳されたと判断できる。また，核・ミトコンドリアで翻訳されないTAGコドンを有するpHSP-mtLuc（TAG）をネガティブコントロールとして設計した。評価の結果，pHSP-mtLuc（CGG）はpHSP-mtLuc（TAG）と比較して有意に高いNanoLuc発光活性を示し，有用なミトコンドリア発現DNAベクターであることが示唆された[26]。

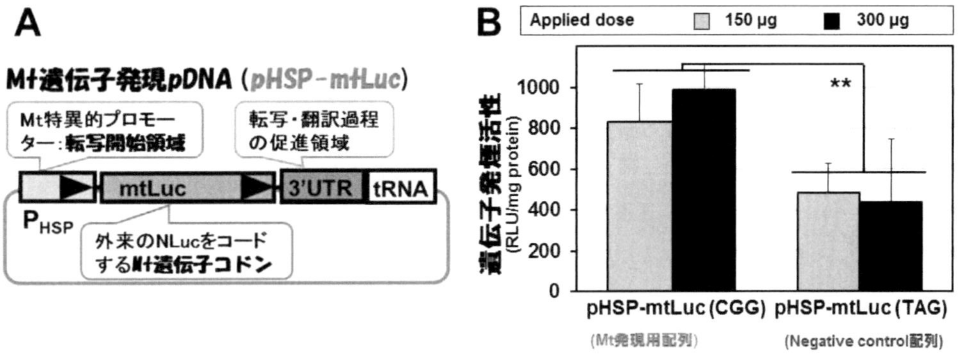

図 6　ミトコンドリア発現 DNA ベクターに関する研究（引用文献 26 より改変）
A：Mt 遺伝子発現 pDNA の設計図，B：ミトコンドリア遺伝子発現活性評価

本研究の過程で，ウイルス由来のプロモーターを有する pCMV-mtLuc（CGG）が，内因性プロモーターHSP を有する pHSP-mtLuc（CGG）よりも強力な遺伝子発現活性を示す驚くべき知見を得た。ウイルス由来プロモーターがミトコンドリア遺伝子発現に寄与する報告はこれまで皆無であったので，pCMV-mtLuc（CGG）のミトコンドリア遺伝子発現に関する検証実験を行い，pCMV-mtLuc（CGG）のミトコンドリア内部で転写・翻訳を確認した[27]。

ヒト細胞でのミトコンドリア遺伝子発現活性を評価するため，ヒト子宮頸がんに由来する HeLa 細胞を用いた検討を行った。pDNA を MITO-Porter に封入し，細胞ミトコンドリアに遺伝子導入し，ルシフェラーゼ活性を指標に遺伝子発現を評価した。種々の検討を経て構築したミトコンドリア遺伝子導入に適した KALA（WEKLAKALAKALAKHLAKALAKALKA-NH2）を修飾した KALA-MITO-Porter を得ることに成功した[27]。KALA は，細胞導入素子，ミトコンドリア移行シグナル，ミトコンドリア膜融合促進などミトコンドリア遺伝子導入の駆動力となる特徴を有するカチオン性ペプチドである。

4.2.2　疾患細胞ミトコンドリアへの遺伝子導入および外来遺伝子発現の検証

ミトコンドリア病患者由来細胞を提供して頂き研究を実施するために，自主臨床研究『ミトコンドリア病に対する薬物治療法確立に向けた検討』を北海道大学薬学部・北海道大学医学部・市立札幌病院の 3 施設に申請・承認を得た。自主臨床研究の承認後，ミトコンドリア病患者の皮膚生検より得た線維芽細胞の樹立・継代に成功した。ミトコンドリア病患者は，mtDNA の $tRNA^{Phe}$ 上に G625A 変異を有しており，mtDNA の変異率が 80％であり，臨床症状として，てんかんや進行性難聴が認められている。本疾患細胞は，複合体Ⅲ活性が低下しており，ミトコンドリア膜電位・ATP 産生が低下していることを確認した。

G625A 変異細胞に対して KALA-MITO-Porter を用いたミトコンドリア遺伝子導入・発現活性を評価したところ，ルシフェラーゼ活性は観察されなかった。G625A 変異細胞で遺伝子発現に十分なミトコンドリア遺伝子導入を実現するべく，キャリアの改良に着手した。我々はこれまでに，オクタアルギニン（R8）を修飾したR8-MITO-Porterにミトコンドリア移行性RNAアプタマー（RNase P（RP）アプタマー）を修飾したDual ligand MITO-Porterを構築し，HeLa細胞を用いた検討において，2′-O-Methyl RNAで構成されたRPアプタマー（5′-UCUCCCUGAGCUUCAGG -3′）修飾がMITO-Porterの細胞導入能・ミトコンドリア移行能を亢進することを報告している[31]。

この成果に基づき，KALA-MITO-PorterにRPアプタマー修飾を施したKALA/RP-MITO-Porterを構築し，G625A変異細胞での細胞導入・ミトコンドリア移行能の促進を試みた。細胞導入能は蛍光標識を施したpDNAをキャリアに内封し，細胞に取り込まれたpDNAの蛍光シグナルをフローサイトメトリーで測定した。異なる比率でPRアプタマーを修飾したRP/KALA-MITO-PorterをG625A変異細胞に添加し，細胞内導入量を評価した結果，4 mol% RPアプタマーを修飾したRP/KALA-MITO-Porterは，KALA単独修飾体よりも有意に高い核酸導入能を示した（図7A）。さらに，共焦点レーザー走査型顕微鏡を用いて細胞内局在を観察した。その結果，RP/KALA-MITO-Porterは，赤色に染色したミトコンドリアと緑色で示したpDNAとの共局在を示す黄色のドットが観察された（図7B）。

最適化したRP/KALA-MITO-Porterを用いて，G625A変異細胞でのミトコンドリア遺伝子発現活性を評価した（図8）。その結果，RP/KALA- MITO-Porterで強力なミトコンドリア遺伝子発現活性が確認されたが，KALA単独体では活性は観察されなかった。また，ミトコンドリア翻訳能の無いpCMV-mtLuc（TAG）を投与した際には，いずれのキャリアにおいてもルシフェラーゼ活性は確認されなかった。以上の結果より，本システムがミトコンドリア病患者由来細胞において，外来遺伝子発現可能な遺伝子治療用キャリアとして有用であることが示唆された。

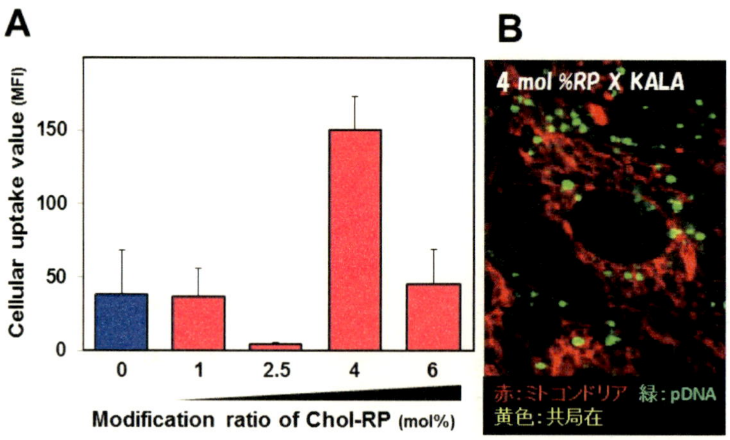

図7　G625A変異細胞における細胞導入評価および細胞内局在観察（引用文献28より改変）
A：フローサイトメトリーを利用した細胞取り込み能評価
B：共焦点レーザー走査型顕微鏡を用いた細胞内局在観察

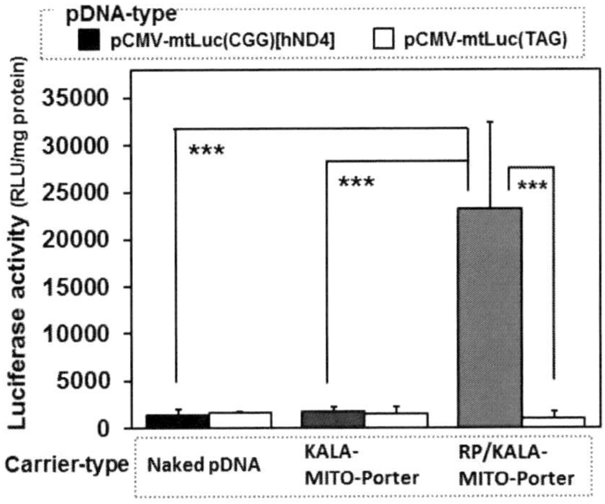

図 8　G625A 変異細胞への遺伝子導入・発現評価（引用文献 28 より改変）

5　今後の展望

近年，ミトコンドリアのゲノム異常と種々の疾患との関連が報告されており，ミトコンドリアは核酸医薬治療の標的オルガネラとしても注目を集めている。本稿では，ミトコンドリア遺伝子疾患・治療戦略に関して概説し，我々が創製したミトコンドリア標的型 DDS "MITO-Porter" に関する研究成果を中心に紹介した。現在は，ミトコンドリア病患者（ヒト）を対象とした遺伝子治療の実現を目指し，臨床施設と連携し複数の自主臨床研究を展開している。今後は，治療用核酸を搭載したミトコンドリア標的型ナノカプセルを創製し，日本発のミトコンドリア核酸ナノ医薬品の創生を究極の目標に据え研究を進めていく予定である。

文　　献

1) J. Smeitink, L. van den Heuvel, S. DiMauro, *Nat. Rev. Genet.*, **2**, 342-352 (2001)
2) N. Exner, A. K. Lutz, C. Haass, K. F. Winklhofer, *EMBO J.*, **31**, 3038-3062 (2012)
3) J. A. Maassen, T. H. LM, E. Van Essen, R. J. Heine, G. Nijpels, R. S. Jahangir Tafrechi, A. K. Raap, G. M. Janssen, H. H. Lemkes, *Diabetes,* **53** (1), S103-109 (2004)
4) M. Brandon, P. Baldi, D. C. Wallace, *Oncogene,* **25**, 4647-4662 (2006)
5) K. Miyata, N. Nishiyama, K. Kataoka, *Chem. Soc. Rev.,* **41**, 2562-2574 (2012)
6) T. Nakamura, H. Akita, Y. Yamada, H. Hatakeyama, H. Harashima, *Acc Chem. Res.,* **45**, 1113-1121 (2012)
7) 山田勇磨，*Drug Delivery System,* **30**, 348-362 (2015)

8) B. T. Kren, P. Y. Wong, C. J. Steer, *DNA Repair* (*Amst*), **2**, 531-546 (2003)
9) M. Minczuk, M. A. Papworth, J. C. Miller, M. P. Murphy, A. Klug, *Nucleic Acids Res.,* **36**, 3926-3938 (2008)
10) S. R. Bacman, S. L. Williams, M. Pinto, S. Peralta, C. T. Moraes, *Nat. Med.,* **19**, 1111-1113 (2013)
11) O. Z. Karicheva, O. A. Kolesnikova, T. Schirtz, M. Y. Vysokikh, A. M. Mager-Heckel, A. Lombes, A. Boucheham, I. A. Krasheninnikov, R. P. Martin, N. Entelis, I. Tarassov, *Nucleic Acids Res.,* **39**, 8173-8186 (2011)
12) G. Wang, E. Shimada, J. Zhang, J. S. Hong, G. M. Smith, M. A. Teitell, C. M. Koehler, *Proc. Natl. Acad. Sci. U S A*, **109**, 4840-4845 (2012)
13) E. Perales-Clemente, P. Fernandez-Silva, R. Acin-Perez, A. Perez-Martos, J. A. Enriquez, *Nucleic Acids Res.*, **39**, 225-234 (2011)
14) A. Muratovska, R. N. Lightowlers, R. W. Taylor, D. M. Turnbull, R. A. Smith, J. A. Wilce, S. W.Martin, M. P. Murphy, *Nucleic Acids Res.*, **29**, 1852-1863 (2001)
15) S. Iyer, K. Bergquist, K. Young, E. Gnaiger, R. R. Rao, J. P. Bennett Jr., *Hum. Gene Ther.,* **23**, 647-657 (2012)
16) Y. Yamada, H. Akita, H. Kamiya, K. Kogure, T. Yamamoto, Y. Shinohara, K. Yamashita, H. Kobayashi, H. Kikuchi, H. Harashima, *Biochim. Biophys. Acta*, **1778**, 423-432 (2008)
17) Y. Yamada, H. Harashima, *Handb. Exp. Pharmacol.*, (2016)
18) Y. Yamada, H. Harashima, *Handb. Exp. Pharmacol.,* **240**, 457-472 (2017)
19) Y. Yamada, E. Kawamura, H. Harashima, *J. Nanopart. Res.*, **14**, 1013-1027 (2012)
20) E. Kawamura, Y. Yamada, H. Harashima, *Mitochondrion,* **13**, 610-614 (2013)
21) R. Furukawa, Y. Yamada, E. Kawamura, H. Harashima, *Biomaterials,* **57**, 107-115 (2015)
22) R. Furukawa, Y. Yamada, Y. Matsushima, Y. Goto, H. Harashima, *FEBS Open Bio*, **2**, 145-150 (2012)
23) Y. Yamada, R. Furukawa, Y. Yasuzaki, H. Harashima, *Mol. Ther.*, **19**, 1449-1456(2011)
24) Y. Yamada, H. Harashima, *Biomaterials*, **33**, 1589-1595 (2012)
25) Y. Yasuzaki, Y. Yamada, T. Kanefuji, H. Harashima, *J. Control Release*, **172**, 805-811 (2013)
26) Y. Yasuzaki, Y. Yamada, T. Ishikawa, H. Harashima, *Mol. Pharm.*, **12**, 4311-4320 (2015)
27) Y. Yamada, T. Ishikawa, H. Harashima, *Biomaterials,* **136**, 56-66 (2017)
28) T. Ishikawa, K. Somiya, R. Munechika, H. Harashima, Y. Yamada, *J. Control Release,* **274**, 109-117 (2018)
29) H. Yu, R. D. Koilkonda, T. H. Chou, V. Porciatti, S. S. Ozdemir, V. Chiodo, S. L. Boye, S. E. Boye, W. W. Hauswirth, A. S. Lewin, J. Guy, *Proc. Natl. Acad. Sci. U S A*, **109**, E1238-1247 (2012)
30) F. Liu, Y. Song, D. Liu, *Gene Ther.*, **6**, 1258-1266 (1999)
31) Y. Yamada, R. Furukawa, H. Harashima, *J. Pharm. Sci.,* **105**, 1705-1713 (2016)

第12章　DDSを利用した抗体医薬開発の展望

辻　祥太郎*1，今井浩三*2

1　抗体医薬品の現状

抗体医薬は，1990年代後半から急速に売り上げを伸ばしてきたバイオ医薬品である。近年ではブロックバスターTop10の半数を抗体関連薬が占め[1)]，創薬市場での注目度も極めて高い。抗体医薬が現在のように医薬品として確固たる位置を占めるに至った要因として，① 低分子医薬開発の飽和感といったような製薬業界の事情，② 抗体を医薬品とする上で問題となっていた，免疫原性を低減するヒト化（ヒト型）技術の確立，および抗体の大量生産技術の改良，③ 慢性疾患，希少疾患に対する治療法の社会的な要求の増大，など複数の要因が挙げられるが，もっとも大きな要因としては，やはり④ 慢性難治性疾患に対する極めて優れた治療効果，が挙げられるだろう。特にアダリムマブに代表される抗TNF-α抗体関連薬は，これまで充分な治療効果が望めなかった進行性の関節リウマチ患者に対する特効薬として，連年，医薬品売上高のトップクラスに位置し続けており，抗体医薬品の重要性を示す上で極めて象徴的な存在となっている。他のサイトカインやその受容体，炎症性分子に対する抗体医薬も多数，医療承認を受けており[2)]，様々な自己免疫疾患に対する特効薬として多くの患者のQOLの改善に貢献している。

また，抗体医薬による治療対象として大きく開発が進んでいる疾患として「がん」が挙げられる。1997年のリツキシマブ（抗CD20抗体）の上市，成功をきっかけに，トラスツズマブ（抗HER2抗体）やベバシズマブ（抗VEGF抗体）といったブロックバスターが次々と開発され，最近ではニボルマブ（抗PD-1抗体）の成功が製薬業界のトピックとなっている。がんに対する抗体療法，免疫療法は，ほんの20年前まではキワモノ扱いされていた領域であり，免疫系の解明が進み作用機序の学術的な説明が可能になったとは言え，現在の抗体医薬をめぐる製薬業界の熾烈な開発競争をみると隔世の感がある。

抗体医薬が抗がん効果をもたらす作用メカニズムについても，古典的な① antibody-dependent cell-mediated cytotoxicity（ADCC）やcomplement-dependent cytotoxicity（CDC）を介する細胞傷害や，② 細胞増殖因子や免疫調節因子の作用阻害，のほかに，③ 抗体に強力な抗がん剤を結合させたantibody drug conjugates（ADC）[3)]，④ 標的とCD3に二重特異性を有するT細胞誘導抗体製剤bispecific T cell engager（BiTE）[4)]，⑤ 抗体の抗原結合領域

＊1　Shoutaro Tsuji　(地独)神奈川県立病院機構神奈川県立がんセンター　臨床研究所　主任研究員

＊2　Kohzoh Imai　東京大学　医科学研究所　客員教授

と CD3 ゼータ鎖の膜貫通ドメイン以下を融合したキメラ分子を T 細胞に発現させる chimeric antigen receptor T (CAR-T)[5], といった新しいアプローチの抗体関連医薬が登場し医療承認に至っており, 抗体の高い特異性を利用した医薬開発が今後ますます推進されていくと予想されている。

2 抗体医薬開発の方向性

抗体は, 標的に結合する Fab 領域 (厳密には Fv 領域) とエフェクター作用を示す Fc 領域に分けられる (図 1)。抗体医薬の開発ではこれら 2 つの領域それぞれに関しての開発と改良が進められており, 標的とする抗原に合わせた最適な薬理効果をもたせるために様々な取り組みがなされている。

2.1 Fab 領域に関する開発

抗体医薬でもっとも重要となるのは標的抗原の選択である。感染症や内因性疾患では病原因子あるいは増悪因子に対する抗体を, がんにおいてはがん特異的な細胞表面分子を標的抗原として選択することになる。しかし, 選択した抗原が効果的な薬効を示すとは限らず, さらに一つの分子には多数の抗体結合部位 (エピトープ) が存在するため, 新規標的分子に対して効果的な薬効を持った抗体クローンの取得は運による要素が非常に大きい。メガファーマにおいてすら独自の新規標的を見いだすことは容易ではなく, ベンチャー企業やアカデミアが開発したシーズを拾い上げ, 製品化に繋げる事例が多くなっている。

新規標的に対する抗体医薬の開発過程では, Fv 領域のヒト化やより強い親和性を持たせるために affinity maturation が行われる。affinity maturation は一本鎖 Fv (scFv) を発現させるファージディスプレイにて行われることが多い。また, CAR-T では強すぎる親和性は深刻な副

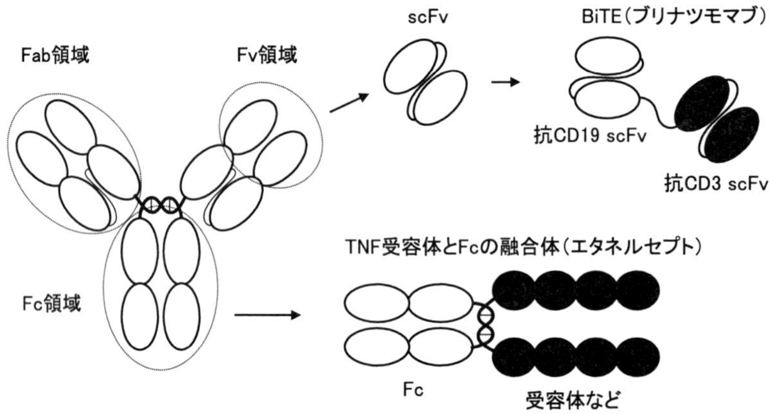

図 1 抗体のドメイン構造と抗体ドメインを利用した医薬品

作用を招く恐れがあるため，逆にscFvの親和性を下げる検討[6]もなされることがある。リサイクリング抗体は，抗原と結合して細胞内に取り込まれた後，エンドソーム内で抗原を解離するように設計されており，抗体の再利用を可能にすることで投与量や投与頻度を低減させることが可能である[4]。

組織浸透性の高い抗体医薬としてFabやscFvの分子サイズの小ささを利用した低分子抗体の開発も行われている。これらの低分子抗体では血中半減期の延長のために，PEG化や抗体のリサイクリングに関わるFc受容体（FcRn）への結合能の付与などが行われる[7]。低分子抗体は標的分子を認識する最小単位であり，がんなどの標的細胞に細胞傷害性を持った薬剤や細胞を送達するDDSの開発を進める上で，低分子抗体の開発は今後ますます重要となっていく領域と考えられる。

近年注目を集めている抗体医薬開発としては，二重特異性抗体が挙げられる。2種類の抗原結合部位を導入することで異分子間の架橋を可能にする抗体医薬であり，CD19とCD3を架橋するBiTEのブリナツモマブ[8]，活性型第Ⅸ因子と第Ⅹ因子に結合する血友病A治療薬のエミシズマブ[9]などが実用化に至っている。これまでとは異なる作用メカニズムをもった次世代の抗体医薬として，様々な疾患に対して開発が加速すると期待されている。

2.2　Fc領域に関する開発

Fc領域に関する開発としては，ヒト抗体化がもっとも多く行われている改良である。抗体のヒト化により免疫原性を抑え，長期の薬効と副作用の低減を行いつつ，エフェクター活性を効果的に発揮させることが可能になる。ヒト化リコンビナント抗体の産生系の確立が今日の抗体医薬の成功をもたらしたと言ってよいだろう。近年では，Fcの持つエフェクター機能を考慮しIgGサブクラスを選択した抗体医薬も登場している。また，Fc領域との人工融合蛋白質も医薬品として実用化されており，受容体との融合蛋白質で抗体医薬と同じような作用機序をもつエタネルセプトやアバタセプト，酵素やペプチドホルモンと融合することで安定性を向上させたアスホターゼアルファやロミプロスチムなどが，新世代のバイオ製剤として登場している[10]。

ADCCやCDCといった抗体のエフェクター活性はFc部分のアミノ酸配列，および糖鎖修飾により影響を受ける。エフェクター活性を期待する場合には，主にIgG1が用いられるが，さらにアミノ酸配列を改変することでADCC活性を増強する技術が開発されている[4]。また，Fc領域に存在するN型糖鎖のフコシル化を減らすことでADCC活性を増強した抗CCR4抗体医薬モガムリズマブが医療承認を受け，成人T細胞白血病などの治療薬として使用されている[7]。

抗体医薬は，高額な蛋白質を注射によって大量に投与するため，投与量や投与頻度を低減することが，患者の負担を減らし抗体医薬の有用性を高めることに繋がる。中性条件下でFcRnに積極的に結合するように改変されたスイーピング抗体は血中抗原を積極的に分解することを促進するため，リサイクリング抗体技術と組み合わせることで，低投与量でより効率的に血中抗原の除去を促進しうると期待される[4]。

ADCは抗体を用いるDDSとしてはもっとも基本的な手法である。抗体に強力な細胞傷害薬を共有結合させ，標的細胞に特異的に薬剤を送達し，標的細胞を死滅させる。原理的には非常に単純ではあるが，実際に有効な薬が登場するまでには予想以上に長い年月を必要とした。現在，メガファーマを含め多数の製薬企業が開発に参入し臨床試験を進めているものの，有効性不足や予想外に強い副作用のために開発中止となる例が多く，医療承認を受けているものはトラスツズマブ エムタンシン（抗HER2抗体＋エムタンシン）とブレンツキシマブ ベドチン（抗CD30抗体＋モノメチルアウリスタチンE）の2つである[3)]。問題点を技術開発により克服できれば，単純明解な作用機序をもった優れた新薬となりうるため，改良のための様々な取り組みがなされている。ADCについては次項にまとめる。

3　DDSを利用する抗体医薬の開発

抗体を用いて薬剤を送達するための最も単純な方法は，薬剤を抗体に結合させるADCである。細胞毒性が強く最小有効量と最大耐量の差が少ない薬剤は，従来の化学療法では用いることが困難であったが，ADCでは健常組織への曝露を減らしつつ，標的細胞（がん）に対して選択的に薬物を送達できる。そのため，毒性が強く，抗がん剤として開発が中止されたような薬剤でも用いることができ，ADCは副作用の少ない夢の抗がん剤として開発できると大きな期待が寄せられている。しかしこのような単純明解な概念に反して，実際のADCの開発には以下のような多くのハードルをクリアする必要があることが分かってきた。

① 標的細胞に対する特異性：ADCでは主にがん細胞が標的となるが，正常細胞にはほとんど発現していない特異性の高いがん抗原を見いだす必要がある。

② 標的がん抗原の細胞内取り込み：標的となるがん抗原は細胞膜蛋白質で，抗体の結合後に細胞内に取り込まれる性質を持つ必要がある。また，がん細胞上での発現量も多いほうが好ましい。

③ 抗体の親和性：抗体が標的がん抗原に対し，特異的かつ高い親和性を有する必要があり，抗原の細胞内取り込みを誘導する活性も有する必要がある。

④ 抗体の安定性：抗体が体内で安定に存在でき，血中半減期も長いことが好ましい。一般の抗体医薬と同様，製剤としての高安定性や免疫原性が低いことも要求される。

⑤ 強力な細胞傷害性を持つコンジュゲート薬剤：ADCにより細胞内に送達される分子数は一般的な抗がん剤と比べるとはるかに少なく，強力な細胞傷害剤が必要となる。また，活性を損なわないリンカー結合部位を有する必要がある。現状では薬剤の選択肢が限られており，使用されている薬剤のほとんどがtubulin重合阻害剤と偏っている。

⑥ 薬剤の血中安定性：抗体に結合した薬剤は血液と接触するため，抗体結合時には血液中で安定に存在できる必要がある。逆に抗体から遊離した際には血液中での安定性は比較的短いほうが好ましい（副作用低減のため）。

⑦ 抗体に結合させる薬剤の数の限界：実験的な検証から抗体一分子に対する平均薬剤結合数の限度は 3 ～ 4 個程度であることが判明しており，現在使用されている抗がん剤では充分な薬効を期待できない。単純に結合数を増加させると抗体の凝集や血中安定性の減少，抗体活性の低下をまねくことが分かってきている。

⑧ 抗体と薬剤を繋ぐリンカーの性能：血液中での意図しない切断がおこらず，細胞内に取り込まれたときのみ活性を損なわずに薬剤を放出できるリンカーが必須である。結合する薬剤や対象となるがんによって，最適なリンカーが異なる可能性がある。

⑨ 固形がんに対する ADC の場合は以上の点に加え，組織浸透性が高いことも重要な要件となる。

汎用性の高いコンジュゲート薬剤とリンカーの組み合わせが確立できれば，ADC は非常に優れた新薬となりうるため，現在，多数の ADC が臨床開発中となっている。臨床試験の結果次第では，抗がん剤の開発手法が一変する可能性も高く，創薬業界ではもっとも注目を浴びている分野と言えるだろう。

一方，薬剤やリンカーを新規に開発することなく，既存の抗がん剤を選択的に送達する手法として，ミセルやリポソームの利用も検討されはじめている。ミセル内に既存の抗がん剤を封入し，ミセル表面に抗体を結合させることで，薬剤の特異的な送達を可能にする[11)]。薬剤が血液と接触せず，抗体一分子あたりの薬剤数も数百と ADC よりもはるかに多くなるため，既存の抗がん剤が使用可能である。また，一つのミセル上に数分子の抗体が結合しているため，標的となる膜抗原の架橋がかかりやすくなり，細胞内に取り込まれ易くなることが期待される。さらに，複数の薬剤の併用や殺細胞ペプチドのような中分子薬剤の使用も可能と考えられ，ADC とは違う特性を持った DDS 抗体医薬として，今後開発が進むと考えられる。

固形がんに対しては，がん抗原を標的とする抗体単体では充分な治療効果が期待できないことが多く，殺細胞効果を有する薬剤の DDS が必要ということが一般的な認識となりつつある。抗体医薬開発において，薬剤の送達を担う DDS の開発が今後ますます重要になると考えられる。

4　標的抗原の選定

DDS を利用した抗がん抗体医薬を開発する際にまず必要になるのは，がん特異的な細胞膜抗原とそれを認識する抗体である。新規がん抗原の探索と抗体の作製は，製薬企業にとって確実性が低くリスクの高い開発であるため，シーズを外部の研究機関に求めることが多くなっている。そのため，大学やベンチャー企業にとっては創薬の場に参入できるチャンスになりうる。

標的となるがん抗原は，抗体が細胞外から働くという性質上，細胞膜抗原に限られる。がん細胞に特異的に高発現する分子が対象となるため，網羅的な遺伝子発現解析などにより標的分子を探索する試みが数多くなされてきた。リンパ腫や白血病などの分化・活性化抗原を中心に多数の ADC が臨床開発中となっており，前項で挙げられたような問題点を一つずつ解決し，医療承認に至ったブレンツキシマブ ベドチンのような抗体医薬も登場している[3)]。

一方，多くの固形がんでは，遺伝子レベルでがん細胞のみに高発現している細胞膜分子を見いだすのは容易ではない。また，がんの個体差，あるいは部位や進行ステージによっても発現プロファイルに変化が見られ，ADCの特長である特異性が逆にがん全体への有効性を落としてしまう可能性も無視できない。そこで，抗原分子の発現量の増加だけではなく，がん化により変化の生じた翻訳後修飾などを標的抗原として用いる試みがなされている。

特に糖鎖は細胞外に表出する分子に多く見られ，がん化により構造上の変化が生じやすいため，古くから糖鎖抗原性の腫瘍マーカーとして血液診断などで用いられてきた。これらの腫瘍マーカーの多くは膜型ムチンのMUC1に由来する抗原であり，抗体は糖鎖構造そのもの，MUC1上の未成熟な糖鎖（Tn抗原など）クラスター，糖鎖修飾を受けなかったMUC1のペプチド配列などを認識している。MUC1は膜型蛋白質であるためADCの良いターゲットになりうると考えられ，すでにSAR566658（抗MUC1抗体＋メイタンシン）が第二相試験に移行となっている[12)]。

最後に，我々が進めている糖鎖抗原関連のがんマーカー分子について紹介する。悪性胸膜中皮腫は治療抵抗性の難治がんで，アスベストによる健康被害の代表的なものとして，近年大きな社会問題となっている。ごく最近まで中皮腫に対し特異性の高い細胞膜上がんマーカーが発見されなかったため，分子標的治療はおろか病理診断にも苦慮する非常に厄介ながんであった。

最近我々は，中皮腫特異的な細胞膜がん抗原としてシアル化HEG1を発見した[13)]。HEG1はほとんど報告がない機能未知の膜蛋白質で，多数のO型糖鎖が付加された膜型ムチン様の構造をもっている（ただしムチンの特徴であるタンデムリピート構造を持たずMUCファミリーには含まれない）。ネイティブのHEG1を認識できる抗体は2017年時点で市販されておらず，我々が樹立に成功したSKM9-2が唯一の抗体となっている。SKM9-2の中皮腫に対する特異性と感度はそれぞれ99％と92％に達し，上皮型や肉腫型など様々なタイプの中皮腫を広く認識する。一方で他のがんに対する反応性は極めて低く，正常な細胞や臓器に対してもほとんど反応しない。病理診断において非常に優れた中皮腫特異的マーカーであり，細胞膜分子であることから中皮腫に対する抗体医薬の標的になりうると考えられる[13)]。

SKM9-2のエピトープ解析を行ったところは，シアル化O型糖鎖が付加されたHEG1の中央付近のペプチド配列を認識しており，糖鎖付加のない配列は認識しなかった。HEG1 mRNAの発現は中皮腫以外の心臓や肺など他の組織でもある程度は検出されるがSKM9-2は心臓，肺などには全く反応しない。そのため，エピトープ内の特定残基へのシアル化糖鎖の付加がこの抗体の中皮腫特異性を規定していると考えられた（図2）。

中皮腫は手術以外に有効な治療法がなく，再発も多い。一方で，中皮腫は遠隔転移が少なく，胸腔内にびまん性に広がるものの大きな腫瘤を作ることは稀であるため，胸腔内に投与すれば大半のがん細胞に直接薬剤の送達が可能であるなど，ADCが有効に働きやすい条件を備えたがんでもある。シアル化SKM9-2エピトープを標的とするADCなどの抗体医薬は，特異性の高い

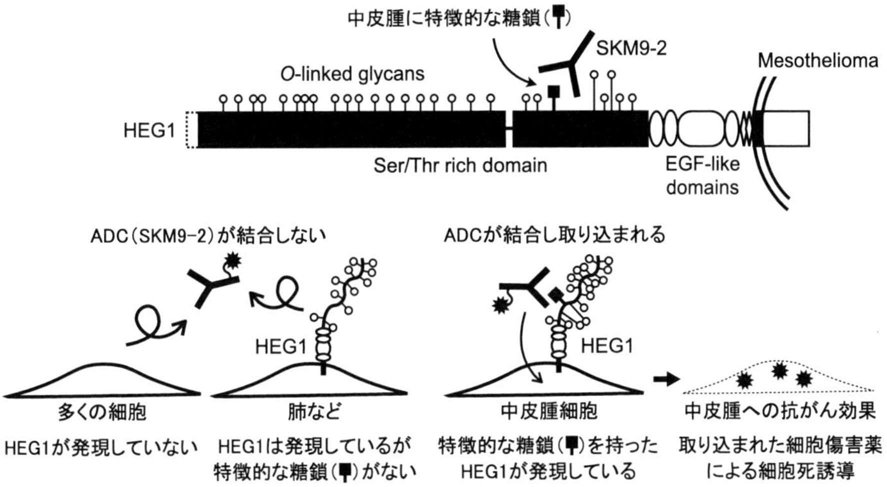

図 2　HEG1 の構造と抗 HEG1 抗体の抗体医薬への応用

中皮腫の分子標的薬になると期待され，現在開発を進めている。

文　献

1）永江研太郎, 新ファルマ・フューチャー, 2017 年 6-7 月号, 研ファーマ・ブレーン（2017）
2）坂中千恵，YAKUGAKU ZASSHI, **137**, 817-822（2017）
3）山口照英，国立医薬品食品衛生研究所報告，**132**, 36-46（2014）
4）斉藤幹良，日薬理誌，**147**, 168-174（2016）
5）藤原健人ほか，Drug Delivery System, **32**,184-191（2017）
6）X. Liu *et al.*, *Cancer Res.*, **75**, 3596-3607（2015）
7）石井明子ほか，薬剤学，**74**, 4-11（2014）
8）FDA grants regular approval to blinatumomab（2017）, https://www.fda.gov/Drugs/InformationOnDrugs/ApprovedDrugs/ucm566708.htm
9）FDA approves emicizumab-kxwh（2017）, https://www.fda.gov/Drugs/InformationOnDrugs/ApprovedDrugs/ucm585650.htm
10）国立医薬品食品衛生研究所生物薬品部 承認されたバイオ医薬品（2018）, http://www.nihs.go.jp/dbcb/approved_biologicals.html
11）山本祥之ほか，Drug Delivery System, **30**, 10-15（2015）
12）Study Evaluating Efficacy and Safety of SAR566658 Treatment（2016）, https://clinicaltrials.gov/ct2/show/NCT02984683
13）S. Tsuji *et al.*, *Sci. Rep.*, **7**, 45768（2017）

第13章　低分子がん治療抗体の開発とその高機能化および動態解析

浅野竜太郎*

1　はじめに

抗体は医薬品としても確固たる地位を築いており，世界の医薬品売り上げトップ10の約半数を占めるようになって久しい。また，その特異性と親和性の高さから，DDS試薬を開発する上でも欠かせない分子である。抗体は高分子量のタンパク質であるため，通常動物細胞を用いて製造されるが，このことに起因するコスト高が長年問題視され，大腸菌を初めとする安価な微生物宿主を用いた製造が可能な低分子抗体の開発が古くから進められてきた。動物細胞培養関連技術の向上により，宿主間のコスト差がなくなりつつあるともいわれているが，改変・改良の容易さや，低分子抗体ならではの効果や浸透性の高さを期待し，現在でも盛んに研究されている。一方で，ADCC活性やCDC作用は，特にがん治療を目指した抗体医薬の主たる作用機序とされるが，これらの誘導に関わるFc領域を持たない低分子抗体は，強力なアゴニスティック，あるいはアンタゴニスティックな効果を有さない限り，何らかの高機能化を施す必要がある。また，血中半減期の短い低分子抗体は，その改善を目指した改変も通常必要とされるが，分子量以外の要因も抗体の体内動態には影響を及ぼし得る。本稿では，これらの要因を概説した後，低分子抗体の高機能化と血中半減期の向上を目指した試みを我々の取組みと併せて紹介する。

2　抗体の基本構造と体内半減期

抗体の基本構造と機能性抗体断片を図1に記す。詳細は他の総説等をご参照頂きたいが，抗体はクラスを問わずこのY字構造を構成単位としており，中でもIgG1が前述のADCC活性や分子としての安定性の高さから多用されている。同一の抗体であれば，腎排出は原則分子量に依存するため，IgG > F(ab')$_2$ > Fab > Fvの順に血中半減期は短くなるが，その他の要因も考慮する必要がある。例えば，血中半減期が非常に短いscFvに比べ，IgGは数日と長いものの，分子量が大きいために固形腫瘍への浸透性が低く，結果として両者とも腫瘍/血中比はあまり高くない。対して，中間的なサイズであるFabなどは至適な腫瘍/血中比を示すことが報告されている[1]。このように標的によって体内動態の考え方も変えなければならない。Fvの解離を防ぐために考案された一本鎖抗体（scFv）は，互いに分子量は同等であってもドメイン間の解離に

*　Ryutaro Asano　東京農工大学　大学院工学研究院　生命機能科学部門　准教授

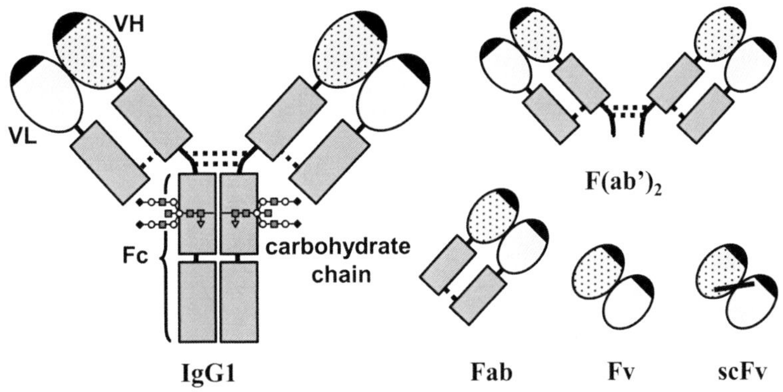

図1　IgG1と機能性抗体断片の模式図
ドメイン間のジスルフィド結合を点線で示す。

よるさらなる低分子化を防げる点では血中半減期がFvより長いと考えられるが，一方で人工のリンカー配列に対する抗体の生成という観点からは，排除が進みやすい可能性がある。また標的抗原自体の電荷やoff target効果も，さらに特に人工抗体においては，その形状も体内動態に影響を及ぼし得る。抗体は，Fc領域に1箇所だけ保存された糖鎖結合部位があるが，この糖鎖はFc受容体への親和性に関与し，その違いがADCC活性の強弱を生み出すことはよく知られている。メカニズムはよく分かっていないが，この糖鎖の形状や，最近では遺伝的な多型や病態も，抗体の体内動態に影響を及ぼすことが報告されている[2, 3]。

3　低分子治療抗体の高機能化に向けた分子設計

抗体の高機能化に向けては，IgG型では放射性同位体や抗がん剤により修飾されたものが既にいくつか上市されている。特に後者は抗体薬物複合体（ADC）とも呼ばれ，近年の抗体医薬品開発のトレンドのひとつとなっている。一方，低分子抗体は，他の機能性タンパク質との直接的な融合が容易に行えることが魅力である。図2にいくつか例示するが，毒素と融合させたイムノトキシンは，古くから考案され臨床研究の歴史も長いが，毒性等の問題のため実用化には至っていない[4]。細胞中に内在化しても安定に存在する抗体は，intrabodyと呼ばれ，この様な抗体にRNaseを融合させたイムノRNaseは，がん細胞中のRNAの特異的な消化を狙ったデザインである[5]。その他，腫瘍組織近傍でのリンパ球の活性化を目指してサイトカインと融合させたイムノサイトカイン等々，枚挙にいとまがないが，第Ⅲ相試験まで進んだ融合抗体としては，Fabに黄色ブドウ球菌由来の強力な免疫賦活能を有するスーパー抗原を融合させたNaptumomab estafenatoxが挙げられ，毒性を低減させる工夫が成されている[6]。その他の高機能化戦略としては，2種類の抗体を組み合わせて作製される二重特異性抗体が挙げられ，現在までに低分子量型，高分子量型を問わなければ100に近い形態が報告されている。がん治療を目指した2分子

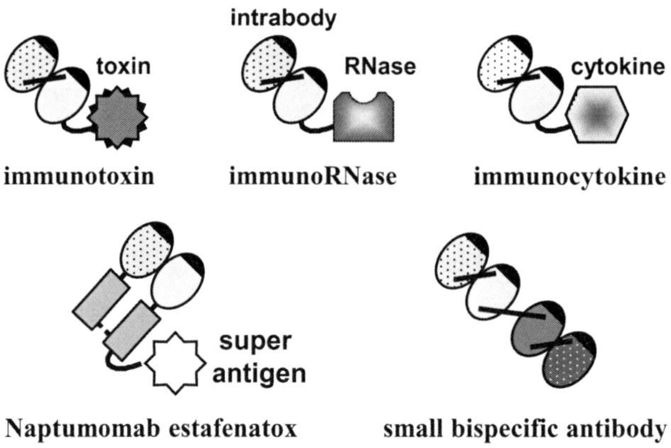

図2　低分子治療抗体の高機能化に向けた分子設計例

間の架橋という観点からは，例えば抗がん剤とがん細胞間の架橋など様々な様式が考えられるが，何らかの免疫細胞，実際には特にTリンパ球とがん細胞間の架橋を狙ったデザインが最も広く研究されている。米国食品医薬品局（FDA）で認可されている抗体医薬の中で，前述したような融合抗体はBlinatumomabのみであるが，正にこのデザインの低分子二重特異性抗体医薬である。

4　低分子治療抗体の体内動態の改善に向けた分子設計

図3に一例を示すが低分子抗体の体内動態の改善に向けた取り組みも実に多岐に渡っている。

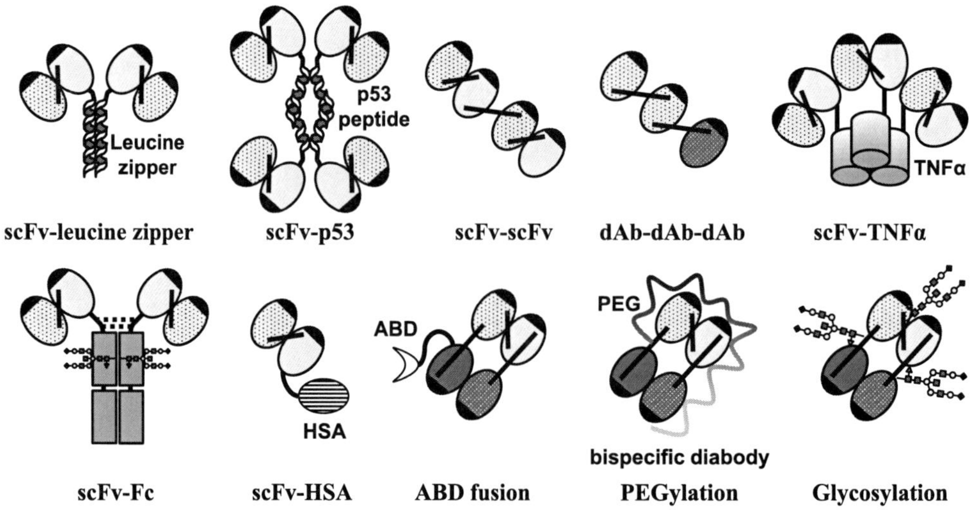

図3　低分子治療抗体の体内動態の改善に向けた分子設計例

抗体の多量体化は，分子量の増加に加えて，多価化による親和性の向上も期待されるため，それぞれ作動薬，拮抗薬として働くアゴニスト抗体，アンタゴニスト抗体はもとより，単に中和抗体であっても高機能化が期待できる。古くは，末端にロイシンジッパーやがん抑制遺伝子であるp53由来の四量体化αヘリックスモチーフを付加させることで，それぞれ二量体と四量体分子が作製された[7]。単純に縦列に連結することでも多量体化は可能であり，scFvやシングルドメイン抗体（dAb）を連結させることで，価数が増加し，また多特異性を付与することもできる。ヒト由来の腫瘍壊死因子（TNFα）の様な多量体で機能する抗腫瘍性のサイトカインとの融合は，高い治療効果，長い半減期，高親和性，および低免疫原性を兼ね備えた魅力的なイムノサイトカインの創製が期待される[7]。

ヒトFc領域の融合は，高分子量化に加えて抗体の精製において汎用されているプロテインAが利用可能となる。また，Fc領域がホモ二量体であることから融合による多価化も達成される。さらに，胎児性Fc受容体（FcRn）との結合は，エンドサイトーシス後の血中へのリサイクルが促進されるため血中半減期が長くなる。以上の利点から，糖鎖が付加されないためADCC活性は誘導できなくなるが，Fc融合抗体の生産宿主として大腸菌発現系が用いられることもある。血清中に多量に存在するヒト血清アルブミン（HSA）もしばしば利用される。アルブミンもFcRnに親和性を有するため同様に半減期が長い。直接融合することで実際に体内動態が改善することが報告されているが，やや高分子量のタンパク質であるため，低分子量のアルブミン結合性ドメイン（ABD）やアルブミン結合性ペプチドが代替として用いられている[8]。

体内半減期を増加させるための化学修飾としては，ポリエチレングリコール修飾（PEG化）の歴史が古い。それ自体低免疫原性のポリマーである上に，PEG化は修飾するタンパク質の免疫原性や毒性の低減，溶解度の向上，プロテアーゼ耐性の獲得なども期待できる他，重合度や修飾数を変えることで，体内動態を制御することも可能である。シムジアはPEG修飾されたFab抗体医薬であり本邦でも認可されている。しかしながら，タンパク質全般において，その均一な化学修飾は現在でも確立された手法はない。そこでプロリン，アラニン，およびセリンから成るランダムコイル構造のアミノ酸ポリマーの融合が考案されており，PEG様の効果がみられている。上述のように現在では宿主の違いによる製造コスト差が大きくないため，低分子抗体であっても動物細胞で調製することもあり，事実Blinatumomabも CHO細胞を用いて調製されている。その他の真核細胞を用いる場合も含めて，糖修飾も選択肢のひとつであり，N型の糖鎖付加配列（Asn-X-T/S）をタグとして融合させたり，変異導入することで糖修飾による血中半減期の延長が期待できる[8]。

5　低分子多量体化抗体の開発

scFvの配向性やリンカー長を改変することで二量体（diabody）や三量体（triabody）を調製することが可能で，古くから研究が進められてきたが，これらの多量体化低分子抗体が，同じ二価であっても標的とする分子間の架橋距離等の違いからIgGを凌駕する治療効果を発揮する例も報告されている[9]。本邦では，これまでにヒト上皮増殖因子受容体（EGFR）を標的としたがん治療抗体としてセツキシマブとパニツムマブの2件上市されている。前者は，結合によるがん細胞の増殖阻害活性は有しているものの，ADCC活性が主な作用機序であるとされ，後者は，ADCC活性が低いIgG2タイプであるため，高い親和性がもたらす強いEGFの結合阻害効果が主な作用機序であるとされている。そこで我々は，EGFRへの強い親和性を示す抗体を作製できれば，Fc領域のない低分子抗体であっても，即ちADCC活性の誘導能がなくても医薬品になり得ると考えた（図4左）。先行研究に倣って，ヒト型化抗EGFR scFvの配向性とリンカー長を改変した結果，二量体と三量体の調製に成功した。我々が用いている抗EGFR抗体も親抗体はがん細胞増殖阻害活性を有しているが，scFv単独ではほとんど効果を示さない。一方，多量体化させたscFvは，多量体化に相関した親和性，EGFRのリン酸化の阻害能，がん細胞増殖阻害活性をそれぞれ示し，特に三量体は担がんマウスを用いた*in vivo*実験において，パニツムマブに匹敵する抗腫瘍効果を示した[10]。さらに近年，三量体の溶液中に四量体が含まれることを見出し，イオン交換等で分画できることが明らかになった。同様に詳細な解析を行ったところ，三量体を凌駕するがん細胞増殖阻害活性を有することが分かった[11]。またscFvの多量体化，即ち分子量に相関した血中半減期の延長も認められた（図4右）。構成単位はscFvであるため大腸菌発現系を用いた調製が可能であるという利点を保ちつつ，多量体化させることで低分子抗体であってもIgG抗体に匹敵し得ることを我々も示すことができた。

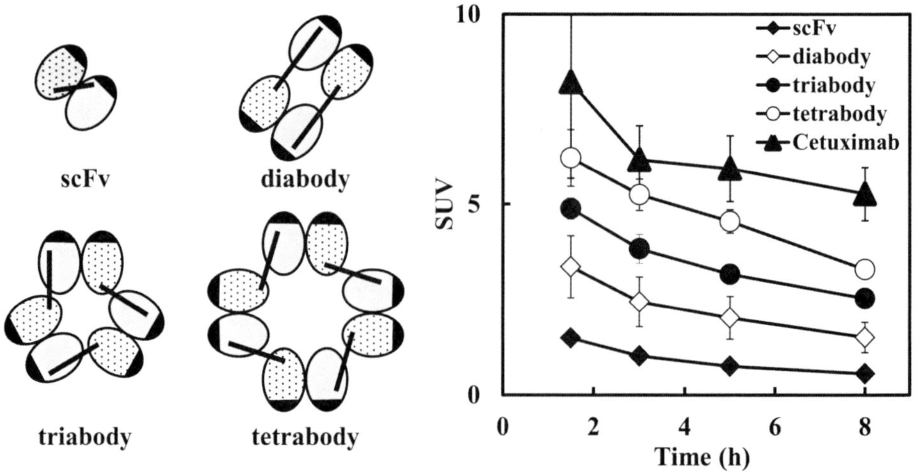

図4　多量体化scFvの模式図（左）と多量体化抗EGFR scFvの動態解析（右）
抗体を ^{125}I 標識して評価。SUV, standardized uptake value

6　低分子二重特異性抗体の開発と高機能化

多量体化 scFv 以外にも，我々は新規がん治療薬を目指した，人工改変による高機能な抗体開発に従事してきた。特に低分子二重特異性抗体の開発に注力し，様々な抗がん関連抗原抗体，および抗リンパ球表面抗原抗体とを組み合わせて二重特異性抗体を作製，機能評価を行った結果，EGFR と T リンパ球上の CD3 を標的とした Ex3 と名付けた分子に最も強力な抗腫瘍効果がみられた[12]。Ex3 は，極力ヒト由来の配列に近づけるためのヒト型化にも成功し[13]，担がんマウスを用いた *in vivo* 治療実験においても顕著な抗腫瘍効果を示した。低分子抗体は腫瘍組織への高い浸透性を有するという利点もあるが，一方で血中半減期が短い上，IgG とは異なり各々の標的に対し一価で結合するため多価効果が得られず，必ずしも親和性は高くない。我々はこの Ex3 をリード化合物と捉え，より付加価値の高い治療薬を目指して，様々な観点から高機能化を進めた（図5左）。例えば，上述した理由からヒト Fc 領域と融合させた Ex3 を作製したところ，期待通りの両標的細胞に対する親和性の向上と，Ex3 にはみられない融合させた Fc 領域を介した末梢血リンパ球の増殖効果を示し，結果がん細胞傷害活性の向上に成功した[14]。また Ex3 自体の構造形態の改変も特に注力して研究開発を進めた。構成するドメインの連結順を入れ換えた改変体を作製したところ，顕著に活性が向上することを見出し，なかでも最も活性が高い改変体は，Fc 融合 Ex3 と同等の効果を示した[15]。興味深いことに，ドメインの連結順の入れ換えにより血中半減期の延長も認められた（図5右）。Fc 融合によっても期待通りに半減期の延長が認められたが，Fc 融合体間の比較においても連結順を入れ換えた分子にさらに長い血中半減期が認められた。明確な理由は分からないが，プロテアーゼの分解活性の違いや，やはり分子形状の微

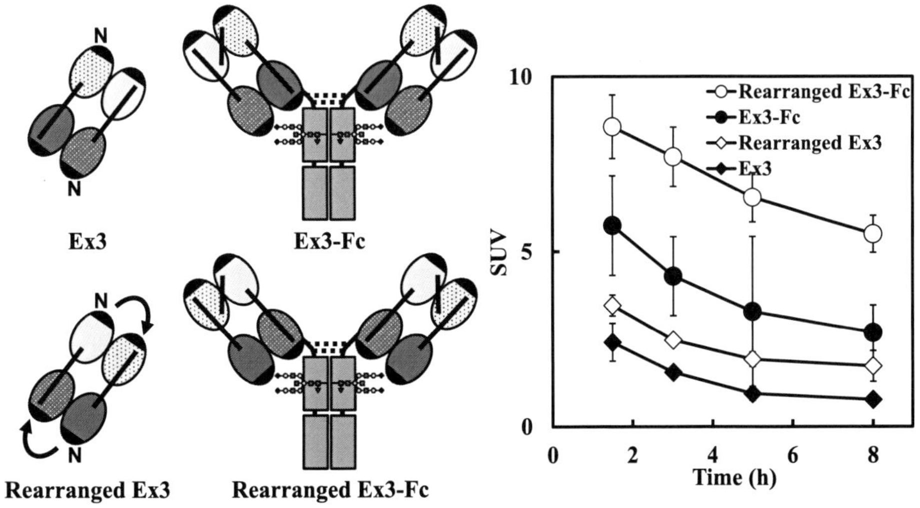

図5　Ex3 および高機能化 Ex3 の模式図（左）とこれらの動態解析（右）
抗体を ^{125}I 標識して評価。SUV, standardized uptake value

妙な違いが影響していると考えている。

7 おわりに

その特異性と親和性から抗体こそDDS試薬として最も期待されてきた分子であるといえる。中でも薬剤で修飾させたADCは，シンプルなコンセプトであり開発トレンドでもある。既に医薬化されている抗体を薬剤修飾してADCとして後に販売される例もあり，既存の製造プロセスやバリデーションが流用でき，効果も外挿しやすい利点がある。2013年に認可されたカドサイラは，ブロックバスターであるハーセプチンの有効成分であるトラスツズマブを抗がん剤修飾したものである。しかしながら，抗体医薬自体が高価な上に，修飾工程が加わると更に薬価は高くなる。前述の通り，タンパク質の均一な修飾はやはり容易ではない。このため完全非天然型の抗体医薬に期待が寄せられているが，現状FDAでの認可は1件に留まっている。人工抗体の体内動態は標的抗原や分子形状の影響も受けるが，別の問題としてこれらの解析が必ずしも容易でないことが挙げられる。抗体に特異的なプローブでは内在性の抗体と見分けることができない。今後の低分子抗体を初めとする人工抗体の開発促進に向けては，併せてその薬効薬理解析技術も確立する必要がある。

文　　献

1) P. Holliger *et al.*, *Nat. Biotechnol.*, **23**, 1126 (2005)
2) J. T. Ryman *et al.*, *CPT Pharmacometrics Syst Pharmacol*, **6**, 576 (2017)
3) L. Liu, *Protein Cell*, **9**, 15 (2018)
4) Y. Reiter *et al.*, *Trends Biotechnol.*, **16**, 513 (1998)
5) C. De Lorenzo *et al.*, *Cancer Res.*, **64**, 4870 (2004)
6) J. M. Reichert, *MAbs*, **3**, 76 (2011)
7) A. M. Cuesta *et al.*, *Trends Biotechnol.*, **28**, 355 (2010)
8) R. E. Kontermann, *BioDrugs*, **23**, 93 (2009)
9) T. Orita *et al.*, *Blood*, **105**, 562 (2005)
10) R. Asano *et al.*, *FEBS J.*, **280**, 4816 (2013)
11) R. Asano *et al.*, *FEBS Open Bio*, **6**, 594 (2016)
12) H. Hayashi *et al.*, *Cancer Immunol. Immunother.*, **53**, 497 (2004)
13) R. Asano *et al.*, *Clin. Cancer Res.*, **12**, 4036 (2006)
14) R. Asano *et al.*, *J. Immunother.*, **31**, 752 (2008)
15) R. Asano *et al.*, *Protein Eng. Des. Sel.*, **26**, 359 (2013)

第14章　近未来のDDSを拓くリポソーム人工抗体の創作と敗血症治療への応用

小出裕之[*1]，奥　直人[*2]

1　はじめに

生体内のタンパク質－タンパク質間相互作用は，生命の維持に必須の現象である。そのため，この相互作用を人工的に阻害する材料開発は，医薬品開発に直結する。そもそも，タンパク質間の強い結合は，静電相互作用，疎水性相互作用などの弱い結合が広範囲に多点で形成されることで成り立っている。筆者らは，官能基が異なる数種の機能性モノマーを水溶液中で標的分子に結合させ，粒子合成を行う分子鋳型重合法により，抗体のように標的分子と強く結合し，その機能を阻害する安価で安定な合成ナノ粒子“インプリントプラスチック抗体”を創製できることを見いだした。インプリントプラスチック抗体は，標的分子全体を包み込むようにポリマーが結合するために，限られたエピトープのみを認識する抗体とは異なる様式で，標的分子に強力に結合することが可能である。標的モデル分子として，26個のアミノ酸からなる溶血性の蜜毒メリチンを用いて検討を行った結果，インプリントプラスチック抗体は，インビトロのみならず[1)]，マウス血液中においてもメリチンを認識・捕捉し中和することで，肝臓に集積し，メリチンによる致死率を減少させた[2)]。しかしながら，インプリント抗体は調製が煩雑で大量生産はできない。さらに，標的分子（タンパク質やペプチド）を使い捨てにするため，標的分子が高価な場合には，さらに高価なものとなってしまう。そこで鋳型を用いずに同様のナノ粒子を合成したところ，適切な機能性モノマーを組み合わせることで，多方面から標的タンパク質と結合することにより，標的分子を効率的に中和することを見出した[3, 4)]。本研究は，ノンインプリントプラスチック抗体をさらに発展させ，リポソーム表面に種々の結合官能基を有するリポソーム人工抗体を創製するものである。

2　リポソーム人工抗体の調製

ノンインプリント型のプラスチック抗体においては，標的タンパク質を多方面から包み込む形で結合するために，ポリマー鎖のフレキシビリティーと柔軟なコンフォメーション変化が標的分子への結合活性の鍵となる。リポソームは，構成する脂質分子の運動性が高く，常に膜面上を縦

＊1　Hiroyuki Koide　静岡県立大学薬学部医薬生命化学教室助教
＊2　Naoto Oku　静岡県立大学薬学部客員教授；帝京大学薬学部特任教授

横無尽に移動している。そのため，リポソーム膜面上にポリマー鎖を配置することで標的分子の認識と強固な結合に好都合であると考えた。標的毒素としてヒストンを用いた。ヒストンは塩基性タンパク質であり，通常は核内でDNAと結合して遺伝子発現を調節しているが，炎症性疾患時には死細胞から血中に放出され，Toll様受容体など様々な受容体に結合することで多臓器不全を起こすため，敗血症の原因タンパク質であると考えられている[5]。ヒストンに結合するリポソーム人工抗体創製に向けて，リポソーム表面に修飾する直鎖ポリマーは，*N*-isopropylacrylamide（NIPAm），疎水性モノマーである *N*-*tert*-butylacrylamide（TBAm），*tert*-butyl acrylate（*tert*-BAc，後に *tert*-butyl 基を脱保護し負電荷の acrylic acid（AAc）となる）を用い，ポリマー鎖の長さを精密に制御できる可逆的付加開裂連鎖移動重合（RAFT重合）で合成した。ポリマー重合は，それぞれの機能性モノマーに加えて，RAFT剤である3-benzylsulfanylthiocarbonylsulfanyl propionic acid（BPATT），重合開始剤である4,4'-Azobis(4-cyanovaleric acid)（V501）をメタノールに溶解し，65℃で3時間，窒素存在下で行った。反応後，trifluoro acetic acid（TFA）により *tert*-BAc の *tert*-butyl 基を脱保護し，カルボキシル基を露出させた。また，末端のトリチオエステルは $NaBH_4$ により還元し，チオール基に変換

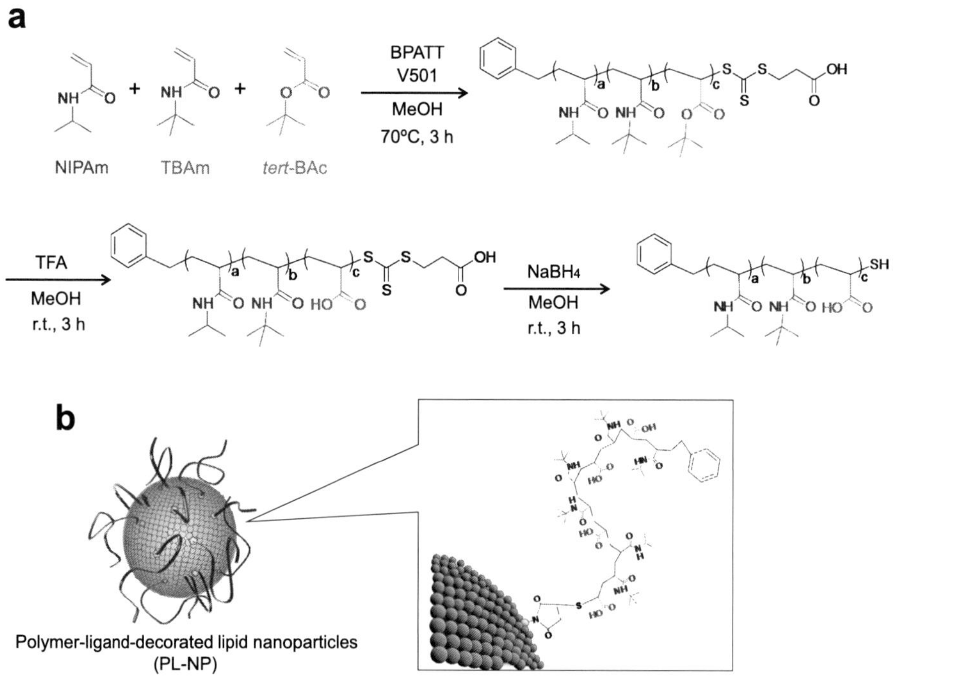

図1　機能性モノマーの構造と直鎖ポリマーの合成方法

a）直鎖ポリマーは NIPAm, TBAm and *tert*-Bac を用い，RAFT 重合により合成した。メタノール中にて3日間透析後，trifluoroacetic acid（TFA）により *tert*-BAc の *tert*-butyl 基を脱保護，トリチオエステル末端を $NaBH_4$ により還元し，末端をチオール基にした。最後に，再びメタノール中で24時間透析することで精製。b）ポリマー修飾リポソームの模式図

した（図1）。直鎖ポリマーのモノマー比は，TBAmの割合を40 mol%とし，AAcの割合を5，10，20，40 mol%の4種類，さらに各混合比におけるポリマー鎖の長さが30，100，1000 merとなるように3種類ずつ，計12種類（polymer 1～12）用意した。ポリマーを修飾するリポソームは，dipalmitoylphosphatidylcholine（DPPC）：cholesterol：dipalmitoylphosphatidylethanolamine-maleimide（DPPE-maleimide）= 1.98：1：0.02（モル比）となるように調製した。その後，リポソーム表面のマレイミド基とポリマー末端のチオール基を反応させ，ポリマーをリポソーム表面に修飾した。

3　ポリマー修飾リポソームのヒストンに対する結合能

ポリマー修飾リポソーム（Polymer-Lip）のヒストンに対する結合親和性の検討には，quartz crystal microbalance（QCM）を用いた。QCMセルの金基盤にアミンカップリングによってヒ

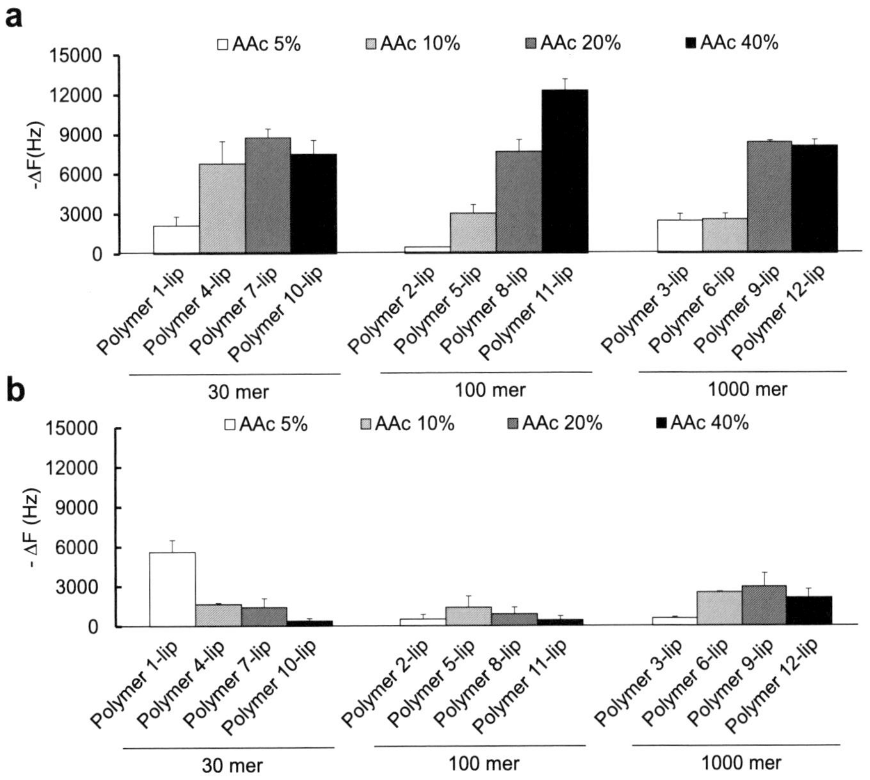

図2　ポリマー修飾リポソームとヒストンとの相互作用解析

a）QCMセルの金基盤にヒストンをコートし，非特異的な相互作用を阻害するためにBSAにてブロッキングした後に，ポリマー修飾リポソーム（脂質濃度として113 μM）を添加した時の振動数変化。b）コントロールとして，BSAのみをQCMセルの金基盤にコートし，ポリマー修飾リポソーム（脂質濃度として113 μM）を添加した時の振動数変化。

ストンを固定化した後，非特異的な相互作用を阻害するためにウシ血清アルブミン（BSA）によりブロッキングし，ポリマー修飾リポソームとヒストンの相互作用を解析した（図2a）。また，コントロールとしてBSAのみを基盤に固定化し，同様に相互作用を解析した（図2b）。その結果，直鎖ポリマーを構成するAAcの割合に応じてヒストンに対する親和性が高くなり，AAcの割合が40 mol%の直鎖ポリマー（polymer 10,11,12）を修飾したリポソームがヒストンに対して高い親和性を示した。さらに，AAcの割合が40 mol%の直鎖ポリマーを修飾したリポソームの中でも100 merの長さのポリマー（polymer 11）を修飾したリポソームがヒストンに対して最も高い親和性［解離速度定数（K_d）=～500 nM（脂質濃度）］を示した。BSAに対する相互作用に関しては，機能性モノマーの配合比に依存するものではなく，主にポリマー鎖の長さに依存する傾向が見られ，1000 merの長さのポリマーを修飾したリポソームはBSAに対して結合能を示したものの，30 merまたは100 merの長さのポリマーを修飾したリポソームには殆ど結合しなかった。これは，ポリマー鎖を伸張すると非特異的な相互作用が増強するという報告と整合している[6]。以上より，ポリマー修飾リポソームのヒストンに対する結合親和性及び特異性は，モノマー比だけでなく，ポリマー鎖の長さを最適化することで高まることが明らかになった。

血液中で標的毒素を吸着して無毒化するためには，血液中に存在するタンパク質との相互作用を回避し，標的毒素に対して選択的に結合する必要がある。一般的にNIPAmやTBAmから構成される粒子は，血漿中のタンパク質と非特異的な相互作用により“プロテインコロナ”を形成し，標的タンパク質に対する結合能の低下や生体内で毒性を発揮してしまうことが懸念されている[7]。興味深いことに，ヒストンに対して最も高い結合親和性を示したpolymer 11を修飾したリポソームは，アルブミン，IgG，フィブリノーゲン，アポリポプロテインA-1など血漿タンパク質に対してほとんど相互作用しなかった。これは，血液中においてもpolymer 11を修飾したリポソームが選択的にヒストンに結合可能であることを示している。

4　ポリマー修飾リポソームのヒストン依存的な細胞傷害抑制効果

ここまでの検討において，直鎖ポリマーを構成する機能性モノマーの割合とポリマー鎖の長さを最適化することで，標的毒素であるヒストンに選択的に結合するポリマー修飾リポソームの開発に成功してきた。そこで次に，ポリマー修飾リポソームがヒストンに結合するだけでなくその毒性を中和可能であるか検討を行うこととした。ヒストンに対して高い親和性を示したpolymer 7～12を修飾したリポソームとヒストンを細胞に添加し，その24時間後に生細胞を計測すると，QCMの検討においてヒストンに対して最も高い親和性を示したpolymer 11を修飾したリポソームが，ヒストンによる細胞傷害を最も抑制した。これは，ポリマーがヒストンに結合することで，その毒性の中和に成功したことを意味している。さらに，ポリマーをリポソームに修飾することの有用性を明らかにするために，ヒストン毒性に対するIC_{50}をリポソームに修飾して

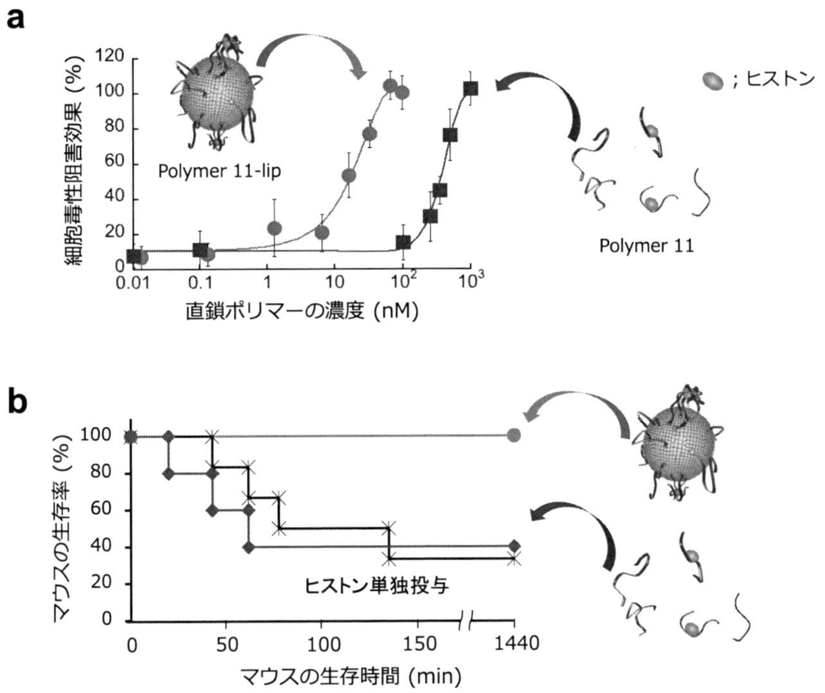

図 3　リポソームへのポリマー修飾によるヒストン毒性阻害効果の向上

a）2H-11 細胞にヒストン（45 μg/mL）と様々な濃度の Polymer 11 もしくは Polymer 11-lip を添加し，24 時間後の生細胞数を WST-8 assay により測定。b）BALB/c マウスにヒストン（55 mg/kg）を尾静脈内投与し，その 20 秒後に PBS，Polymer 11（0.3 mg/kg）もしくは Polymer 11-lip（リン脂質濃度として 200 μmol/kg，ポリマー濃度として 0.26 mg/kg）を尾静脈内投与した後のマウスの生存率。

いないポリマー（Polymer 11）と比較した。すると，Polymer 11 の IC_{50} は約 400 nM であるの対し，polymer 11 を修飾したリポソームの IC_{50} は，ポリマー濃度として約 16 nM であった（図 3a）。通常，リポソーム表面の脂質分子は流動性が高いため，粒子表面を自由に動くことができる。そのため，リポソームに修飾したポリマーがヒストンに相互作用すると，その近傍に存在するポリマーもヒストンに相互作用することが可能である。この“協同的阻害（Cooperative inhibition)”によりポリマー修飾リポソームはポリマー単体と比較して低い IC_{50} 値を示したと考えられる。しかし，リポソームに修飾していないポリマーを用いると，培養液中に均一に分散してしまうため，協同的阻害効果を発揮できなかったと考えられる。

5　ポリマー修飾リポソームの *in vivo* におけるヒストン毒性阻害効果

NIPAm コポリマーだけではなくデンドリマー[8]やペプトイド[9]，グライコポリマー[10]などは，組み込むモノマーの種類や組成を最適化することで標的高分子に強く特異的に結合することが可能である。しかし，生体適合性の低さや，分子量や粒子径によっては腎臓から速やかに排泄されてしまうため，血中滞留性が低い[2,4]。そのため，これらポリマーを動物に用いる際は，腹腔内投与や浸透圧ポンプを使った投与方法が主となっている。そこで，ポリマーをリポソームに修飾することによる血中滞留性の改善効果を明らかにするために，［^{14}C］標識ポリマー（polymer 10, 11 もしくは 12）もしくはポリマー修飾［^{3}H］標識リポソームをマウスの尾静脈内に投与し，3 時間後の体内動態を測定した。すると，polymer 10（30 mer），polymer 11（100 mer）を投与した場合では血液中に 5％程度しか残存していなかったのに対し，polymer 10 修飾リポソームは 20％程度，polymer 11 修飾ポソームは 35％程度残存していた。この結果より，リポソームにポリマーを修飾することでポリマーリガンドの血中滞留性が大幅に向上することが示唆された。Polymer 12（1,000 mer）に関しては，リポソームに修飾しなくとも血液中に 30％程度残存していた。これは，QCM の検討において polymer 12 修飾リポソームが BSA に相互作用したことから，血中で血漿タンパク質に結合し，血液中を循環したことが考えられる。以上より，生体適合性の優れたリポソームにポリマーを修飾するという本手法は，ポリマーの血中滞留性を高める上でも重要な手法となりうることが示された。

筆者らは，ポリマー修飾リポソームの *in vivo* での有用性を証明するために，生体内におけるヒストンへの結合能と中和能の評価を試みることとした。まず，体内でのヒストン認識能を明らかにするために，3,3'-dioctadecyloxacarbocyanine, perchlorate（DiO）にて蛍光標識したポリマー修飾リポソームと Sulfo-Cy5 標識ヒストンを尾静脈内投与した後に肝臓を採取し，共焦点レーザースキャン顕微鏡を用いて肝臓におけるポリマー修飾リポソームとヒストンの局在を観察した。その結果，ポリマー未修飾のリポソーム，polymer 10 もしくは polymer 12 修飾リポソームを投与したマウスの肝臓では，ヒストンとリポソームは別々に局在していたのに対し，polymer 11 修飾リポソームを投与したマウスの肝臓では，多くのリポソームがヒストンと共局在していた。これは，polymer 11 修飾リポソームが多くのタンパク質が存在する体内においても，標的であるヒストンに結合し，放出することなく肝臓に蓄積していることを示している。そこで，*in vivo* におけるヒストン毒性中和能の検討を行うために，致死量のヒストンをマウスに尾静脈内投与し，その 20 秒後に polymer 11 修飾リポソームを尾静脈内投与した。コントロール群には，ポリマー未修飾のリポソーム，あるいは Polymer 11 を投与した。すると，コントロールリポソームもしくは Polymer 11 を投与した群では，マウスの致死率が 60％以上であったのに対し，polymer 11 修飾リポソームを投与した群では全てのマウスが生存した（図 3b）。この結果より，polymer 11 修飾リポソームはマウス体内でヒストンに結合するだけでなくその毒性を中和可能であることが示された[11]。

6　結論

脂質二重膜から構成される人工細胞様微粒子のリポソームは 1964 年に Bangham らによって

開発されて以来，DDSキャリアとして今日まで目覚ましい発展を遂げてきている。これまでに，がんなどの標的組織へ高効率に送達するためにポリエチレングリコールや糖鎖，抗体やペプチドなどを修飾する手法が用いられてきた。本稿では，近未来のDDSとして，*in vivo* において標的タンパク質に結合して無毒化する直鎖ポリマー修飾リポソーム"リポソーム人工抗体"の開発について紹介した。本研究で開発したリポソーム人工抗体は，修飾するポリマーの構造や組成を変えることで様々な毒素を標的にすることが可能である。本研究の成果が，これまでDDSキャリアとして用いられてきたリポソームの可能性を広げる新たな概念となり，画期的な解毒剤開発や高分子化学の発展に貢献することを期待する。

文　　献

1）Y. Hoshino, T. Urakami, T. Kodama, H. Koide, N. Oku, Okahata Y, Shea KJ., Design of synthetic polymer nanoparticles that capture and neutralize a toxic peptide, *Small*, **5** (13), 1562-1568, doi: 10.1002/smll.200900186 (2009)

2）Y. Hoshino, H. Koide, T. Urakami, H. Kanazawa, T. Kodama, N. Oku, K. J. Shea, Recognition, neutralization, and clearance of target peptides in the bloodstream of living mice by molecularly imprinted polymer nanoparticles: a plastic antibody, *J. Am. Chem. Soc.*, **132** (19), p.6644-6645, doi: 10.1021/ja102148f (2010)

3）K. Yoshimatsu, H. Koide, Y. Hoshino, K. J. Shea, Preparation of abiotic polymer nanoparticles for sequestration and neutralization of a target peptide toxin., *Nat. Protoc.*, **10** (4), 595-604, doi: 10.1038/nprot, 032. Epub 2015 Mar 19 (2015)

4）Y. Hoshino, H. Koide, K. Furuya, W. W.Haberaecker, S. H. Lee, T. Kodama, H. Kanazawa, N. Oku, K. J. Shea, The rational design of a synthetic polymer nanoparticle that neutralizes a toxic peptide *in vivo*, *Proc. Natl. Acad. Sci. USA.*, **109**, 33-38 (2012)

5）J. Xu, X. Zhang, R. Pelayo, M. Monestier, C. T. Ammollo, F. Semeraro, F. B. Taylor, N. L. Esmon, F. Lupu, C. T. Esmon, Extracellular histones are major mediators of death in sepsis, *Nat. Med.*, **15**, 1318-1321 (2009)

6）H. Lee, Y. Hoshino, Y. Wada, Y. Arata, A. Maruyama, Y. Miura, Minimization of Synthetic Polymer Ligands for Specific Recognition and Neutralization of a Toxic Peptide, *J. Am. Chem. Soc.*, **137**, 10878-10881 (2015)

7）T. Cedervall, I. Lynch, S. Lindman, T. Berggard, E. Thulin, H. Nilsson, K. A. Dawson, S. Linse ,Understanding the nanoparticle–protein corona using methods to quantify exchange rates and affinities of proteins for nanoparticles, *Proc. Natl. Acad. Sci. USA.*, **104**, 2050-2055 (2007)

8）D. G. Udugamasooriya, S. P. Dineen, R. A. Brekken, T. Kodadek, A peptoid "antibody surrogate" that antagonizes VEGF receptor 2 activity, *J. Am. Chem. Soc.*, **130**, 5744-

5752（2008）

9) J. Dernedde, A. Rausch, M. Weinhart, S. Enders, R. Tauber, K. Licha, M. Schirner, U. Zügel, von Bonin A, Haag R. Dendritic polyglycerol sulfates as multivalent inhibitors of inflammation, *Proc. Natl. Acad. Sci. USA.*, **107**, 19679-84（2010）

10) Q. Zhang, J. Collins, A. Anastasaki, R. Wallis, D. A. Mitchell, Becer CR, Haddleton DM, Sequence-Controlled Multi-Block Glycopolymers to Inhibit DC-SIGN-gp120 Binding, *Angew. Chem. Int. Ed. Engl.*, **52**, 4435-4439（2013）

11) H. Koide, H. Tsuchida, M. Nakamoto, A. Okishima, S. Ariizumi, C. Kiyokawa, T. Asai, Y. Hoshino, N. Oku, Rational designing of an antidote nanoparticle decorated with abiotic polymer ligands for capturing and neutralizing target toxins, *J. Control Release,* **268**, 335-342, doi: 10.1016/j.jconrel.2017.10.028. Epub 2017 Oct. 20（2017）

第15章　分子進化技術によるサイトカイン機能改変体の創製とDDSへの展開

長野一也[*1]，東阪和馬[*2]，堤　康央[*3]

1　はじめに

近年の質量分析機器の感度向上を基盤に，疾患プロテオミクス研究が進展しており，疾患の発症や悪化に関与する「創薬ターゲット蛋白質」や，病態の治癒に関わる「医薬品シーズ蛋白質」が数多く同定され[1)]，これらを効率よく医薬品へ応用することが望まれている。しかし，過去の事例からも明らかなように，蛋白質は一般に，体内安定性に乏しいため，医薬品として適用する際には，大量頻回投与を余儀なくされ，往々にして重篤な副作用を招いてしまう。また，サイトカインなどの生理活性蛋白質は，複数種類の受容体を介して，多様な生理活性を示すため，目的とする治療作用のみならず，副作用の原因となる他の作用までも同時に発現してしまうことが課題としてあげられている[2~4)]。そのため，生理活性蛋白質の臨床応用は著しく制限されており，医薬品化に成功した例は少ないのが現状である。従って，疾患プロテオミクス情報などを有効活用したプロテオーム創薬を推進し，有効かつ安全な蛋白療法を確立・最適化するためには，これら蛋白質固有の問題点を克服しうる創薬基盤技術であるDrug Delivery System（DDS）の確立が鍵を握っている。

本観点から著者らは，①受容体への親和性や特異性などが高く，医薬価値に優れた機能性人工蛋白質を迅速に創製できる蛋白質分子進化戦略（生物学的DDS）の構築，②蛋白質の生体内安定性を向上させ，目的とする治療作用のみを選択的に発現可能な高分子バイオコンジュゲーション法（高分子化学的DDS）の確立を目指している。そこで本稿では，自己免疫疾患の創薬ターゲットとして注目されている腫瘍壊死因子（Tumor necrosis factor-alpha; TNF）に対して[5~7)]，①と②を融合させた独自のDDS基盤技術を応用し，分子標的蛋白医薬の創出を試みた研究例について概説する。

2　抗TNF阻害薬の問題点と新規抗TNF治療戦略の提案

広範な炎症の惹起・悪化に関わるTNFは，慢性関節リウマチの優れた創薬ターゲットであ

＊1　Kazuya Nagano　大阪大学　薬学研究科　准教授
＊2　Kazuma Higashisaka　大阪大学　医学系研究科／薬学研究科　特任講師
＊3　Yasuo Tsutsumi　大阪大学　薬学研究科　教授

り，その中和抗体や可溶型TNF受容体は，本疾患の特効薬として臨床に供されている。その結果，現在では，完治する症例も認められるなど，これまでの対症療法にはなかった治療成績を残している[8,9]。しかしながら，TNFは本来，宿主の生体防御機構に重要な役割を担っているため，これらTNFの機能を阻害する医薬は，結核などの感染症のリスクの増大や，発がんに対する宿主の抵抗性の減弱が懸念されている[10,11]。また，自己免疫疾患の中でも，多発性硬化症では，抗TNF阻害薬の適用により，逆に病態が悪化したことから[12]，その使用は禁忌となっており，これら問題点を克服し得る新たな抗TNF治療戦略の確立が求められている。

このような背景のもと，TNFの2種類の受容体（TNFR1およびTNFR2）を介した機能解析が推進され，その違いなどが明らかとなってきた。即ち，各受容体のノックアウトマウスといった動物モデルを使った検討から，TNFR1を介した活性発現が，炎症反応の惹起・悪化に関与することが示されたのに対し，TNFR2を介した活性発現は，ウイルス感染防御や多発性硬化症の抑制に関与していることが明らかとなりつつある[13~15]。したがって，これらの知見は，TNFのTNFR1による活性発現を選択的に阻害することができれば，慢性関節リウマチのみならず，既存の抗TNF阻害薬では適用外であった自己免疫疾患（多発性硬化症など）にも，安全かつ有効な新規治療戦略になりうるものと期待される。

本観点から，近年の抗体医薬の台頭も相まって，TNF受容体に対する中和抗体が，各種自己免疫疾患や炎症性疾患に対する有効な治療薬として注目されてきた。しかし，各TNF受容体に対する中和抗体は，TNFのようなアゴニスト作用を発現することが報告されており[16]，いまだ医薬応用にかなう中和抗体は作製されていない。そのため，抗体とは異なる手法で，TNFR1選択的な蛋白性アンタゴニストを作製できれば，上述した副作用を克服できる可能性があるばかりか，これまで抗TNF阻害剤を適応できなかった疾患への適応も可能となり，様々な自己免疫疾患・炎症性疾患に対する画期的治療薬になるものと期待される。そこで次節では，独自のファージ表面提示法を駆使することで，TNFR1指向性を有した蛋白性アンタゴニスト（機能性人工TNF）を探索・創出した。

3　独自のファージ表面提示法を用いた生物学的DDS

前述した通り，サイトカインのような蛋白質は，複数種類の受容体を介して，多様な生理活性を示すため，有効かつ安全な蛋白医薬へと応用するには，特定の受容体への親和性や選択性に優れた機能性人工蛋白質を創製する必要がある。しかしながら，世界的に進められてきた点突然変異法（Kunkel法など）による構造変異蛋白質（アミノ酸置換体）作製法では[17~19]，まず，蛋白質の立体構造や機能をシミュレーションし，蛋白質の構成アミノ酸を一つずつトライ・アンド・エラーで別の特定アミノ酸に改変することで，個々の構造変異蛋白質を作製しなければならない。そのうえで，目的とする機能性人工蛋白質を探索・同定するため，作製した構造変異蛋白質の中から，個別に機能を評価する必要がある。そのため，これら従来法では，多大な労力と時間ばかりを要し，期待通りの成果は得られていないのが現状である。例えば，TNF 中の 11 番目・65 番目・90 番目のリジン（K11・K65・K90）は，立体構造（三量体）の形成や受容体結合に必須の役割を担っているため，本手法で他のアミノ酸に置換しようにも，致命的な活性低下を招いていた。

その点，著者らはこれまでに，ファージ表面提示法を独自に改良することで，1 億種類以上もの多様性を有した構造変異蛋白質（アミノ酸置換体）を一挙に生合成し，これらの構造変異体ライブラリの中から，目的の特性（受容体への結合特異性や体内安定性，生物活性など）を有した「医薬価値に優れた機能性人工蛋白質」を迅速かつ効率良く同定できる分子進化技術を確立してきた（図 1）。これらの技術基盤を活用することで，著者らはこれまでに，TNF 中の K11 や K65，K90 などを含む全 6 個のリジン残基を一挙に他のアミノ酸へ置換したライブラリから，野生型 TNF と同等以上の生物活性と受容体親和性を有する機能性リジン欠損 TNF 変異体の創製に初めて成功した（図 2（a））[20]。したがって，「ファージ表面提示法を駆使した分子進化技術」は，従来の点突然変異法では見い出すことのできなかった機能性人工蛋白質を創製でき，有

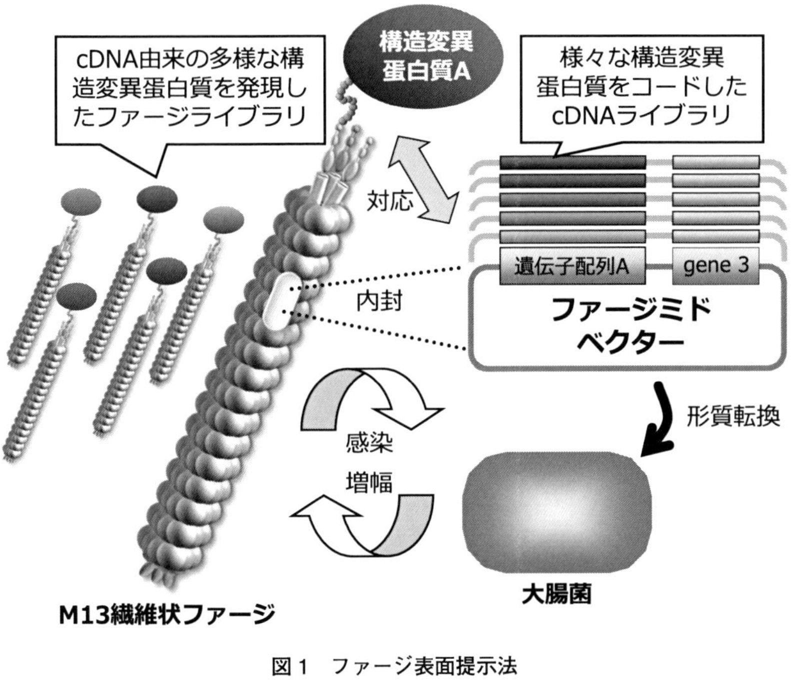

図 1　ファージ表面提示法

ファージ表面提示法の特徴として，①外来遺伝子をファージミドベクターに組み込むことで，その遺伝子産物をファージ外殻蛋白質との融合体として提示でき，②各ファージでは，遺伝子型（ファージに内包された遺伝子）と表現型（提示されている蛋白質）が対応しているうえ，③ファージミドベクターの宿主菌への導入とファージの大腸菌への感染により，簡便にファージを増幅できることが挙げられる。このようにファージ表面提示法は，バクテリオファージの生活環を巧みに利用することで，1 億種類以上もの多様性を有した構造変異蛋白質ライブラリが 1 週間程度で作製でき，このライブラリの中から，目的とする「医薬価値に優れた機能性人工蛋白質」を迅速かつ効率良く同定できる分子進化技術である。

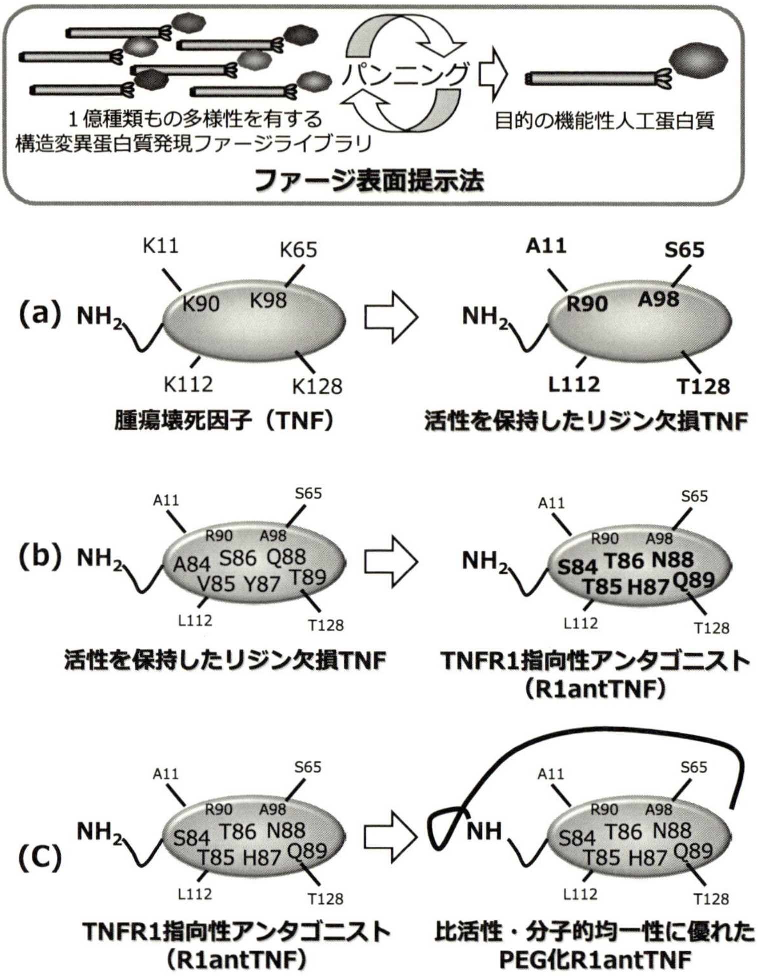

図2　医薬価値に優れた機能性人工 TNF の創出

ファージ表面提示法を活用し，(a) TNF 中の全6個のリジン残基を一挙に他のアミノ酸へ置換したライブラリから，野生型 TNF と同等以上の生物活性と受容体親和性を有する機能性リジン欠損 TNF や，(b) TNF 中の受容体結合領域に位置する6箇所のアミノ酸残基を他のアミノ酸に網羅的に置換したライブラリから，TNFR2 とは結合せず，TNFR1 に対してのみ野生型 TNF と同等の結合親和性を示す TNFR1 指向性アンタゴニスト（R1antTNF），(c) N 末端部位特異的にバイオコンジュゲーションすることで，比活性・分子的均一性に優れた PEG 化 R1antTNF といった医薬価値に優れた機能性人工 TNF の創出に成功した。

効かつ安全な蛋白療法の開発に圧倒的な競争力を提供しうることが期待される。実際，本技術基盤をさらに活用し，TNF 中の受容体結合領域に位置する計6箇所のアミノ酸残基を他のアミノ酸に網羅的に置換した構造変異 TNF 発現ファージライブラリを作製・スクリーニングした結果，「TNFR2 とは結合せず，TNFR1 に対してのみ野生型 TNF と同等の結合親和性を示す TNFR1 指向性アンタゴニスト（R1antTNF）」を初めて創出した（図2（b））[21]。これまで，生理活性蛋白質の構造変異体が，野生型蛋白質の生物活性に対してアンタゴニスト活性を示すという概念すらなく，TNFR1 指向性アンタゴニストの創出は，独自に構築した技術基盤を応用することで初めて成し得た成果である。開発した R1antTNF は，生物学的改変により TNFR1 へのターゲティング能が付与された点で，分子レベルの DDS であり，蛋白医薬による疾病治療の最適化を目指した「生物学的 DDS」と位置づけられる。

4　高分子化学的 DDS による部位特異的バイオコンジュゲーション

前述した通り，サイトカインといった生理活性蛋白質を医薬応用するための課題の 1 つは，その生体内安定性の低さである。そのため，血中濃度の維持を目的とした薬物の長期的な投与が必要な慢性疾患に対して R1antTNF を適用するためには，この課題を克服し，長期投与にも耐えうる戦略が必要不可欠である。その点，ポリエチレングリコール（PEG）などの水溶性高分子で蛋白質を修飾する高分子バイオコンジュゲーション法は，① 蛋白質の分子量増大による腎排泄速度の減少をもたらすだけでなく，② 修飾高分子により蛋白質の分子表面が覆われるため，プロテアーゼによる分解や免疫原性が低下し，体内クリアランスの減少によって，生理活性蛋白質の生体内安定性を改善させることが可能な最適 DDS と位置づけられている[22~24]。しかしながら，高分子バイオコンジュゲーション法の成功例は，Interferon（IFN）α や Adenosine deaminase，Asparaginase，Erythropoietin に限られている（表 1）。この最大の原因は，活性発現部位への高分子導入による致命的な比活性低下と高分子バイオコンジュゲート体の分子的/機能的不均一性にある。即ち，これまで汎用されてきた高分子バイオコンジュゲーション法は，アミノ基（リジン残基の有する ε アミノ基と N 末端の α アミノ基）を標的とした手法であり，修飾高分子のアミノ基への結合はランダムでしかない。その一方で，殆どの蛋白質において，リジン残基は活性発現に必須の役割を担っているため，これらリジン残基への高分子を導入することで，必然的に比活性低下が招かれてしまう。また，ランダムに修飾高分子が導入されるため，

表 1　市販 PEG 化蛋白質医薬品リスト

製品名	蛋白質	適用症	承認年（米国）
Adagen®	PEG-adenosine deaminase	重症複合免疫不全症	1990
Oncaspar®	PEG-asparaginase	急性リンパ芽球性白血病	1994
Pegintron®	PEG-interferon α-2b	C 型肝炎	2000
Pegasus®	PEG-interferon α-2a	C 型肝炎	2001
Neulasta®	PEG-granulocyte-colony stimulating factor	好中球減少症	2002
Somavert®	PEG-human growth hormone	先端巨大症	2003
Mircera®	PEG-erythropoietin	腎性貧血	2007
Cmzia®	PEG-anti-TNF α Fab'	関節リウマチ	2008
Krystexxa®	PEG-urate oxidase	痛風	2010

得られた高分子バイオコンジュゲート体は，蛋白質の様々な部位に，種々個数の修飾高分子が結合した分子的不均一な混合物となる。実際，C 型肝炎の特効薬として応用されている PEG 化 IFNα（Pegasys®）ですら，残存活性が 10～30％のヘテロ集団と報告されている。従って，蛋白療法の最適化を目指した DDS を推進するためには，部位特異的に効率よく高分子導入でき，高い比活性を有する高分子バイオコンジュゲート体を創製できる技術基盤の確立が待望されている。

その点，著者らが創出した TNFR1 指向性アンタゴニスト R1antTNF は，前述したリジン欠損 TNF 変異体をテンプレートに作製しているため，高分子バイオコンジュゲーション法を適用すると，PEG などの修飾高分子は N 末端アミノ基にのみ導入される。ここで，TNF の N 末端アミノ基は，活性発現や立体構造形成に関係ないことから，比活性低下を回避したうえで，分子的均一性にも優れた高分子バイオコンジュゲート体が作製可能である。そこで，R1antTNF の N 末端部位特異的に PEG を導入した PEG 化 R1antTNF（PEG- R1antTNF）を作製し（図 2 (c)），野生型の R1antTNF に比較して，*in vitro* アンタゴニスト活性を低下させることなく，血中滞留性が向上させることが可能となった。そこで，PEG- R1antTNF の治療薬としての有効性を評価するため，関節リウマチや多発性硬化症のモデルマウスに PEG- R1antTNF を投与し，その治療効果を検証した[25～27]。その結果，いずれのモデルマウスにおいても，病態スコアの有意な抑制が認められ，新規自己免疫疾患治療薬としての有用性が示唆された。さらに，既存の抗 TNF 阻害薬の致命的課題であった感染症リスクに及ぼす影響を評価したところ，既存の抗 TNF 薬とは異なり，宿主のウイルス感染防御能に影響を与えることはなく，安全性の高い治療薬になりうることが示された。現在，PEG- R1antTNF のさらなる有用性を評価すべく，他の自己免疫疾患モデルマウスに対し，その効果を多角的に検証している。

5　終わりに

本稿では，TNF をモデルに，蛋白質自体に受容体指向性や高親和性を付与する「分子レベルの生物学的 DDS」と，機能性人工蛋白質の体内動態制御を可能とする「生体レベルの高分子化学的 DDS」の融合開発が，安全かつ有効な次世代型蛋白質医薬品の創薬基盤と成りうることを示した。

現在，医薬品売り上げ高ランキングトップ 10 の半数以上をバイオ医薬が占めるようになったものの，その殆どは抗体医薬である。残念ながら，抗体以外の生理活性蛋白質の医薬応用は，PEG 化 IFNα が承認された 2000 年代と比較しても，それほど多くなっていない。その一方で，今後も，疾患プロテオミクス研究などから，様々な医薬品シーズ蛋白質候補が見出されてくることを考慮すると，これら原石（医薬品シーズ蛋白質候補）を如何に「安全性と有効性を高度に担保した蛋白質医薬」という宝石に，効率よく磨き上げることが重要となってくる。このような観点から，本稿で紹介した技術基盤が起爆剤となり，サイトカインを始めとする生理活性蛋白質の医薬応用を本邦が先導することで，創薬立国としての地位の確立が期待される。

謝辞

本研究は，大阪大学微生物病研究所共働研究室（BIKEN次世代ワクチン共働研究所）・一般財団法人阪大微生物病研究会（BIKEN次世代ワクチン開発研究センター）の吉岡靖雄先生をはじめ，国立医薬品食品衛生研究所　柴田寛子先生，阿部康弘先生との共同成果であり，この場をお借りして，御礼を申し上げます。

文　　献

1) S. Hanash, *Nature,* **422**, 226-232（2003）
2) M. S. Gordon, J. Nemunaitis, R. Hoffman, R. L. Paquette, C. Rosenfeld, S. Manfreda, R. Isaacs, and S. D. Nimer, *Blood,* **85**, 3066-3076（1995）
3) R. J. Kreitman, W. H. Wilson, K. Bergeron, M. Raggio, M. Stetler-Stevenson, D. J. FitzGerald, and I. Pastan, *N. Engl. J. Med.,* **345**, 241-247（2001）
4) S. Nagata, *Nat. Med.,* **6**, 502-503（2000）
5) D. Aderka, H. Engelmann, Y. Maor, C. Brakebusch, and D. Wallach, *J. Exp. Med.,* **175**, 323-329（1992）
6) M. Feldmann, and R. N. Maini, *Nat Med,* **9**, 1245-1250（2003）
7) Y. Muto, K. T. Nouri-Aria, A. Meager, G. J. Alexander, A. L. Eddleston, and R. Williams, *Lancet,* **2**, 72-74（1988）
8) F. C.Breedveld, P.Emery, E.Keystone, K.Patel, D. E.Furst, J. R.Kalden, E. W.St Clair, M.Weisman, J.Smolen, P. E.Lipsky, and R. N.Maini, *Ann. Rheum. Dis.,* **63**, 149-155（2004）
9) M. C. Genovese, J. M. Bathon, R. W. Martin, R. M. Fleischmann, J. R. Tesser, M. H. Schiff, E. C. Keystone, M. C. Wasko, L. W. Moreland, A. L. Weaver, J. Markenson, G. W. Cannon, G. Spencer-Green, and B. K. Finck, *Arthritis Rheum.,* **46**, 1443-1450（2002）
10) J. J. Gomez-Reino, L. Carmona, V. R. Valverde, E. M. Mola, and M. D. Montero, *Arthritis Rheum.,* **48**, 2122-2127（2003）
11) J. S. Lubel, A. G. Testro, and P. W. Angus, *Intern. Med. J.,* **37**, 705-712（2007）
12) N. L. Sicotte, and R. R. Voskuhl, *Neurology,* **57**, 1885-1888（2001）
13) L. Mori, S. Iselin, G. De Libero, and W. Lesslauer, *J. Immunol.,* **157**, 3178-3182（1996）
14) G. Kassiotis, and G. Kollias, *J. Exp. Med.,* **193**, 427-434（2001）
15) J. Liu, M. W. Marino, G. Wong, D. Grail, A. Dunn, J. Bettadapura, A. J. Slavin, L. Old, and C. C. Bernard, *Nat. Med.,* **4**, 78-83（1998）
16) H. Engelmann, H. Holtmann, C. Brakebusch, Y. S. Avni, I. Sarov, Y. Nophar, E. Hadas, O. Leitner, and D. Wallach, *J. Biol. Chem.,* **265**, 14497-14504（1990）
17) G.Adams, S.Vessillier, H.Dreja, and Y.Chernajovsky, *Nat. Biotechnol.,* **21**, 1314-1320

(2003)
18) C. A. Sarkar, K. Lowenhaupt, T. Horan, T. C. Boone, B. Tidor, and D. A. Lauffenburger, *Nat. Biotechnol.,* **20**, 908-913 (2002)
19) A. Zeytun, A. Jeromin, B. A. Scalettar, G. S. Waldo, and A. R. Bradbury, *Nat. Biotechnol.,* **21**, 1473-1479 (2003)
20) Y. Yamamoto, Y. Tsutsumi, Y. Yoshioka, T. Nishibata, K. Kobayashi, T. Okamoto, Y. Mukai, T. Shimizu, S. Nakagawa, S. Nagata, and T. Mayumi, *Nat. Biotechnol.,* **21**, 546-552 (2003)
21) H. Shibata, Y. Yoshioka, A. Ohkawa, K. Minowa, Y. Mukai, Y. Abe, M. Taniai, T. Nomura, H. Kayamuro, H. Nabeshi, T. Sugita, S. Imai, K. Nagano, T. Yoshikawa, T. Fujita, S. Nakagawa, A. Yamamoto, T. Ohta, T. Hayakawa, T. Mayumi, P. Vandenabeele, B. B. Aggarwal, T. Nakamura, Y. Yamagata, S. Tsunoda, H. Kamada, and Y. Tsutsumi, *J. Biol. Chem.,* **283**, 998-1007 (2008)
22) J. M. Harris, N. E. Martin, and M. Modi, *Clin. Pharmacokinet.,* **40**, 539-551 (2001)
23) Y. Yamamoto, Y. Tsutsumi, and T. Mayumi, *Curr. Drug Targets,* **3**, 123-130 (2002)
24) S. Youngster, Y. S. Wang, M. Grace, J. Bausch, R. Bordens, and D. F. Wyss, *Curr. Pharm. Des.,* **8**, 2139-2157 (2002)
25) H. Shibata, Y. Yoshioka, A. Ohkawa, Y. Abe, T. Nomura, Y. Mukai, S. Nakagawa, M. Taniai, T. Ohta, T. Mayumi, H. Kamada, S. Tsunoda, and Y. Tsutsumi, *Cytokine,* **44**, 229-233 (2008)
26) H. Shibata, Y. Yoshioka, Y. Abe, A. Ohkawa, T. Nomura, K. Minowa, Y. Mukai, S. Nakagawa, M. Taniai, T. Ohta, S. Tsunoda, H. Kamada, and Y. Tsutsumi, *Biomaterials,* **30**, 6638-6647 (2009)
27) T. Nomura, Y. Abe, H. Kamada, H. Shibata, H. Kayamuro, M. Inoue, T. Kawara, S. Arita, T. Furuya, T. Yamashita, K. Nagano, T. Yoshikawa, Y. Yoshioka, Y. Mukai, S. Nakagawa, M. Taniai, T. Ohta, S. Serada, T. Naka, S. Tsunoda, and Y. Tsutsumi, *J. Control Release.,* **149**, 8-14 (2011)

第16章　新規の膜透過促進ペプチドを利用した抗体医薬の細胞選択的DDSに向けて

土居信英*

1　はじめに

最近我々は，受精などの細胞融合に関与するタンパク質に含まれる膜融合ペプチド（fusogenic peptide；以下FP）が，ヒト培養細胞にFPとともに共添加した抗体のトランス型膜透過，および，FPと連結した低分子抗体のシス型膜透過を促進することを見出した。本稿では，これらの発見の概略を述べた後，このFPを抗体医薬の細胞選択的なDDSに応用する戦略と，その最適化のためのmRNAディスプレイ法の活用方法について紹介する。

2　新しい膜透過促進ペプチドの発見

抗体医薬のようなタンパク質を細胞質に送達する手段の1つとして，HIV1由来のTAT（表1）[1]などの細胞透過性ペプチド（cell-penetrating peptide；以下CPP）の利用が挙げられるが，CPPはエンドサイトーシスで細胞内に取り込まれた後，エンドソームから細胞質への離脱効率が低いという問題点があった。このエンドソーム膜透過を促進する方法として，インフルエンザウイルス（IFV）由来のHA2（表1）[2]などのようにウイルスと宿主細胞との膜融合に必要な部分ペプチド（膜融合ペプチド；FP）が有効であることが報告されていたが，最近我々は，受精などの細胞同士の融合に必要なタンパク質の部分ペプチドも，細胞毒性を示すことなく，FPとしてエンドソーム離脱を促進できることを見出した[3~5]。

表1　膜作用性ペプチドの例

名前	由来	アミノ酸配列（1文字表記）	膜透過のタイプ	文献
TAT	HIV1	YGRKKRRQRRR	*cis, trans*	1
HA2	IFV	GLFEAIEGFIENGWEGMIDGWYG	*trans*	2
B55	ウニ	KAVLGATKIDLPVDINDPYDLGLLLRHLRHHSNLLA NIGDPAVREQVLSAMQEEE	*trans*	3,4
B18	ウニ	LGLLLRHLRHHSNLLANI	*cis*	3,4
S19	ヒト	PFVIGAGVLGALGTGIGGI	*cis*	5
L17E	クモ	IWLTALKFLGKHAAKHEAKQQLSKL	*trans*	9

*　Nobuhide Doi　慶應義塾大学　理工学部　生命情報学科　教授

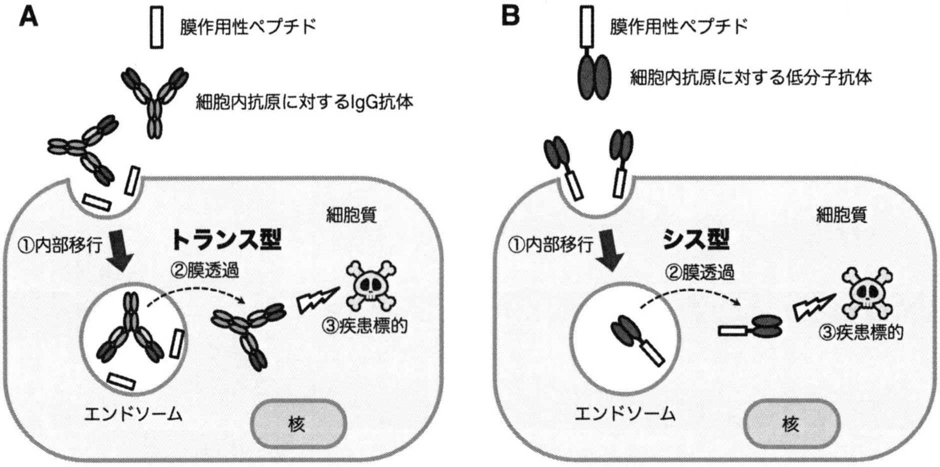

図1　細胞膜作用性ペプチドを利用したタンパク質（抗体）の細胞質送達

(A) トランス型の膜透過。膜作用性ペプチドと共添加された積み荷タンパク質が細胞質に運ばれる。(B) シス型の膜透過。膜作用性ペプチドと積み荷タンパク質は融合したまま細胞質に送達される。図中では，①エンドサイトーシスで細胞内部に移行した後，②エンドソーム膜を透過して，③細胞質の疾患標的に作用する様子を示しているが，膜作用性ペプチドの種類や濃度によって細胞膜に直接作用して，細胞膜を透過して細胞質に送達される場合もある。

FP による積み荷タンパク質のエンドソーム膜透過の様式には 2 種類のタイプがある（図 1）。1 つは FP と積み荷タンパク質が異なる分子に分かれているトランス（*trans*）型（図 1A），もう 1 つは FP と積み荷タンパク質が連結しているシス（*cis*）型（図 1B）である。例えば，ウニの受精に関与する Bindin というタンパク質に含まれる 55 アミノ酸残基のコアドメイン B55（表 1）は，Hela 細胞に共添加した IgG（図 2A）などの細胞質へのトランス型の膜透過を促進した[3]。一方，B55 の配列中で特に膜融合に重要であることが知られていた 18 アミノ酸残基の B18（表 1）や，ヒト胎盤形成における細胞融合に関与する Syncytin1 というタンパク質の 19 アミノ酸残基のペプチド S19（表 1）は，CPP である TAT とともに融合した蛍光タンパク質[3,5]や酵素タンパク質[5]のシス型の膜透過を促進した。特に，S19-TAT 融合タンパク質は，TAT のみの場合よりも約 90 倍高い細胞質送達効率を示した[5]。さらに，細胞質内で細胞骨格である微小管を形成する β チューブリンに対する一本鎖抗体（scFv）に S19-TAT を融合して Hela 細胞に添加したところ繊維状の局在が観察されたことから（図 2B），膜透過促進ペプチド S19 により抗体が細胞質に送達されて微小管に結合したことが示唆された。

3　膜透過促進ペプチドを利用した細胞選択的 DDS に向けて

上記の実験では，B18 や S19 を TAT と組み合わせることで細胞膜表面のヘパラン硫酸と静電的に相互作用させていたが，TAT は細胞選択性が低いという問題があった。一方，B55 は脂質

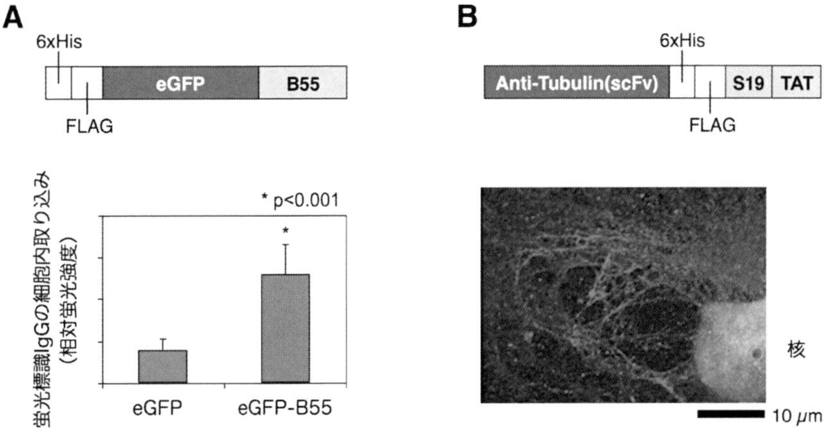

図2　膜透過促進ペプチドB55およびS19による抗体の細胞内取り込みの実施例

(A) B55によるトランス型の膜透過。B55の局在確認のため蛍光タンパク質eGFPと融合したタンパク質を大腸菌で大量発現・精製し，Alexa568蛍光標識IgG抗体とともにHela細胞に共添加して24時間後に共焦点蛍光顕微鏡で観察し，細胞内に取り込まれたAlexa568の蛍光強度を定量した。(B) S19-TATによるシス型の膜透過。抗βチューブリン一本鎖抗体-S19-TAT融合タンパク質をHela細胞に添加して1時間後に蛍光標識抗FLAG抗体で免疫染色し高解像度共焦点蛍光顕微鏡により観察した（未公表データ）。核が白く見えているのはDAPIの蛍光。（上段）各融合タンパク質の模式図。6xHisは融合タンパク質精製用，FLAGタグはタンパク質検出用のペプチドタグの位置を示す。

結合領域を含み細胞膜と直接相互作用すると考えられることから，やはり細胞選択性は低いことが予想された。B18やS19は単独では細胞膜と相互作用しないが細胞膜と近接したときに何らかの機構で脂質膜を不安定化して膜透過性を高めると考えられることから，TATの代わりに細胞選択的マーカー（膜抗原／膜受容体）に対する抗体やリガンドと組み合わせることで，細胞選択的なDDSが実現できるのではないかと考えた[6]。

具体的には，トランス型とシス型の膜透過促進ペプチドに対応して2つの戦略が想定される(図3)。「トランス型戦略」では，(i) 膜透過促進ペプチドを (ii) 標的細胞を特異的に認識する抗体やリガンドに連結し，(iii) 抗体医薬や膜透過性の低い薬剤とともに共添加する（図3A）。この場合，(i) と (ii) を連結した細胞選択的キャリアはさまざまな既存の抗体医薬と組み合わせることができる可能性があるので汎用性が高いが，機能性添加剤として考えると承認が困難かもしれないという懸念がある。一方，単剤として開発される「シス型戦略」では，(i)～(iii) の3者を連結する必要があるので，各パーツの機能が連結により低下しないようにリンカーの配列や長さを個別に検討する必要があるが，各パーツを低分子抗体やペプチドに統一することで遺伝子工学的に一度に調製できる利点がある（図3B）。

実際に，膜抗原として上皮成長因子受容体（EGFR）の細胞外ドメインに結合するscFvを作製し，トランス型のB55と融合したタンパク質を大腸菌で大量発現・精製し，積み荷のモデルとして蛍光標識デキストランとともにEGFRの発現量が異なるヒト培養細胞に共添加した。そ

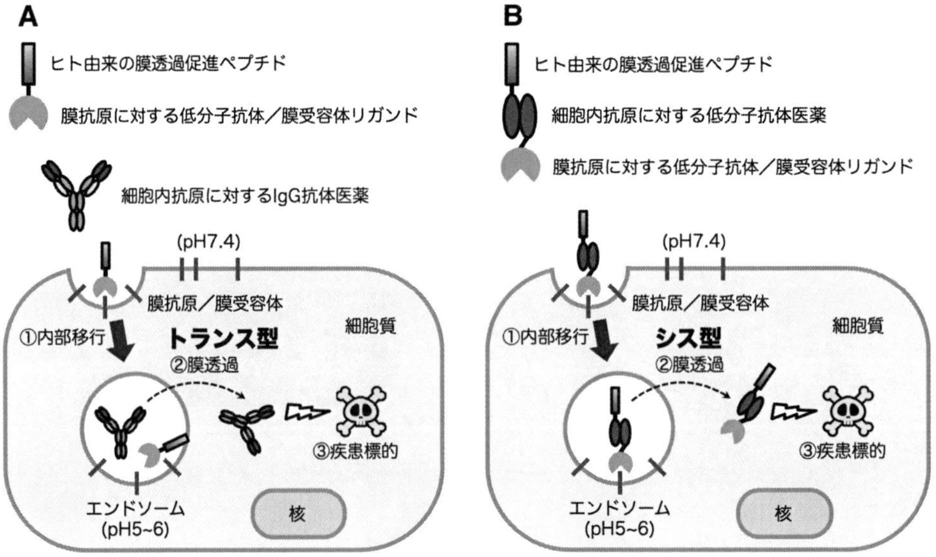

図3　膜抗原に対する低分子抗体（または膜受容体リガンド）と膜透過促進ペプチドとを組み合わせた細胞選択的 DDS の２つの戦略

(A) トランス型戦略。ターゲットとなる細胞に選択的に結合する因子（膜抗原に対する低分子抗体または膜受容体リガンド）に膜透過促進ペプチドを連結した分子を作製し，抗体医薬とともに共添加する。(B) シス型戦略。上記の細胞選択因子と膜透過促進ペプチドにさらに抗体医薬を連結した３者複合体を細胞質に送達させる。

の結果，B55 を融合した抗 EGFR 抗体（図 4A）は，EGFR の発現量が多い A431 細胞に対して蛍光標識デキストランの取り込みを促進したが（図 4B 左），EGFR の発現量が少ない Hela 細胞に対しては B55 による促進効果はみられなかった[4)]（図 4B 右）。また，この細胞内取り込み促進効果は B55 を融合していない抗 EGFR 抗体により競合阻害されることも確認できた[4)]（図 4B 左）。以上の結果から，膜抗原に対する低分子抗体と膜透過促進ペプチドとを組み合わせることで細胞選択的 DDS に応用できる可能性が示された。

一方，シス型の B18 と抗 EGFR 抗体を融合した場合にも細胞内取り込みの促進は観察されたが[4)]，TAT を用いていた場合[3)]と比べてエンドソーム離脱の効率は低かった。この原因の１つとして，TAT はエンドソームでヘパラン硫酸から解離するのに対して，抗 EGFR 抗体はエンドソームでも膜上の EGFR と結合したままと考えられるので，エンドソーム膜に結合したままでは細胞質に移行しにくい可能性がある。この問題を解決するために，細胞膜表面の中性 pH で膜抗原に結合しエンドソーム内の酸性 pH で膜抗原から解離する pH 応答性の低分子抗体を作製して利用する，あるいは，膜抗原に対する低分子抗体と細胞内抗原に対する抗体医薬との間にエンドソーム特異的に切断されるリンカーを導入するなどの対策が考えられる。一般に，所望の膜抗原に対する pH 応答性の低分子抗体を作製することや，シス型戦略に必要な３つのパーツの間のリンカー配列を最適化することは手間と時間のかかる面倒な作業だが，次節で述べるように，当

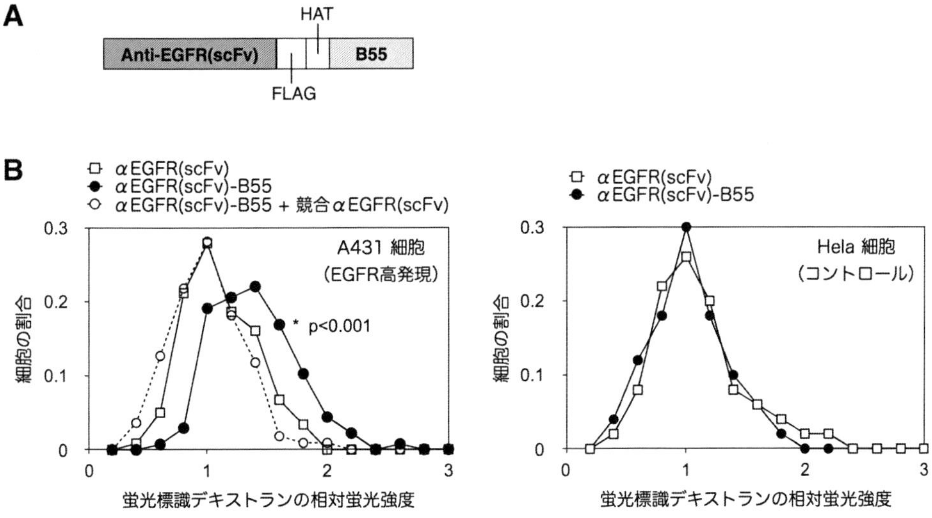

図4　膜透過促進ペプチドB55による抗体の細胞選択的な取り込みの実施例

(A) 抗EGFR一本鎖抗体-B55融合タンパク質の模式図。HATタグは融合タンパク質精製用，FLAGタグはタンパク質検出用のペプチドタグを示す。(B) B55融合タンパク質を大腸菌で大量発現・精製し，蛍光標識デキストラン（分子量4万）とともにA431細胞（左）またはHela細胞（右）に共添加した。24時間後に共焦点蛍光顕微鏡で観察し，細胞ごとに取り込まれた蛍光強度を定量した。各細胞の相対蛍光強度とその強度の細胞が全体に占める割合をプロットした。

研究室で開発・改良されたmRNAディスプレイ法を活用すれば効率よく行うことが期待できる[7]。

4　mRNAディスプレイ法によるシス型膜透過性抗体医薬の各パーツの最適化

mRNAディスプレイ法は，抗生物質の1種であるピューロマイシンを利用して，無細胞翻訳したタンパク質／抗体／ペプチド（表現型）とそれをコードするmRNA（遺伝子型）とが物理的に連結した莫大なサイズ（$>10^{12}$）の分子ライブラリーを簡便に作製できる技術である（図5)。この連結分子ライブラリーを用いると，タンパク質部分の結合能を指標として試験管内選択を行った後，mRNA部分の情報を解読することで選択されたタンパク質の配列を容易に同定することが可能となる。従来のファージディスプレイ法と比べると，翻訳が生細胞内ではなく無細胞系で行われるので条件設定の自由度が高く，また，生細胞によるライブラリーのバイアスもないという利点がある。

我々はmRNAディスプレイ法を低分子抗体の試験管内選択に適用することに初めて成功し[7]，大過剰の遊離抗原存在下で長期間洗浄する「off-rate選択」による高親和性scFvの試験管内進化や，中性pHで結合させ酸性のpH勾配で溶出することでpH応答性を付与したscFvの試験管内進化を行ってきた（図5)。

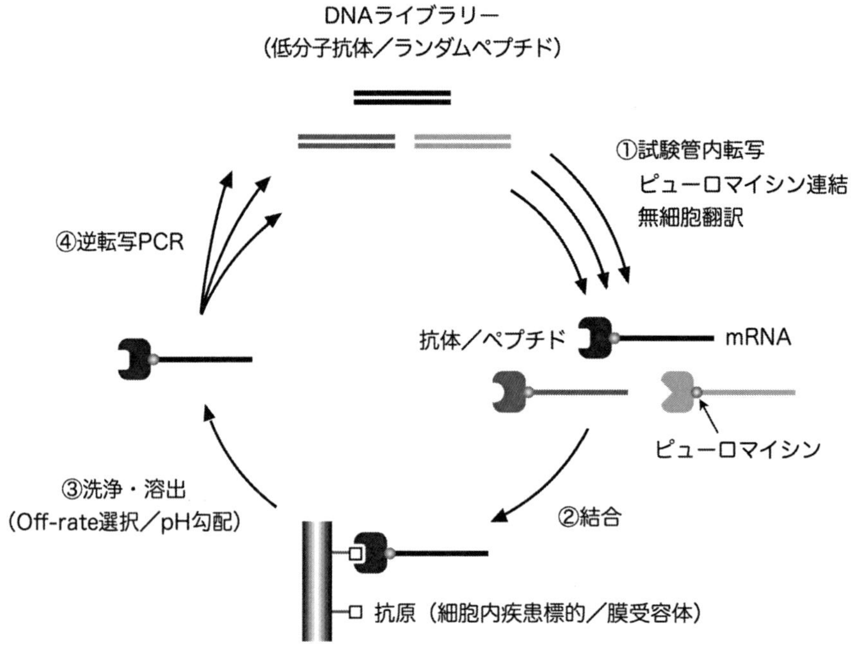

図5　mRNAディスプレイ法による低分子抗体／ペプチドリガンドの試験管内選択の原理

①低分子抗体やランダムペプチドをコードするDNAライブラリーを試験管内転写したRNAライブラリーの3'末端にピューロマイシンを連結し，それを鋳型として無細胞タンパク質合成系で翻訳すると，リボソーム上で合成された抗体／ペプチドのC末端にピューロマイシンが共有結合する。②その結果得られた抗体／ペプチドとそれをコードするmRNAとの連結分子ライブラリーをビーズに固定した抗原と結合させ，③不要な連結分子を洗浄除去した後，必要な抗体／ペプチドの連結分子を溶出・回収する。④得られた連結分子のmRNA部分を逆転写PCRで増幅し，上記のサイクルを繰り返すことで所望の抗体／ペプチドをコードする遺伝子を濃縮し，最終的に得られた遺伝子の塩基配列を解読する。

また，ヒト抗体フレームワークのCDR部分をランダム化した人工ヒト低分子抗体ライブラリーから所望の抗原に対する低分子抗体を作製することも可能であり，動物免疫法では作製が難しいGPCRなどの膜受容体や還元的な細胞質の疾患標的に対するscFvやシングルドメインV_H抗体の作製も行っている。IgG抗体はドメイン間だけではなくドメイン内にもジスルフィド結合を含むので，そのまま一本鎖の細胞内抗体（intrabody）に変換しても細胞質の還元的環境下ではジスルフィド結合が形成されず結合活性が低下することが多いと言われている。そこで，我々のmRNAディスプレイ法を用いて還元的な条件で無細胞翻訳および試験管内選択を行うことで，初めから細胞質で高い結合活性を有する低分子抗体を作製することはきわめて有用といえる。

さらに，mRNAディスプレイ法は，ランダムペプチドライブラリーの試験管内選択により，細胞質の疾患標的に結合する高親和性ペプチド[8]を創出する際にもきわめて強力な手法となる。

このように，mRNAディスプレイ法を用いることで，シス型膜透過性抗体医薬を構成するパーツ（図3B）のうち，（ii）膜抗原に対する低分子抗体／ペプチドと（iii）細胞内抗原に対する低分子抗体／ペプチドの創出および改良が期待できる。

5　おわりに

最近，二木らのグループが報告したクモ毒由来の溶血ペプチドを改良したL17E（表1）[9]などのように，抗体のエンドソームから細胞質への送達を促進できる可能性のあるペプチド配列は配列空間中にまだまだ数多く存在するものと予想される。本稿ではおもにウニ由来のFPと抗体との組み合わせに関する実験例を紹介したが，抗体医薬のDDSに利用する場合ウニ由来では免疫原性の懸念があることから，現在は我々が発見した，単独では細胞膜と相互作用しないヒト由来のFPを，膜抗原に対するpH応答性低分子抗体と組み合わせることで，細胞選択的DDSの開発を進めている。また，将来的には，今回紹介したようなFPと抗体とを直接連結した形態ばかりでなく，リポソームなどの抗体医薬を内包するキャリアの表面にヒト由来FPを結合することで，エンドソーム離脱を促進することも期待できる。

謝辞

本研究を遂行してくれた新倉啓介博士，須藤慧君，岩城洸汰君，菊地萌希君をはじめとする当研究室の過去および現在のメンバーに感謝いたします。

文　　献

1） E. Vives *et al.*, *J. Biol. Chem.*, **272**, 16010（1997）
2） J.S. Wadia *et al.*, *Nat. Med.*, **10**, 310（2004）
3） K. Niikura *et al.*, *J. Control. Release*, **212**, 85（2015）
4） K. Niikura *et al.*, *J. Biochem.*, **159**, 123（2016）
5） K. Sudo *et al.*, *J. Control. Release*, **255**, 1（2017）；土居信英，医療・診断をささえるペプチド科学－再生医療・DDS・診断への応用－，p.232，シーエムシー出版（2017）
6） 土居信英，細胞，**49**, 602（2017）
7） 土居信英，次世代医薬開発に向けた抗体工学の最前線，p.66，シーエムシー出版（2012）；I. Fukuda *et al.*, *Nucleic Acids Res.*, **34**, e127（2006）；Y. Nagumo *et al.*, *J. Biochem.*, **159**, 519（2016）
8） H. Shiheido *et al.*, *PLoS ONE*, **6**, e17898（2011）；N. Matsumura *et al.*, *FASEB J.*, **24**, 2201（2010）
9） M. Akishiba *et al.*, *Nat. Chem.*, **9**, 751（2017）

【第4編　ワクチンにおけるDDS】

第17章　抗原–サイトカイン同時デリバリーシステムの構築とナノワクチンの創製

弓場英司*

1　はじめに

近年の免疫チェックポイント阻害剤の成功によって，がん免疫療法が大きな注目を浴びている。がん組織においては，免疫抑制性細胞が活性化されるとともに免疫抑制分子が高発現しており，がんに対する免疫応答が抑制されている。免疫チェックポイント阻害療法では，免疫抑制分子に対する抗体を投与することで，がん組織における免疫抑制が解除され治療効果を得ることができる。しかし，免疫チェックポイント阻害療法で劇的な治療効果が見られる患者は30％程度とされており，残りの患者では効果が見られないことが問題となっている[1]。免疫チェックポイント阻害剤の効果が見られない患者では，がん特異的な免疫，特にがん細胞を直接攻撃する細胞傷害性Tリンパ球（Cytotoxic T lymphocytes, CTL）が誘導されていないと考えられている[1~3]。したがって，免疫チェックポイント阻害剤の治療適用範囲をさらに広げるためには，がん特異的CTLを効果的に誘導できる，免疫誘導システムの併用が望ましい。

抗原特異的免疫の誘導・活性化を担うのは，抗原提示細胞である。特に，樹状細胞は，末梢組織で抗原を取り込み，リンパ節へ移動してナイーブT細胞へと抗原提示し，抗原特異的な免疫応答を起動できるため，免疫療法における重要なターゲット細胞である[4]。樹状細胞によって抗原が取り込まれると，その多くはエンドソーム・リソソーム内で分解され，主要組織適合遺伝子複合体（MHC）クラスⅡ分子上に結合して細胞表面に提示される。CD4陽性T細胞はこの抗原提示を認識してヘルパーT細胞に分化し，液性免疫応答を活性化する。一方で，サイトゾル内に存在する抗原はプロテアソームを介して分解され，小胞体内でMHCクラスⅠ分子に結合してCD8陽性T細胞に対して抗原提示される。CD8陽性T細胞はCTLに分化し，細胞性免疫応答が誘導される。上述のように，がん細胞を直接攻撃できるCTLの誘導が治療に重要と考えられているため，外から取り込ませた抗原を，エンドソームからサイトゾルへ移行させる必要がある。樹状細胞の中には，取り込んだ抗原のMHCクラスⅠへの提示（クロスプレゼンテーションとよばれる）を起こしやすいサブセットも存在するが，一般的にその効率は高くない[5]。したがって，抗原をエンドソームからサイトゾルへ積極的に運搬できる抗原キャリアの開発が急務である。

＊　Eiji Yuba　大阪府立大学　大学院工学研究科　応用化学分野　准教授

2 pH応答性リポソームによる抗腫瘍免疫の誘導

エンドソーム内はpH6.5～5程度の弱酸性環境であることから，弱酸性pHでエンドソーム膜を不安定化したり，膜融合を促進する機能性分子によって抗原のサイトゾルデリバリーが達成できる。弱酸性環境でプロトン化状態が変化するカルボキシ基や3級アミンは，このような機能性分子のコンポーネントとして利用可能である。特にポリカルボン酸は，弱酸性pHにおいて脂質膜を可溶化する，または不安定化する機能性高分子として古くから研究されている。

例えば，ポリ(2-エチルアクリル酸）は，中性環境では側鎖のカルボキシ基が脱プロトン化して親水性であるのに対して，酸性pHでプロトン化すると高分子鎖が疎水化してコイル状からグロビュール状に転移し，脂質との混合ミセルを形成することで脂質二分子膜を可溶化する[6~8]。可溶化を促進するpHは，カルボキシ基のp*K*aによってコントロールすることが可能であり，ポリ(2-プロピルアクリル酸）はポリ(2-エチルアクリル酸）よりも高いpH領域で膜の可溶化を引き起こす[9, 10]。我々は，主鎖にエーテル酸素を，側鎖に水酸基を持つポリグリシドールにカルボン酸ユニットを導入した，ポリグリシドール誘導体を開発した。サクシニル化ポリグリシドール（SucPG）を卵黄ホスファチジルコリンリポソームに表面修飾すると，弱酸性pHにおいて膜融合性を示した[11, 12]。弱酸性pHで高分子鎖が疎水化しても，主鎖にエーテル酸素を持つポリグリシドール誘導体は，脂質膜の疎水部に完全に挿入されず，脂質膜に欠陥を誘起した結果，膜融合を引き起こすと考えられている。ポリグリシドール誘導体のpH応答特性は，主鎖とカルボキシ基間のスペーサー構造や主鎖構造によってコントロールできる。特に，3-メチルグルタル化ポリグリシドール（MGluPG，図1）はエンドソームのpH領域に対応するp*K*aを持ち，SucPGよりも強い膜融合活性を示した[13]。

MGluPGの強力な膜融合活性を利用して，抗原タンパク質のサイトゾルへのデリバリーが検討されている。MGluPGを修飾したリポソームに蛍光ラベルしたモデル抗原タンパク質オボアルブミン（OVA）を封入し，マウス樹状細胞株や骨髄由来樹状細胞に取り込ませると，サイトゾルからOVA由来の蛍光が観察される[14, 15]。これは，細胞内に取り込まれたMGluPG修飾リポソームがエンドソームの弱酸性pHに応答して膜融合性となり，サイトゾルにOVAを放出したことを示している。樹状細胞による抗原提示経路を調べたところ，抗原のサイトゾルデリバリーを反映して，MHCクラスIを介した抗原提示がより強く誘導されていることがわかった[15]。アジュバントとしてモノホスホリルリピドA（MPLA）をリポソームの脂質構成成分として組み込み，マウスに皮下投与したところ，OVA特異的な抗体産生，CTLの誘導が確認された[14, 15]。OVAを発現したE.G7-OVA細胞を接種して腫瘍を形成したマウスにOVA封入MGluPG修飾リポソームを皮下投与したところ，腫瘍が縮退した[15]。OVAを発現していないEL4細胞を接種して腫瘍を形成させたマウスに同じリポソームを投与しても腫瘍の縮退は観察されなかったことから，MGluPG修飾リポソームによって誘導された細胞性免疫応答によって，OVA発現細胞が特異的に殺傷されたことが明らかとなった。

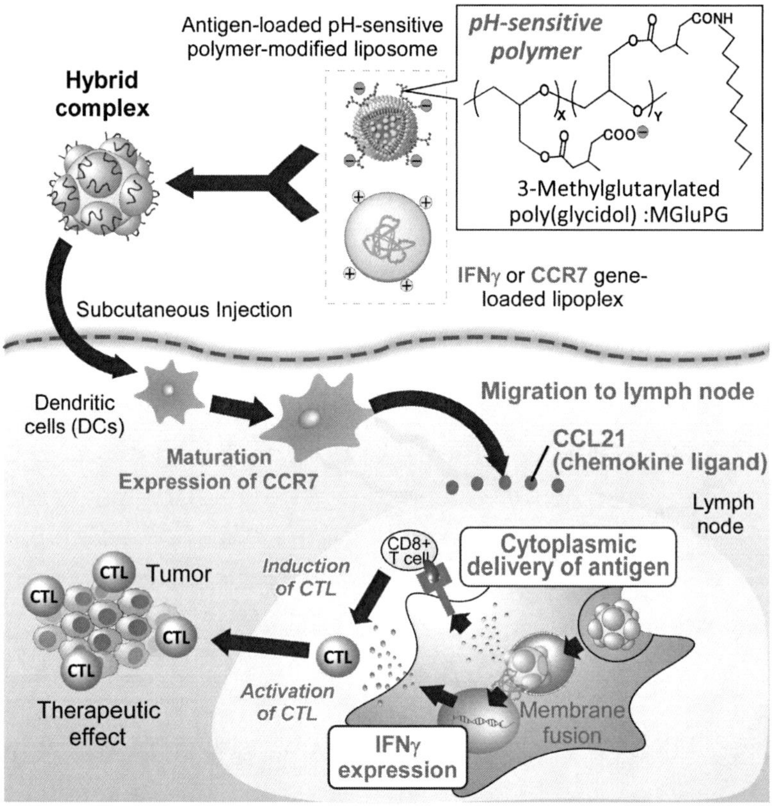

図1　pH応答性高分子修飾リポソームとサイトカイン遺伝子を含むリポプレックスのハイブリッド複合体による免疫誘導システムの設計

3-メチルグルタル化ポリグリシドール（MGluPG）を修飾したリポソームに抗原タンパク質を封入し，リポプレックスにはIFNγまたはCCR7をコードした遺伝子を用いる。両者を静電相互作用により複合化することでハイブリッド複合体を得る。これを皮下投与すると，樹状細胞上にCCR7が発現し，リンパ節への移行が促進される。さらに，MGluPG修飾リポソームの膜融合活性によって抗原タンパク質および遺伝子がサイトゾルに導入され，MHCクラスI分子を介した抗原提示によって抗原特異的な細胞傷害性T細胞（CTL）が誘導されるとともに，IFNγの産生によってCTLが活性化され，がん治療効果が増強される。

3　抗腫瘍免疫応答の高活性化に向けた戦略

MGluPG修飾リポソームを用いた抗原のサイトゾルデリバリーによって，抗腫瘍免疫の誘導に成功したが，ある割合のマウスで腫瘍の再発が確認されている。この原因の一つとして，マウス体内におけるE.G7-OVA細胞からのOVA抗原の欠失が挙げられる。上記の通り，MPLAを含むOVA封入MGluPG修飾リポソームを投与しても，EL4腫瘍に対する抗腫瘍効果は得られなかった。最近，異なる脂質アジュバントとして，α-ガラクトシルセラミドをMGluPG修飾リポソームに組み込むことで，非特異的に腫瘍細胞を殺傷できるナチュラルキラー細胞を含む細胞性免疫の誘導が検討されている[16]。

また，腫瘍の再発には，制御性T細胞などの免疫抑制性の細胞による抗腫瘍免疫の抑制が大きく関与していると考えられている。中でも，TGF-β シグナルの活性化は制御性T細胞の増殖，CTLの抑制に関わるため，TGF-β シグナルの抑制によって，抗腫瘍免疫の持続が期待できる。実際，OVA封入pH応答性リポソームと，TGF-β シグナル抑制剤を包埋したリポソームの併用によって，抗腫瘍免疫応答が増強されることが示されている[17]。TGF-β シグナル抑制剤包埋リポソームを腫瘍に局所投与した場合に比べ，尾静脈から全身投与した方が良好な結果が得られていることから[17]，腫瘍局所よりも，全身性のTGF-β シグナルの遮断が，免疫抑制の解除に重要であると考えられる。

腫瘍再発を抑制するための最もシンプルな戦略として，腫瘍細胞が遺伝子変異により抗原が欠失したり，免疫抑制性細胞が誘導される前に，強力な細胞性免疫応答で腫瘍を確実に根絶することが考えられる。以降では，サイトカインを抗原と同時にデリバリーすることで，強力な細胞性免疫応答を実現する免疫誘導システムについて紹介する。

4　pH応答性リポソーム-リポプレックス複合体を用いる抗原・サイトカイン同時デリバリー

細胞性免疫の誘導の際，樹状細胞はIFNγ などのサイトカインを分泌する。IFNγ はサイトカイン療法剤として腎がんなどのがん治療へ臨床で使用されており，抗原提示を受けたCD4陽性T細胞を，細胞性免疫に深く関与するTh1細胞に分化誘導する性質や，CTLを活性化する性質がある[18~20]。そこでこれらの生理活性とpH応答性リポソームの免疫誘導活性を組み合わせることで，細胞性免疫をより強力に誘導し，抗腫瘍活性を高められるのではないかと考えた。また，サイトカインの一群に，ケモカインと呼ばれる細胞の遊走に関わるタンパク質がある。樹状細胞のリンパ節への遊走において，ケモカインは重要な役割を果たしている。樹状細胞はCCR7というケモカイン受容体を表面に発現し，リンパ管やリンパ節に発現しているCCL21というケモカインと結合してリンパ組織に侵入する[21, 22]。そこで，抗原タンパクを取り込んだ樹状細胞にCCR7を高発現させることで樹状細胞のリンパ組織への遊走を増強し，その結果，T細胞への抗原提示を促進することで細胞性免疫をより強力に誘導し，抗腫瘍活性を高められるのではないかと考えた。

このような抗原・サイトカイン同時デリバリーシステムを実現するため，MGluPG修飾リポソームをリポプレックス（カチオン性脂質－DNA複合体）と複合化したハイブリッド複合体を設計した（図1）。MGluPG修飾リポソームをリポプレックスに静電相互作用を介して吸着させることで，MGluPG修飾リポソームに由来する膜融合活性によって複合体のエンドソームからの脱出が促進され，高効率な遺伝子導入が達成される[23, 24]。実際，このハイブリッド複合体により，マウス樹状細胞由来株における高い遺伝子導入が達成されている[25]。ハイブリッド複合体は，リポソーム内とリポプレックス内にそれぞれ機能性分子を封入することができる。ここでは，リポプレックスにサイトカインをコードした遺伝子を包含し，MGluPG 修飾リポソームにモデル抗原 OVA を封入した。このようなハイブリッド複合体を用いると，MGluPG 修飾リポソームの膜融合活性によって，OVA とサイトカイン遺伝子を樹状細胞のサイトゾルに同時デリバリーできる。サイトゾル導入された OVA からは細胞性免疫が誘導され，サイトカイン遺伝子の発現により細胞性免疫をより強く活性化したり，樹状細胞のリンパ組織への遊走を促進することによって，抗がん活性を高められると期待される（図 1）。

まず，ハイブリッド複合体を用いて OVA と DNA を同時に細胞内にデリバリーできるか検証した。蛍光ラベルした DNA，OVA を用いてハイブリッド複合体を作製し，マウス樹状細胞に添加して共焦点レーザー顕微鏡によって複合体の細胞内動態を観察した。ハイブリッド複合体で処理した細胞からは DNA，OVA に由来する蛍光が観察された[26]。これは OVA と DNA を細胞内に同時デリバリーできたことを意味している。DNA，OVA に由来する蛍光の一部は重なっており，ハイブリッド複合体の状態で細胞内に取り込まれたことを示唆している。また，細胞全体に OVA 由来蛍光が拡散しており，OVA がサイトゾルへ放出されたこともわかった。さらに，一部の DNA 由来蛍光がエンドソーム由来蛍光とは明らかに異なる位置にあり，DNA もエンドソームからサイトゾルへ放出されていることが分かった。このように，ハイブリッド複合体を用いることで細胞にタンパク質と遺伝子を同時デリバリーでき，なおかつサイトゾルへ導入できることを確認した。

IFNγ をコードする遺伝子を含むハイブリッド複合体で処理した樹状細胞の培養液中からは IFNγ が検出された。IFNγ をコードしない DNA を用いた場合では全く産生が見られなかったことから，樹状細胞へのサイトカイン遺伝子のトランスフェクションに成功した。CCR7 をコードする遺伝子を用いた場合でも同様に，ハイブリッド複合体によるトランスフェクションによって細胞表面上の CCR7 の発現上昇が確認された。CCR7 のリガンドである CCL21 に対するケモタクシス試験を行ったところ，CCR7 をコードする遺伝子をトランスフェクションした樹状細胞は有意に高い細胞遊走性を示した（図 2）[27]。このように，サイトカイン遺伝子を導入することによって，樹状細胞からのサイトカイン産生能，細胞遊走性を高めることができた。

次に，抗原とサイトカイン遺伝子の同時デリバリーによる抗腫瘍免疫の誘導効果について検証した[26]。E.G7-OVA 細胞を接種して腫瘍を形成させたマウスに，OVA 封入 MGluPG 修飾リポソーム，IFNγ をコードする遺伝子を含むリポプレックス，そして両者のハイブリッド複合体を皮下投与し，腫瘍サイズを経時的に観察した（図 3A）。まず，リポプレックスのみの投与ではほとんど腫瘍成長の抑制は確認されなかった。サンプルは腫瘍とは異なる位置に投与しており，局所で IFNγ を産生させても，抗腫瘍免疫応答に対しては効果がないことを意味している。一方，OVA 封入リポソームを投与した場合，従来通り腫瘍の成長を抑制したが，一部のマウスで腫瘍の再成長が確認された。ハイブリッド複合体を投与した場合は，マウスの生存期間が延長されたものの，リポソームとほぼ同程度の腫瘍抑制効果が得られた。ハイブリッド複合体（220

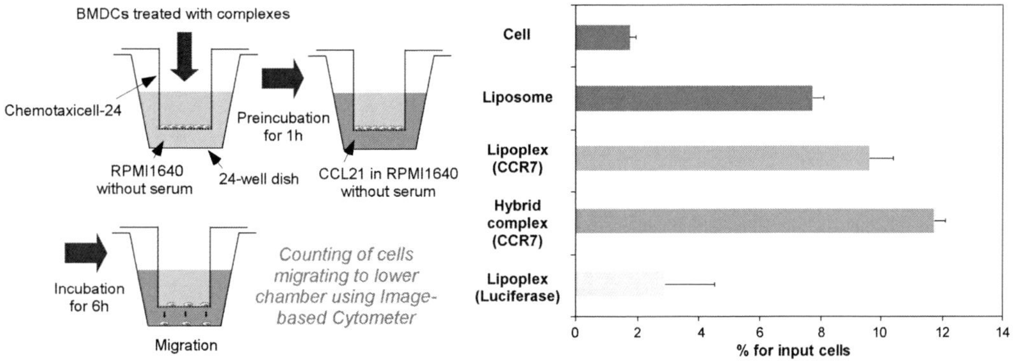

図2　CCR7遺伝子を含む複合体で処理した骨髄由来樹状細胞(BMDC)を用いたケモタクシスアッセイ

CCR7のリガンドであるCCL21を含む下層培養液への細胞の遊走割合を測定した。リポソームやリポプレックスに比べ，ハイブリッド複合体で，細胞走化性の向上が確認された。

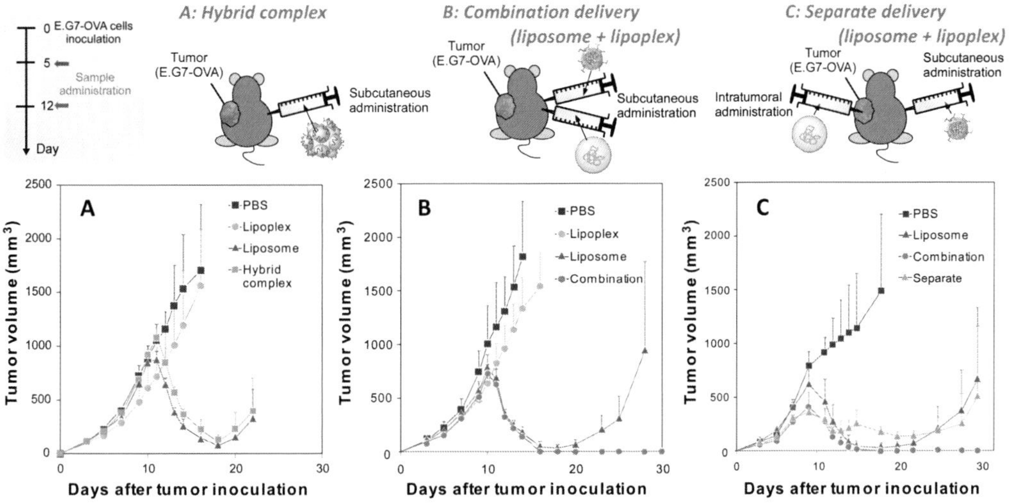

図3　E.G7-OVA腫瘍を持つマウスへのサンプル投与後の腫瘍体積変化

(A) リポソーム，リポプレックスと両者のハイブリッド複合体の比較。(B) リポソーム・リポプレックスのコンビネーション投与による腫瘍の完全治療。(C) コンビネーション投与と，セパレート投与の比較。(文献26より許可を得て転載)

nm) はリポソーム (73 nm) に比べて比較的大きな粒径を持つことから，組織内の拡散性が低下し，樹状細胞への抗原の取り込み量が減少したものと考えられる。そこで，リポソームとリポプレックスを複合化せずに担がんマウスに投与するコンビネーション投与を行ったところ，腫瘍成長が強く抑制され，全てのマウスで腫瘍が完全に消滅した (図3B)。これらの治療を行ったマウスでは担がんから60日以上経過しても，腫瘍の再発や重篤な副作用は見られなかった。これは，リポプレックスとリポソームがそれぞれ活性を保ったままの状態で，樹状細胞にOVAと

IFNγ 遺伝子が効率的に同時デリバリーされ，OVA から抗原特異的 CTL が誘導され，それに加え IFNγ が CTL を強力に活性化した結果と考えられる。抗原と IFNγ 遺伝子を同じ細胞にデリバリーする，つまりリポソームとリポプレックスを同じ位置に投与することの必要性を確かめるために，リポソームとリポプレックスを互いに離れた位置に投与する，セパレート投与について検討した（図 3C）。コンビネーション投与した群では，先ほどと同様に腫瘍成長が強く抑制され，全てのマウスで腫瘍が完全に消滅した。一方，セパレート投与においては，リポソームと同程度の腫瘍縮退効果しか得られず，生存率も同程度であった。これは，リポソーム，リポプレックスそれぞれを取り込んだ樹状細胞が異なるリンパ節に移行し，CTL の誘導と活性化を同時に行うことが出来なかったためと考えられる。このことから，抗原と IFNγ 遺伝子により強力な抗腫瘍免疫を誘導するためには，リポソームとリポプレックスを同一の部位に投与することで，抗原と IFNγ 遺伝子を同じ樹状細胞にデリバリーすることが重要であると考えられる。

コンビネーション投与による抗腫瘍効果の増強メカニズムについて調べるために，担がんマウスから腫瘍を回収し，免疫染色により腫瘍組織内に存在する CTL の観察を行った[26)]。担がんから 7・10・13 日後に各マウスから腫瘍を摘出，凍結した後薄切を行い，腫瘍組織中の CTL を CD8 抗体により染色した。PBS を投与した場合では CTL の誘導を示す蛍光はいずれの日でもほとんど観察されなかった。リポソーム投与群では，13 日目から CTL の誘導を示す蛍光が多く観察された。このように腫瘍内に浸潤した CTL によって腫瘍細胞が殺傷された結果，抗腫瘍効果が得られたと考えられる。興味深いことに，コンビネーション投与の場合にはリポソームの場合とは異なり，10 日目の時点ですでに組織内に多くの CTL 由来蛍光が観察された。コンビネーション投与では，OVA 内包リポソームが誘導した CTL の活性化・増殖が IFNγ 遺伝子導入により促進され，その結果 CTL がより早期に腫瘍に浸潤したのではないかと考えられる。これはコンビネーション投与の効果的な抗腫瘍効果を裏付けるものである。腫瘍組織を HE 染色したところ，リポソーム投与群の 10 日目には，アポトーシスの進行している細胞が一部見られたが，ほとんどはダメージを受けずに残っていたのに対し，コンビネーション投与群の 10 日目ではアポトーシス様の細胞が占める領域がほとんどであり，13 日目には，繊維状の組織や線維芽細胞様の細胞が占める領域が現れており，腫瘍細胞の殺傷に続く組織の回復が進行していることが確認された（図 4）。これらの結果より，コンビネーション投与によって抗腫瘍免疫が早期かつ強力に誘導され，治療をより早く進行させることが示された。

5　おわりに

本稿では，抗原のサイトゾルデリバリーによって細胞性免疫を誘導できる pH 応答性リポソームと，サイトカイン遺伝子のデリバリーシステムを併用した免疫誘導システムの構築について紹介した。リポソームとリポプレックスを組み合わせたハイブリッド複合体では，体内拡散性の低下から両者の相乗効果を得ることはできなかったが，それぞれをコンビネーション投与すること

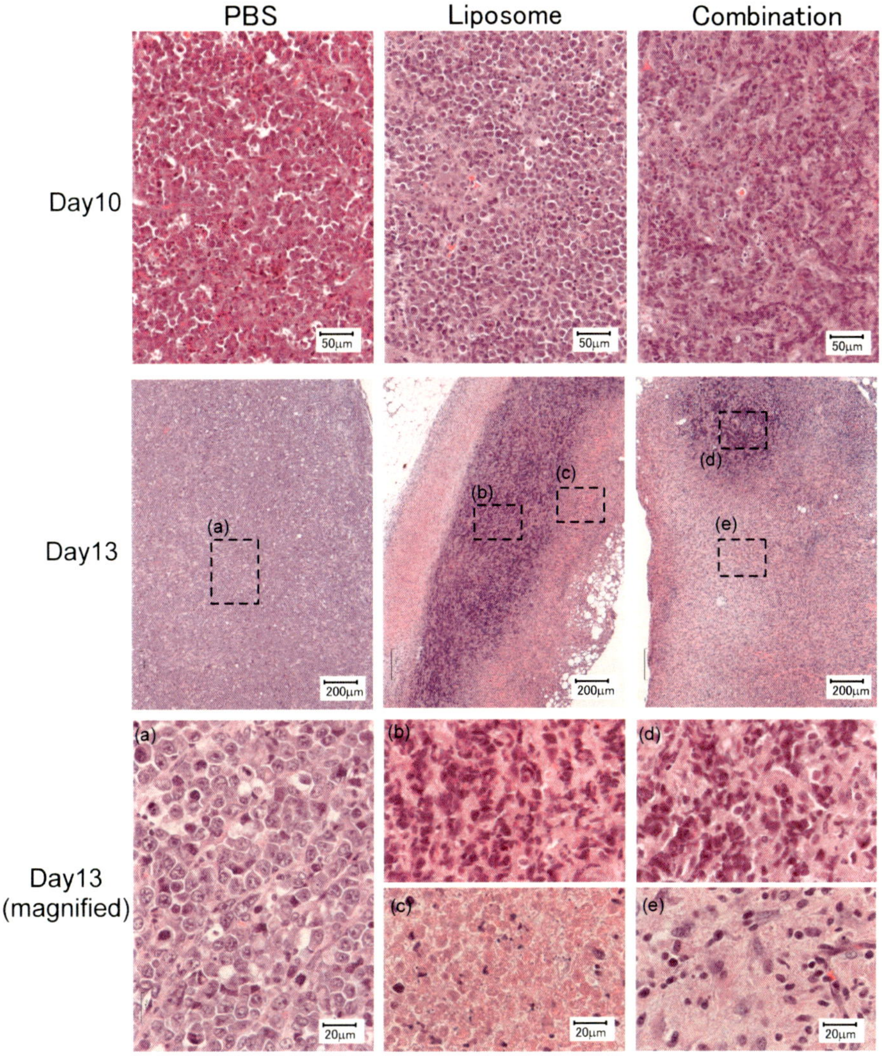

図 4　各サンプルを投与した腫瘍組織の HE 染色像

(a) 腫瘍細胞が正常に増殖している様子。(b, d) 変形した核を持つ細胞が観察される。CTL による攻撃を受けているがん細胞と考えられる。(c) アポトーシスして脱核したがん細胞が多く確認される。(e) 線維芽細胞や繊維状組織が観察されることから，がん細胞が排除され，組織の治癒が進行していると考えられる。(文献 26 より許可を得て転載)

で，腫瘍が完全に消滅するほどの劇的な抗腫瘍免疫の誘導に成功した。特に，同じ樹状細胞に抗原タンパク質とサイトカイン遺伝子を導入することで，免疫の誘導期間が短縮できることが示唆された。今後，ハイブリッド複合体の調製状況を最適化することで，体内拡散の改善を目指す。さらに，ハイブリッド複合体には静電相互作用，疎水性相互作用を介して免疫応答をコントロールするための様々な機能性分子を組み込むことが可能である。このような多機能性キャリアによって，効果の高いがん免疫療法の実現に向けた高性能DDSの開発が期待される。

文　献

1) P. C. Tumeh *et al.*, *Nature*, **515**, 568 (2014)
2) N. A. Rizvi *et al.*, *Science*, **348**, 124 (2015)
3) W. Hugo *et al.*, *Cell*, **165**, 35 (2016)
4) J. Banchereau *et al.*, *Nature*, **392**, 245 (1998)
5) O. P. Joffre *et al.*, *Nat. Rev. Immunol.*, **12**, 557 (2012)
6) K. Borden *et al.*, *Macromolecules*, **21**, 2649 (1988)
7) J. L. Thomas *et al.*, *Acc. Chem. Res.*, **25**, 336 (1992)
8) D. Tirrell *et al.*, *Ann. NY Acad. Sci.*, **446**, 237 (1985)
9) N. Murthy *et al.*, *J. Control. Release*, **61**, 137 (1999)
10) C. A. Lackey *et al.*, *Bioconju. Chem.*, **10**, 401 (1999)
11) K. Kono *et al.*, *Biochim. Biophys. Acta*, **1193**, 1 (1994)
12) K. Kono *et al.*, *Biochim. Biophys. Acta*, **1325**, 143 (1997)
13) N. Sakaguchi *et al.*, *Bioconju. Chem.*, **19**, 1040 (2008)
14) E. Yuba *et al.*, *Biomaterials*, **31**, 943 (2010)
15) E. Yuba *et al.*, *Biomaterials*, **34**, 5711 (2013)
16) S. Okazaki *et al.*, *J. Vet. Med. Sci.*, **80**, 197 (2018)
17) E. Yuba *et al.*, *Med. Res. Arch.*, **5**, 1243 (2017)
18) S. Lee *et al.*, *Cancers*, **3**, 3856 (2011)
19) U. Boehm *et al.*, *Annu. Rev. Immunol.*,**15**, 749 (1997)
20) K. Schroder *et al.*, *J. Leukoc. Biol.*, **75**, 163 (2004)
21) R. Förster *et al.*, *Nat. Rev. Immunol.*, **8**, 362 (2008)
22) I. Comerford *et al.*, *Cytokine Growth Factor Rev.*, **24**, 269 (2013)
23) K. Kono *et al.*, *Gene Ther.*, **8**, 5 (2001)
24) N. Sakaguchi *et al.*, *Biomaterials*, **29**, 4029 (2008)
25) E. Yuba *et al.*, *J. Control. Release*, **130**, 77 (2008)
26) E. Yuba *et al.*, *Biomaterials*, **67**, 214 (2015)
27) E. Yuba *et al.*, *J. Control. Release*, **259**, e29 (2017)

第18章　経粘膜ワクチンデリバリー製剤の開発と今後の展望

平田宗一郎[*1,2]，國澤　純[*1~4]

1　はじめに

多くの病原体は粘膜から侵入し感染するため，粘膜組織で病原体を排除するための適切な免疫応答の誘導が必要である。経口あるいは経鼻投与など経粘膜的にワクチン接種を行う粘膜ワクチンは，従来の注射ワクチンでは誘導の困難な粘膜組織での免疫応答の誘導が可能であること，さらに全身の免疫システムにも免疫応答が誘導でき，万一体内に病原体が侵入してきた際の排除にも効果的であることから，粘膜組織を介し感染する病原体に対する有効性が期待されている。実際に一部の感染症に対して粘膜ワクチンが実用化されており，今後も拡張していくものと期待される[1)]。さらに経口や経鼻で投与可能な粘膜ワクチンは，注射ワクチンに比べ医療従事者の負担が少ないこと，注射針やシリンジなどの医療廃棄物が減少するなど実用的な面からも利点がある。しかしながら，有効な粘膜ワクチンを開発するためには，粘膜環境に存在する様々な障壁を乗り越え，適切な免疫応答を誘導する必要がある。本稿では，粘膜ワクチンの課題とその課題を解決するための粘膜ワクチンデリバリーの開発戦略について述べる。

2　粘膜ワクチンのデリバリー経路と課題

現在承認されている粘膜ワクチンは，経口ワクチンと経鼻ワクチンであり，その他に舌下や生殖器を介した粘膜ワクチンが開発段階である[1)]。これら粘膜ワクチンは接種部位だけではなく他の組織での免疫応答を誘導可能なものがある。例えば経口ワクチンは，小腸，上行結腸，乳腺および唾液腺といった粘膜組織において強い免疫応答が誘導可能であるが，大腸下部，扁桃腺および生殖器においては弱い[2)]。よって経口ワクチンは腸管のみでなく，母子感染防御を意図した乳腺における免疫応答の誘導が可能である。一方，経鼻ワクチンは，投与部位である鼻腔をはじめ

Soichiro Hirata[*1,2]，Jun Kunisawa[*1~4]

＊1　(国研)医薬基盤・健康・栄養研究所　ワクチンマテリアルプロジェクト＆腸内環境システムプロジェクト

＊2　神戸大学大学院　医学研究科

＊3　東京大学医科学研究所　国際粘膜ワクチン研究開発センター

＊4　大阪大学大学院　医学系研究科・薬学研究科・歯学研究科

として，胃，呼吸器および生殖器や体内の免疫系において効果的に誘導されることから呼吸器や生殖器において感染する病原体に対して有効であると考えられる[1,2]。また経口ワクチンにおいては，ワクチンが投与後，胃酸や腸管の消化酵素に分解されるというリスクが生じるが，経鼻ワクチンはこれらの障壁が少ないため，経口ワクチンと比較すると必要となるワクチンが少量で済むという利点がある[3]。

また腸管ならびに鼻腔の免疫システムは，病原体や異物に対しては排除に働く一方で，栄養素となる食事成分や有用な共生微生物に対しては免疫応答の抑制あるいは無視を誘導することで恒常性を保っている。そのため粘膜ワクチンの開発においては，ワクチン抗原の免疫原性を増強し，生体防御に十分な免疫応答を誘導するためのシステムも必要である。

3　粘膜ワクチンを介した免疫誘導の基本メカニズム

経粘膜的にワクチン抗原を投与する粘膜ワクチンは，粘膜組織に存在する粘膜関連リンパ組織（MALT）においてワクチン特異的な免疫応答の誘導が開始される（図1）。腸管においてはパイエル板が，鼻腔においては鼻咽頭関連リンパ組織（NALT）が代表的なMALTとして機能している。

MALTにおいては，上皮細胞層に存在するM細胞が最初の標的細胞として重要である[4]。M細胞は，他の上皮細胞と比べて微絨毛が短く，抗原の取り込み効率が高いことに加え，取り込んだ抗原を分解することなく自身の直下に存在する樹状細胞などの抗原提示細胞へと送達する[4]。樹状細胞へ送達された抗原は，細胞内のプロセッシングを受けた後，MHC分子を介してT細胞に抗原提示される。抗原提示を受けたT細胞の一部は胚中心を形成する濾胞性T細胞（Tfh）へと分化する。一方，B細胞は，B細胞受容体を介して抗原を取り込んだ後，MHC分子を介して抗原提示すると共に，Tfhの活性化により誘導されたIL-21およびCD40Lと周辺に存在するIL-4やTGF-βの働きにより，IgA陽性の胚中心B細胞へと分化する。その後胚中心B細胞は，抗原を保持する濾胞樹状細胞との相互作用により高親和性のIgAを持つB細胞が選択された後に，IgAを産生する形質芽細胞へと分化する。その後形質芽細胞はパイエル板を移出した後，自身に発現するケモカイン受容体CCR9と$\alpha 4\beta 7$インテグリンの働きにより，粘膜固有層へと遊走し，形質細胞としてIgA抗体を産生する（図1）[4]。これらの性質から，粘膜ワクチンにおいては，MALTに存在するM細胞を介した抗原提示細胞への効果的なワクチン送達が必要である。

4　微生物機能を用いた粘膜ワクチンデリバリー戦略

経粘膜的に投与する粘膜ワクチンによる免疫誘導においては，注射投与によるワクチン接種時にはない障壁が存在する。粘膜組織を覆う上皮細胞は，JAM-A[5]やClaudin-4[6]などのタイト

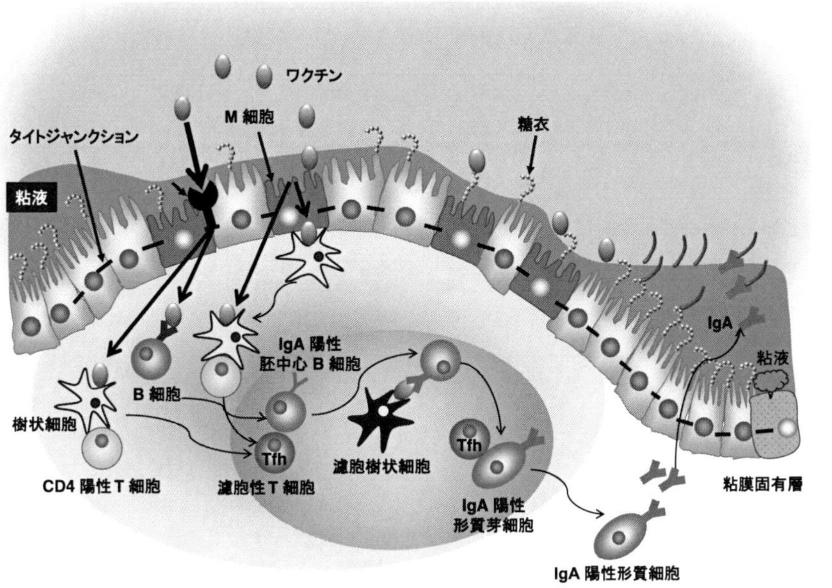

図 1　粘膜ワクチンによる免疫誘導経路と誘導の障壁となるバリア

粘膜組織には上皮細胞を覆う粘液層や上皮細胞上の糖衣，上皮細胞間のタイトジャンクションなど，粘膜ワクチンを送達する上での物理的な障壁が存在する。様々なデリバリー技術により上皮細胞層におけるバリアをくぐり抜けた粘膜ワクチンは，パイエル板や鼻咽頭関連リンパ組織などの粘膜関連リンパ組織において，樹状細胞に取り込まれた後，MHC 分子を介して T 細胞に抗原提示される。抗原提示を受けた T 細胞の一部が濾胞性 T（Tfh）細胞へと分化する。一方 B 細胞は，ワクチン抗原を B 細胞受容体から取り込み MHC 分子を介して抗原提示することで，Tfh 細胞の活性化を誘導する。活性化した Tfh 細胞により B 細胞は IgA 陽性の胚中心 B 細胞となり，さらにワクチン抗原を保持した濾胞樹状細胞との相互作用により高親和性の IgA を発現する細胞が選択され，IgA 陽性形質芽細胞となる。その後 IgA 陽性形質芽細胞は粘膜関連リンパ組織を移出し，粘膜固有層へと遊走した後，形質細胞として IgA を産生し，ワクチン抗原特異的な感染防御効果を誘導する。

ジャンクションにより密に結合しており，病原体や異物の侵入を阻んでいる。さらに上皮細胞は粘液に覆われており，かつ上皮細胞上にはフコースをはじめとする糖衣も物理的バリアとして機能している（図 1）[7]。

このように強固なバリア機能として機能する上皮細胞層であるが，上述のように免疫誘導組織である MALT の上皮細胞層には，抗原の取り組みに特化した M 細胞が存在する。M 細胞は，他の腸管上皮細胞と比較して物理的なバリアとなる粘液層が少なく，かつ取り込んだ抗原を分解することなく抗原提示細胞に受け渡すことが出来ることから，ワクチンの送達標的としても適している[8]。これまでに M 細胞に高発現する C5a 受容体[9]や α2,3-シアル酸[10]を対象に M 細胞標的型のワクチンデリバリーが開発されている（表 1）。実際に C5a 受容体に結合するエルシニアの outer membrane protein H とデングウイルス抗原結合体の経口デリバリーは，腸管における抗原特異的な IgA 産生能を示している（表 1）[9]。

表1 微生物機能を用いた粘膜ワクチンデリバリー・アジュバントシステム

微生物種	菌体成分	標的	機能
エルシニア	Outer membrane protein H	C5a 受容体	M 細胞への抗原デリバリー
レオウイルス	σ1 protein	α2,3-シアル酸 JAM-A	M 細胞や上皮細胞間タイトジャンクションを介した抗原デリバリー
ウェルシュ菌	毒素の C 末断片	Claudin-4	上皮細胞間タイトジャンクションを介した抗原デリバリー
コレラ	毒素 B サブユニット	GM1 ガングリオシド	B 細胞の MHC クラスⅡ分子の発現上昇
			TGF-β 依存的 IgA 産生増強
アルカリゲネス	不明	M 細胞，樹状細胞	IL-6 や BAFF など IgA 産生を促進するサイトカイン産生誘導
	LPS	TLR4	樹状細胞からの IL-6 産生誘導

さらに M 細胞を含む上皮細胞間のタイトジャンクション分子である JAM-A や Claudin-4 などの分子を標的とした戦略も考案されている（表 1）。これに関し著者らのグループでは，Claudin-4 に結合するウエルシュ菌毒素の C 末無毒化断片（C-terminal fragment of Clostridium perfringens enterotoxin: C-CPE）と肺炎球菌抗原である PspA とを融合させることで，C-CPE の Claudin-4 への送達能を付与した組換えワクチンを作製し，PspA 単独と比較して，高い抗原特異的 IgA 産生誘導を伴う肺炎球菌感染後の生存率の改善を報告した（表 1）[11]。

現在複数のワクチンが粘膜ワクチンとして認可されているが，コレラに対するワクチンを除き，全て生ワクチンである[1]。コレラワクチンは不活化ワクチンとして経口投与されており，現在 2 種類のワクチンが実用化されている。一つが *Vibrio cholerae* O1 および O139 を含む Shanchol であり，もう一つが *V. cholerae* O1 およびコレラ毒素の B サブユニット（CTB）を含む Dukoral である（日本国内では未承認）[1]。経口不活化コレラワクチンは，粘膜免疫の誘導における複数の作用が報告されている。CTB は GM1 ガングリオシドへの結合を介してコレラ毒素の標的細胞への結合を担うサブユニットであるが，CTB が B 細胞へ結合することで MHC クラスⅡ分子の発現を上昇させることが知られている[12]。また抗原と CTB との混合物の肺内投与により，抗原特異的な肺中の IgA 産生が TGF-β 依存的に増強することが明らかとなった[13]。よって CTB は抗原提示細胞の GM1 ガングリオシドへの標的指向性を持つだけでなく，免疫応答を増強するアジュバント活性を有していると予想される（表 1）。一つのワクチン製剤には，デリバリー機能とともにアジュバント活性を有することも，粘膜ワクチン開発の成功に向け有用な戦略となる。

5 粘膜ワクチンデリバリーの障壁としての粘液バリア

粘膜組織では，上皮細胞層を覆う粘液層も物理的バリアとして機能している。粘液は通常，病原体や異物の侵入を防ぐ生体防御として機能しているが[14]，花粉症や副鼻腔炎などでは過剰な粘液が産生され，ワクチン効果を減弱させると予想された。著者らは繊毛の正常な動きを保つために必須な役割を担う Tubulin tyrosine ligase like 1（Ttll1）を欠損したマウスを用い，上記の Claudin-4 標的型の C-CPE を用いた経鼻ワクチンにおいて，過剰な粘液はワクチン効果を減弱させることを見いだした（図 2）[15]。Ttll1 欠損マウスでは繊毛機能の減弱により，鼻腔中に粘液が蓄積しており，PspA と C-CPE を融合したワクチンを経鼻免疫してもワクチンが上皮細胞層に到達できず十分なワクチン効果が得られない[15]。一方，粘液層を除去した Ttll1 欠損マウスにおいては，経鼻ワクチンの効果が回復した[15]。

一方，粘液層の主要構成成分として MUC2 が含有されていることが知られているが[16]，MUC2 は腸管において樹状細胞の T 細胞への共刺激分子の発現を低下させることで，制御性 T 細胞を誘導し，経口免疫寛容を誘導することが報告されている[17]。そのため過剰な粘液層を除去することは，一過的に免疫寛容を減弱することにも繋がると予想され，その観点からも有用であると考えられる。このことから通常レベルで存在する粘液は生体防御バリアとして必要であると考えられるが，過剰な粘液産生が起こっている環境では，粘膜ワクチンの効果を減弱させるものと考えられ，花粉症や副鼻腔炎などを呈している時には粘液を除去してから経鼻ワクチンを投与することが必要であると考えられる。

6　粘膜ワクチンデリバリーの開発に向けた粘膜環境の基礎的理解

今後さらに科学的証拠に立脚した粘膜ワクチンならびにデリバリーシステムを開発するためには，宿主免疫側の解析に加え，微生物側からの観点も必要になる。これまでは病原体の研究が主であったが，近年，粘膜組織に存在する常在細菌の免疫制御機能が明らかになってきた。古くから腸内細菌からの刺激は腸管での IgA 産生に必要であることが知られていたが，著者らは腸内細菌依存的に誘導される CD11b 陽性 IgA 産生形質細胞サブセットが小腸に存在することを発見した[18]。本サブセットは，CD11b 陰性サブセットと比較して IgA の産生能が高いことが明らかとなった。さらに人為的にパイエル板を欠損させたマウスによる検討により，CD11b 陽性サブセットの誘導はパイエル板依存的であることが判明した[18]。

これらの知見を基盤に著者らのグループは，パイエル板の組織内に共生する細菌に着目した菌叢解析を行い，アルカリゲネスを同定した[19]。アルカリゲネスは M 細胞を介しパイエル板内へと入った後，樹状細胞へと取り込まれ共生する（表 1）。アルカリゲネスは樹状細胞に対し過度な炎症を誘導せずに，BAFF や IL-6 などのサイトカイン産生を促進することにより IgA 産生を増強する[19]。さらに最近著者らは，アルカリゲネスが過度な炎症を誘導せず適度な免疫活性を示すのは，同様の機能を持つ LPS が一因であることを明らかとしている（表 1）[20]。このようにアルカリゲネスは，IgA の産生誘導の場であるパイエル板への組織指向性と適度に免疫を活性化出来るアジュバント機能の両方を有する経口ワクチンデリバリーキャリアとして有望である。現在著者らは，パイエル板のM細胞指向性を決定するアルカリゲネス由来分子の同定などを進めている。

また，腸管上皮細胞層を介したワクチンデリバリーに応用可能な基礎的知見が報告されている。腸管上皮細胞は抗原を取り込んだ後，エクソソームと呼ばれる小胞を分泌することで，抗原とMHCクラスII分子の複合体を樹状細胞などの抗原提示細胞へ送達可能であることが示唆されている[21)]。エクソソームを介した樹状細胞による抗原提示は，抗原のみを樹状細胞へ添加した場合と比較して，より少ない抗原量で強力にT細胞を活性化できることが示唆されており[21)]，上皮細胞への抗原送達に加え，エクソソームを分泌させる戦略も有効であると期待される。

7　おわりに

以上のように粘膜組織には粘液や上皮細胞による物理的バリアをくぐり抜けた先に，ワクチンの標的となる免疫システムが存在するため，バリアを超えるための技術が必要となる。さらに免疫抑制を解除するためのアジュバント活性を併せ持つことも重要である。その点，コレラ毒素やアルカリゲネス，ウエルシュ菌毒素のようにデリバリーとアジュバント，さらには抗原そのものとしての機能を併せ持つものは，効果的な経口ワクチンの開発対象となり得ると期待される。今後は病原体や共生細菌が持つ宿主の物理的・免疫学的障壁を越えるための機能を還元論的に明らかにし，応用していくことが，粘膜ワクチンデリバリーの開発に必要であると考えられる。

文　献

1）N. Lycke, *Nat. Rev. Immunol.*, **12**（8）, 592-605（2012）
2）J. Holmgren *et al.*, *Nat. Med.*, **11**（4）, S45-53（2005）
3）國澤純ほか，薬剤学，**76**（1）, 11-17（2016）
4）N. Y. Lycke *et al.*, *Mucosal Immunol.*, **10**（6）, 1361-1374（2017）
5）E. S. Barton *et al.*, *Cell*, **104**（3）, 441-451（2001）
6）H. Uchida *et al.*, *Biochem. Pharmacol.*, **79**（10）, 1437-1444（2010）
7）Y. Goto *et al.*, *Science*, **345**（6202）, 1254009（2014）
8）H. Ohno, *J. Biochem.*, **159**（2）: 151-160（2016）
9）S. H. Kim *et al.*, *Microbes Infect.*, **15**（13）, 895-902（2013）
10）A. Helander *et al.*, *J. Virol.*, **77**（14）, 7964-7977（2003）
11）H. Suzuki *et al.*, *PLoS One*, **10**（5）, e0126352（2015）
12）M. L. Francis *et al.*, *J. Immunol.*,**148**（7）, 1999-2005（1992）
13）H. H. Smits *et al.*, *Mucosal Immunol.*, **2**（4）, 331-339（2009）

14） T. Pelaseyed *et al.*, *Immunol. Rev.*, **260**（1), 8-20（2014）
15） H. Suzuki *et al.*, *Sci. Rep.*, **8**（1), 2904（2018）
16） K. Takeuchi *et al.*, *Am. J. Otolaryngol.*,**16**（6),391-395（1995）
17） M. Shan *et al.*, *Science*, **342**（6157), 447-453（2013）
18） J. Kunisawa *et al.*, *Nat. Commun.*, **4**, 1772（2013）
19） T. Obata *et al.*, *Proc. Natl. Acad. Sci. U. S. A.*, **107**（16), 7419-7424（2010）
20） N. Shibata *et al.*, *Mucosal Immunol.*（in press）
21） J. Mallegol *et al.*, *Gastroenterology*, **132**（5), 1866-1876（2007）

第19章　生活習慣病を標的としたワクチン開発

中神啓徳*

はじめに

ワクチンは感染症に対する予防治療として古くから活用されている治療法であるが，この治療技術をアルツハイマー病などの疾患治療に応用する基礎研究および臨床試験が行われており，高血圧ワクチンもレニン・アンジオテンシン系を標的として研究が多く報告されている。我々も高血圧・糖尿病などの生活習慣病に対するワクチンの開発研究を進めており，毎日の内服薬から年に数回のワクチンによる治療の実現を目指している。超高齢社会に突入する我が国において，社会保障費の増加が問題とされており，そのためには右肩上がりに増加する医療費を医療の質を保ちながらも抑制していく方策が求められている。生活習慣病は多くの国民が罹患している疾患であり，その予防あるいは早期治療介入により生涯治療の薬剤を少しでも減らすことができれば，医療費削減に大きく寄与できる可能性がある。加えて，生活習慣病に対するワクチン治療の臨床的メリットとして，薬物アドヒアランスの改善が挙げられる。特に高齢者における薬の多剤併用（ポリファーマシー）の増加により，飲み忘れや服薬管理の必要性が高い患者が増加しており，薬剤を減らすことによって得られる社会的なメリットは大きい。

本稿では，高血圧，糖尿病に対する新しい治療法の開発としてのワクチンに関して概説する。

1　レニン・アンジオテンシン系を標的とした高血圧ワクチン開発

高血圧ワクチンの歴史において，古くからレニン・アンジオテンシン系が標的として活発に研究されてきた。最初に試みられたのはレニンを標的するワクチンである。イヌのレニンあるいはヒトレニン蛋白を精製してアジュバントとともにラットあるいはマウスへ投与する実験が行われ，血圧は有意に低下（30 mmHg程度）したものの，腎でのレニン産生細胞に炎症所見が認められ腎不全が生じたことから安全性の問題が懸念事項であった[1,2]。

その後，レニン以外の標的分子として，生体内ペプチドであるアンジオテンシンⅠ（10アミノ酸）あるいはアンジオテンシンⅡ（8アミノ酸）に対するワクチンの研究開発が進められた（図1）。アンジオテンシンⅠに対するペプチドワクチン（PMD-2850）は自然高血圧発症ラットで抗体価の有意な上昇と血圧の有意な低下を認めたが[3]，ほぼ同様のワクチン（PMD-3117）を用いたヒト臨床試験では抗体価の上昇は認められたものの有意な降圧は認められなかった[4]。ア

*　Hironori Nakagami　大阪大学　大学院医学系研究科　健康発達医学　寄附講座教授

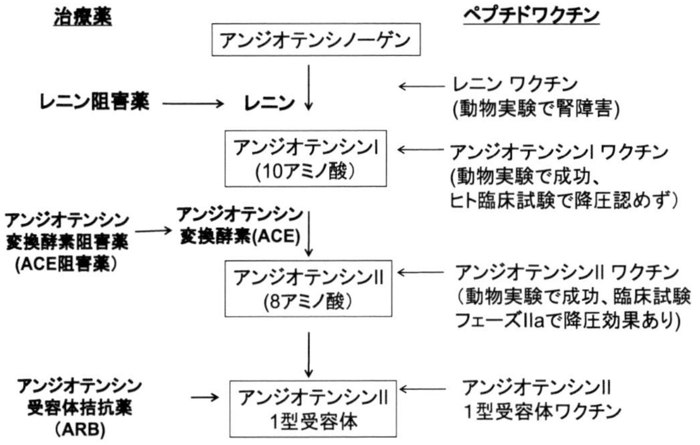

図 1　レニン・アンジオテンシン系を標的としたワクチン

ンジオテンシンⅡに対するペプチドワクチン（CYT006-AngQb）も，同様に自然高血圧発症ラットで有意な抗体価の上昇と血圧の有意な低下を認め[5]，臨床試験を実施している。このヒト臨床試験では，最初に健常人を対象とした試験で抗体価の上昇を確認し，次に高血圧患者に低濃度ワクチン（100 μg）と高濃度ワクチン（300 μg）の 2 種類の濃度で 0，4，12 週の 3 回投与を行い抗体価の上昇を確認している。有効性評価として，投与後 14 週後（3 回目ワクチン接種後 2 週後）の 24 時間血圧を測定したところ，高濃度ワクチン群と無治療群との間で平均収縮期血圧 9 mmHg，平均拡張期血圧 4 mmHg の血圧低下を認めた。有害事象も軽度の注射部位での反応のみで，重大な事例は認められなかった[6]。この報告は高血圧ワクチンの治療効果を初めてヒトで確認した画期的な報告であったが，その後行われた第 2 相試験（高血圧患者 69 人を対象とした二重盲検プラセボ対照試験）では，CYT006-AngQb による有意な血圧の低下を示すことができなかった。また，その後新規アジュバントを用いた臨床試験も行われたが，途中で中止となっている（表 1）。

我々も同様にアンジオテンシンⅡを標的としたワクチンを設計した。このワクチンシステムでは，T 細胞は抗原提示細胞の膜表面に提示される MHCclass Ⅱのアミノ酸配列を認識して抗原からのシグナルを読み込むが，同時にアジュバントによって補助刺激の B7（CD80 および CD86）からのシグナルが入ることにより，ヘルパーT 細胞が活性化され，最終的に B 細胞からの抗体産生能が高まると考えられる。このペプチドワクチンをマウスおよびラットに投与したところ，抗体価の有意な上昇とアンジオテンシンⅡの投与によりもたらされる血圧上昇を有意に抑制した。また，アンジオテンシンⅡ投与により誘導された心重量の増加，血管周囲の繊維化もワクチン投与群では有意に抑制されていた[7]。また，ラット脳梗塞あるいは心筋梗塞モデルにおいてもアンジオテンシンⅡワクチン投与により臓器保護効果が確認できている[8,9]。現在，これらの研究成果を元にして実用化検討を進めている。

表1　高血圧ワクチン臨床試験

年度	投与ワクチン	フェーズ・サンプルサイズ	概要
2003年	AngI analog with KLH (PMD3117)	フェーズ1 50人の健常人男性	アンジオテンシンIに対する抗体価上昇。降圧効果は認められず。
2004年	AngI analog with KLH (PMD3117)	フェーズ2 27名高血圧患者（2重盲検，プラセボ群との比較）	アンジオテンシンIに対する抗体価上昇。しかし，降圧効果は認められず。
2008年	AngII（AngQb）with VLP/アラム	フェーズ2 72名高血圧患者	アンジオテンシンIIに対する抗体価上昇。有意な降圧効果。安全性に問題なし。
2010年	Angiotensin vaccine (AT V) with CoVaccine HT	フェーズ2	Dose-limiting adverse effects により中止

2　糖尿病，脂質異常症に対するワクチン開発

我々は2型糖尿病を標的としたワクチンとして，Dipeptidyl Peptidase-4（DPP4）を標的とした治療ワクチンを設計した。食後に腸から分泌されるインクレチンホルモンGLP-1は膵β細胞からのインスリン分泌などを亢進されることにより血糖降下作用を有するが，このGLP-1は生体内のDPP-4により速やかに分解されることが知られている。このDPP-4の活性阻害薬（DPP-4阻害薬）は低血糖を生じにくい糖尿病治療薬として広く臨床現場で用いられているが，我々の設計したDPP-4ワクチンをマウスに投与した場合も同様にGLP-1の分解を阻害しインスリン分泌を高めて血糖降下作用を有することを明らかにした[10)]。

脂質異常症に関するワクチンとして，HDLを上昇される目的でcholesteryl ester transfer protein（CETP）を標的としたプラスミドDNAワクチンの動物実験での検討が報告されている[11)]。ウサギを用いた検討でCETPに対するDNAワクチンによるHDLの上昇と動脈硬化の抑制が報告されているが，これまで報告されているCETP阻害薬のヒト臨床試験で有効性を得られなかったこともありその後あまりワクチン開発も進んでいない。近年，LDL受容体の分解抑制によるLDL発現増加によるLDL降下作用を有するPCSK9抗体が脂質異常症，特に家族性高コレステロール血症に対して臨床で使用されているが，我々および他のグループから同様にPCSK9を標的としたワクチンの動物モデルでの有効性が報告されている[12, 13)]。

3　内因性蛋白を標的とした能動免疫主導ワクチン

生活習慣病を標的としたワクチンは抗体産生誘導を主眼とした内在性蛋白に対する能動免疫治療を目指すものであり，外来性の細菌・ウイルス抗原に対する感染症ワクチンや細胞障害性の免疫誘導を主眼とする癌ワクチンとは多くの点で異なる。生活習慣病の標的分子は内因性蛋白・ホルモンなどが主流であり，標的分子に対する直接的な免疫応答を制御しながら抗体産生を誘導する必要がある。

一般にワクチンとは自然免疫および獲得免疫を活性化することにより，抗原に対し樹状細胞，T細胞，B細胞などの免疫担当細胞を用いて体液性免疫（B細胞が形質細胞へ分化して，抗原に特異的な抗体を産生するもの）と細胞性免疫（抗原に特異的な感作T細胞が誘導されて細胞障害性を担うもの）を惹起する手法である。生活習慣病を標的としたワクチンにおいては，通常生体内に存在する内因性蛋白（ホルモンなど）を標的分子とするため，主として体液性免疫，すなわち抗体産生を誘導するようなシステムを用いる必要がある。通常T細胞は抗原提示細胞の膜表面のMHC class Ⅰあるいはclass Ⅱに提示されるアミノ酸配列を認識して抗原からのシグナルを読み込むが，この抗原認識だけではT細胞は反応しない（アナジー）。しかし，アジュバントによって自然免疫系が活性化されると補助刺激のB7（CD80およびCD86）の発現増加によりT細胞の活性化が可能となる。活性化されたヘルパーT細胞がB細胞（Plasmablast）を活性化することにより，抗体産生が促される。この特性を踏まえた上での生活習慣病ワクチン設計上での違いを図2にまとめた。これまでの我々が報告してきたアンジオテンシンⅡ，DPP-4，PCSK9に対するワクチンではすべて短いペプチドを抗原としており，ワクチンで免疫後のマウスの脾臓を用いたエリスポットアッセイにおいて抗原ペプチド単独ではT細胞を活性化していないことをTh1あるいはTh2誘導型のサイトカイン分泌の定量により確認している[7,10,13]。

生活習慣病ワクチンを標的としたワクチンの抗原設定に際しては抗原そのものがT細胞を活性化しないように抗原配列からMHCクラスⅠおよびⅡ配列を排除することが望ましい。しかし，B細胞からの安定した抗体産生にはT細胞の活性化が必要となるため，代わりにT細胞活性化配列を有する担体蛋白（キャリア）を必要とする。抗体産生誘導を主眼とするワクチンにはキャリアが必須と考えており，GMP製造可能で臨床試験に使用できるキャリアがこのタイプのワクチンには強く求められる。一般にこれらのワクチンでのキャリアとしては，KLH（キーホールリンペットヘモシアニン）やVLP（ウイルスライクパーティクル）が用いられている[14]。ま

	細胞障害性免疫誘導	内在性蛋白への能動免疫誘導
目的	T細胞活性化、CTL活性	B細胞による抗体産生
抗原	標的分子のMHCクラスIを含む T細胞の活性化配列を含む	MHCクラスIおよびIIを含まない 抗体ができやすい配列
キャリア	不要	必須(KLHなど) (ヘルパーT細胞活性化)
アジュバント	Th1誘導が望ましい (核酸など)	Th2誘導が望ましい (アラムなど)
抗体サブタイプ	IgG1	IgG2および4 (エフェクター機能なし)
標的疾患	癌、感染症	高血圧、糖尿病、認知症

図2　内在性蛋白を標的としたワクチンの特徴

た，同時にアジュバントの投与も必須であるが，生活習慣病ワクチンにおいてはADCC（抗体依存性細胞傷害）やCDC（補体依存性細胞傷害）などのエフェクター機能を有しないIgG2（マウスではIgG1）あるいは4の産生が望まれるため，Th2活性を高めるタイプのアジュバントであるアラムなどを用いることが望ましい。近年，このタイプの優れたアジュバントとしてシクロデキストリンが開発されており，今後の臨床応用が期待できる[15)]。

具体的には，上記のアンジオテンシンIに対するペプチドワクチン[3)]はキャリアとして破傷風菌トキソイドの部分配列を用い，抗原（アンジオテンシンI）と融合したものをワクチンとして用い，さらにアジュバントとしてアラムを同時投与したものを使用している（PMD-2850）。アンジオテンシンIIに対するペプチドワクチン[5,6)]も同様にキャリアであるVLPとアンジオテンシンIIを融合したワクチン（CYT006-AngQb）を用いている。我々のアンジオテンシンIIあるいはDPP-4に対する治療ワクチンにおいても，キャリアとしてKLHを用い，フロイントアジュバントを用いて動物実験を行っている。上記で説明したように我々が報告してきたアンジオテンシンII，DPP-4，PCSK9に対するワクチンではすべて短いペプチドを抗原としており，エリスポットアッセイにおいて抗原ペプチド単独ではT細胞を活性化しないが，KLHを添加することにより主としてTh2誘導型のサイトカイン分泌（インターロイキン4）が誘導されることを確認している[7,10,13)]。すなわち，抗原配列で欠如しているT細胞の活性化をキャリアにより補うことによりB細胞からの抗体産生をサポートしていると考えられる（図3）。アジュバントに関してはフロイントアジュバントが臨床での使用はできないため，今後のヒト臨床試験に向けてのアジュバントはアラムあるいはシクロデキストリンを候補として考えている。

このように，生活習慣病ワクチンの開発においては，標的分子に対する最適な抗原配列設計に加えてキャリアとアジュバントの選定が重要な要素であり，実用化に向けて，ヒト臨床試験を念頭においた治療ワクチンの基盤技術の開発が最重要課題となる。

おわりに

このような生活習慣病に対するワクチン治療の臨床的メリットとしては，薬物アドヒアランスの改善が挙げられる。特に高齢者における薬の多剤併用（ポリファーマシー）の増加により，飲み忘れや服薬管理の必要性が高い患者が増加している。薬物療法において腎機能や肝機能の低下など薬物動態の変化，合併症によるポリファーマシーの増加とそれに伴う副作用の増強など多くの問題が顕在化しており，薬剤を減らすことによって得られる社会的なメリットは大きい。生活習慣病を標的としたワクチン治療の実現は治療法のオプションを増やし治療法の選択肢を増やすことに加えて，薬剤アドヒアランスの改善や医療費抑制も期待できる。これらの次世代能動免疫治療の今後に期待したい。

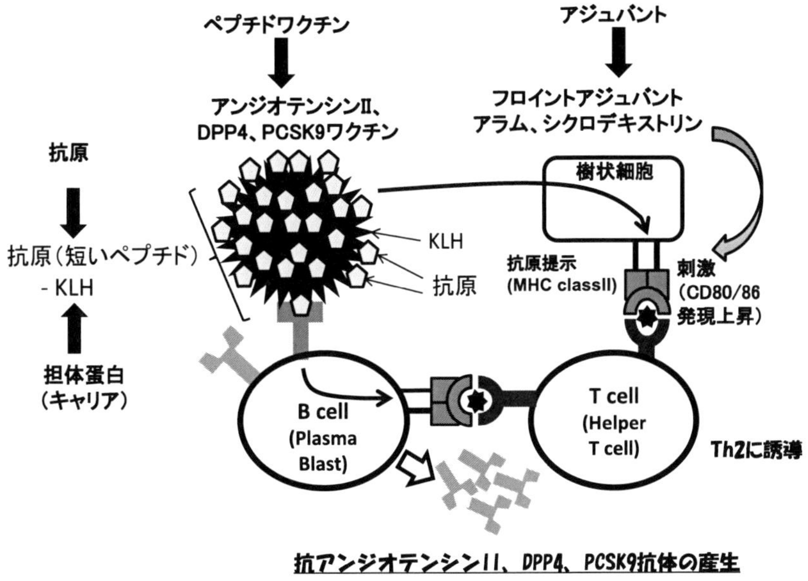

図 3　生活習慣病を標的としたワクチンの仕組み

文　　　献

1) JB. Michel *et al.*, *Proc. Natl. Acad. Sci. U S A.*, **84**, 4346 (1987)
2) JB. Michel *et al.*, *Circulation*, **81**, 1899 (1990)
3) SM. Gardiner *et al.*, *Br. J. Pharmacol.*, **129**, 1178 (2000)
4) MJ. Brown *et al.*, *Clin. Sci* (*Lond*)., **107**, 167 (2004)
5) PM. Ambuhl *et al.*, *J. Hypertens.*, **25**, 63 (2007)
6) AC. Tissot *et al.*, *Lancet.*, **371**, 821 (2008)
7) F. Nakagami *et al.*, *PLoS One*, **8**, e60493 (2013)
8) K. Wakayama *et al.*, *Stroke*, **48**, 1362 (2017)
9) R. Watanabe *et al.*, *Sci. Rep.*, **7**, 43920 (2017)
10) Z. Pang *et al.*, *Proc. Natl. Acad. Sci. U S A.*, **111**, E1256 (2014)
11) D. Mao *et al.*, *Vaccine*, **24**, 4942 (2006)
12) C. Landlinger *et al.*, *Eur. Heart. J.*, **38**, 2499 (2017)
13) R. Kawakami *et al.*, *PLoS ONE*, 2018 (in press)
14) OJ. Plescia, *Curr. Top. Microbiol. Immunol.*, **50**, 78 (1969)
15) M. Onishi *et al.*, *J. Immunol.*, **194**, 2673 (2015)

第20章　経皮デリバリー技術を応用した貼付型ワクチン製剤の開発

伊藤沙耶美[*1]，岡田直貴[*2]

1　はじめに

ワクチン接種は感染症に対する唯一根本的な予防法であり，発症リスクの低減や症状の重篤化を抑制することができる。ワクチンの開発は1798年のEdward Jennerによる牛痘接種法（天然痘ワクチン）にはじまり，200年以上の歴史をもつ。以降，細菌学，ウイルス学の発展により，感染症の病原体が次々と同定され，数多くの安全かつ有効なワクチン開発が行われてきた。しかしながら依然として感染症は，世界各国で次々と発生・蔓延を繰り返し，発展途上国における死亡原因の第一位となっている。わが国では医療機関の整備，栄養状態・公衆衛生の改善により感染症による死亡率は激減したが，インフルエンザ，結核など様々な感染症が現在も国民の健康を脅かしている。また高度に発達した交通網が病原体の拡散を広域化・高速化し，インフルエンザパンデミック騒動（2009～2010年），エボラ出血熱（2014年）やMERS（2015年）のエピデミック報道が記憶に新しいように，人類は常に新興・再興感染症の世界的流行の脅威にさらされている。したがってボーダレス化が急速に進む現代社会においては，感染症への対応は一国の問題にとどまらず，世界規模での対策が喫緊の課題となっている。

現行のワクチンの大半は注射製剤として開発されており，接種に医療従事者を必要とする技術面や，製造・輸送・保管における一貫した低温温度管理（cold chain）を必要とする費用面での問題が，発展途上国へのワクチン普及の大きな障壁となっている。また，注射は痛みを伴うとともに，注射針を介した二次感染の危険性や医療廃棄物の処理など安全面での問題も有しており，感染症パンデミックやバイオテロリズム発生時における大規模接種への対応が困難であることも懸念されている。これらに対する打開策を提示すべく，近年のワクチン研究領域においては，簡便，低侵襲，安価，そして発展途上国への普及が見込める新規ワクチン接種法およびワクチン剤形の開発が重要視されるようになってきた。

著者らは，簡便なワクチン接種を可能にする皮膚を標的とした経皮ワクチン製剤「貼るワクチン」の開発を推進している。本稿では，経皮ワクチンデリバリー技術として近年注目されている

＊1　Sayami Ito　大阪大学　大学院薬学研究科　附属創薬センター　ワクチン・免疫制御学プロジェクト

＊2　Naoki Okada　大阪大学　大学院薬学研究科　附属創薬センター　ワクチン・免疫制御学プロジェクト；ワクチン・免疫制御学（BIKEN）共同研究講座　教授

マイクロニードル法について概説するとともに，著者らの針部溶解型マイクロニードルパッチを応用した「貼るワクチン」の開発状況について紹介する。

2　ワクチン標的器官としての皮膚組織

皮膚は生体を外界環境から隔離・保護し，生体の水分保持や体温調節，外来異物の侵入を防ぐなど生命維持に必要不可欠な機能を担っている。解剖学的にみれば外側から角質層，生きた表皮（顆粒層，有棘層，基底層），真皮の大きく3層に分けられる（図1）。最外の角質層は，脱核した角質細胞が幾重にも重なり，細胞間隙を角質細胞間脂質（セラミド）が埋めることで強固な“物理的バリア”を築いている。一方，角質層下の生きた表皮や真皮には，多種多彩な細胞群が常在しており，物理的バリアを突破した外来異物を排除する“免疫学的バリア”を構築している。なかでも，生きた表皮に存在するランゲルハンス細胞と真皮に存在する真皮樹状細胞は，外来異物に対する生体防御機構の司令塔である抗原提示細胞として機能する[1)]。また，生きた表皮を構成する細胞の90%以上を占めるケラチノサイトは，異物の侵入を感知するとサイトカイン・ケモカインなどの炎症メディエーターを産生し自然免疫の誘導に関与する[2)]。これらの皮膚特異

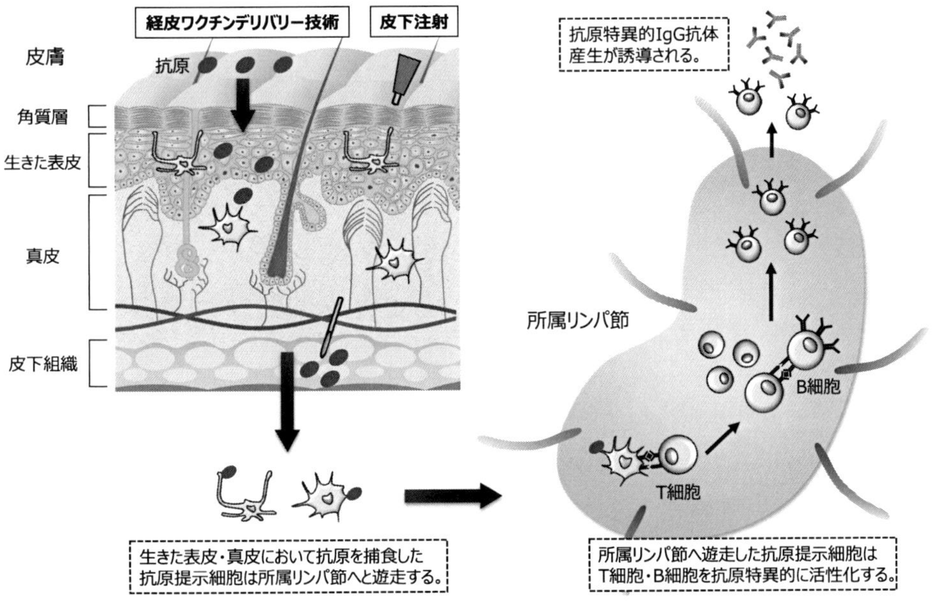

図1　皮膚の構造

生きた表皮や真皮には抗原提示細胞やケラチノサイトのように免疫応答誘導に寄与する細胞群が多数常在している。皮下注射によるワクチン接種は，これらの免疫担当細胞がほとんど存在しない皮下組織へと抗原を送達することから，皮膚が有する免疫誘導機構を活かすことができないと考えられる。一方，経皮ワクチンは生きた表皮ならびに真皮へと抗原を送達することで，皮膚内の抗原提示細胞が効率的に獲得免疫応答を誘導し，高いワクチン効果の発揮につながることが期待される。

的な免疫担当細胞により形成される“免疫学的バリア”を利用した新規ワクチン手法が「経皮ワクチン」であり，ワクチン抗原を皮膚内の抗原提示細胞へ効率よく送達することができれば，所属リンパ節においてT細胞ならびにB細胞を抗原特異的に活性化し，獲得免疫応答を強力に誘導できると想定される。

3 経皮ワクチンデリバリー技術

経皮ワクチンの開発において，抗原を角質層下へと送達できなければワクチン効果を得ることはできない。しかしながら，前述したように皮膚の最外層には角質層が存在するため，分子量500 Da以上の水溶性物質の透過は大きく制限される[3]。現在実用化されているワクチンには，①生きたウイルスや細菌の病原性（毒性）を極力まで弱めた生ワクチン（麻疹ワクチン，風疹ワクチン，BCGワクチンなど），②ウイルスや細菌の病原性を完全になくした病原体あるいは免疫原だけを用いる不活化ワクチン（インフルエンザHAワクチン，ポリオワクチン，百日咳ワクチンなど），③細菌が産生する毒素の毒性をなくしたトキソイド（ジフテリアトキソイド，破傷風トキソイドなど）がある。いずれのワクチン抗原も粒子または高分子タンパク質であるため，これらを単に皮膚表面に塗布するだけでは皮膚内へと透過させることはできない。したがって，経皮ワクチンの開発においては，簡便かつ低侵襲な手法でワクチン抗原を角質層下へと送達できるDrug Delivery System（DDS）基盤技術が必要不可欠とされる。

経皮ワクチン研究には様々な経皮抗原送達技術の応用が試みられており，電圧によって角質層に小孔を形成する「エレクトロポレーション法」や，超音波によって皮膚バリア機能を低下させる「ソノフォレシス法」，ガスや高圧空気を利用する「ジェットインジェクション法」がある。これらは特殊な大型装置を必要とすることや痛みを伴うこと，神経線維の損傷が多発するなど安全性の問題から未だ実用化には至っていない。貼付剤（パッチ）を利用した経皮ワクチンデリバリーは特殊な装置を必要としない簡便で安価な手法の一つである。しかし，従来のパッチ法では皮膚内への抗原送達効率をあげるために粘着テープを用いた角質層の除去（テープストリッピング）が必要とされた。著者らは皮膚の前処理を必要とせず，貼付するだけで皮膚内抗原送達を可能とするハイドロゲルパッチを応用した貼るワクチンをコスメディ製薬株式会社との共同研究により開発した[4]。抗原タンパク質を含有させたハイドロゲルパッチを皮膚に貼付することで，皮膚表面からの水分蒸散を防ぐとともに角質層の水和効果により細胞間隙を緩め，抗原タンパク質の皮膚透過を向上させる密封療法（occlusive dressing therapy; ODT）を利用したものである。すでに破傷風・ジフテリアトキソイドを含有したハイドロゲルパッチを用いた経皮免疫において，局所ならびに全身性の副反応を伴うことなく免疫応答を惹起できることを確認しており，注射投与法に代わる有効な新規ワクチン手法であると考えている[5]。ただし，ハイドロゲルパッチを用いた経皮デリバリーに適用できるワクチンはタンパク質に限定されるため，粒子状を含めたあらゆる形態のワクチンに対応しうる経皮デリバリーデバイスとして，著者らはマイクロニードル技術を活用した経皮ワクチン製剤の開発へと研究を展開させた。

4　マイクロニードル技術を活用した DDS

マイクロニードルは長さ 1 mm に満たない微小な針であり，皮膚に穿刺しても神経終末（侵害受容器）を損傷しにくく，痛みの少ないワクチン接種を可能とする[6]。1990 年代に微細加工技術が発達して以降，これまでに様々な形状・材質のマイクロニードルが開発されている。

第 1 世代のマイクロニードルは，シリコンや金属（チタン・ステンレス）を素材に作製され，①シリンジやポンプを用いて圧力負荷をかけ，マイクロニードル内の空洞を介して抗原溶液を皮膚内へ送達する中空マイクロニードル[7]，②マイクロニードルの貼付により生じた微細な穿刺孔を介して抗原を皮膚内へ送達するソリッドマイクロニードル[8]，③マイクロニードルに抗原を噴霧あるいは浸漬し，針表面全体に均一に塗布するコーティングマイクロニードル[9]，が開発されている（図 2）。これらは剛性に優れ，成形しやすいといった利点を有している。既にヒト臨床試験において，中空型マイクロニードル（MicronJet600 NanoPass Technologies 社）を用いた季節性インフルエンザ HA 抗原接種は，従来の筋肉内注射法よりも少ない抗原量で優れた免疫応答を誘導できることが報告されている[10]。しかしながら本手法は，注射投与と同様にワクチン抗原の保管・輸送に cold chain が必要であるため発展途上国へのワクチン普及に課題が残されているとともに，第 1 世代マイクロニードル共通の問題である「生体内で針が折損し，重篤な組織障害を引き起こす危険性」が払拭できないことが実用化の妨げとなっている。

そこで第 2 世代マイクロニードルとして，ポリグリコール酸やポリ乳酸などの生分解性ポリ

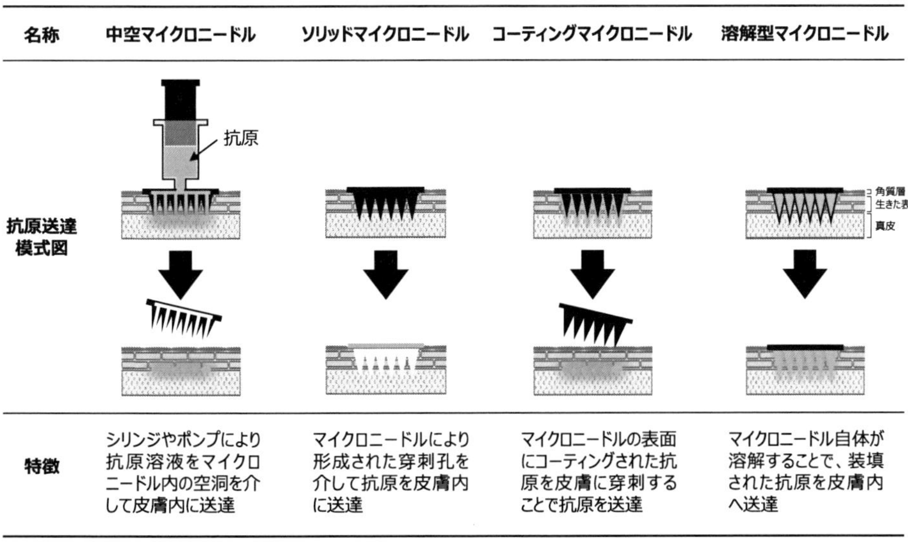

図 2　マイクロニードルデバイスの種類と特性

マー，あるいはヒアルロン酸やコンドロイチン硫酸などの糖類を構成基材とするマイクロニードルが開発された[11~13]。これらは，貼付・剥離操作により万が一皮膚内で針部分が折損したとしても，溶解あるいは分解して消失するため組織傷害のリスクがほとんどない。第1世代マイクロニードルが抱える安全面での問題を解決できる第2世代マイクロニードルは，貼るワクチンの臨床応用・実用化を推進する有望な経皮デリバリーデバイスとして期待されている。

5 針部溶解型マイクロニードルパッチを用いた貼るワクチン製剤

著者らはコスメディ製薬株式会社との共同研究により，針部溶解型マイクロニードルパッチ（MicroHyala®; MH）を活用した貼るワクチン製剤を独自開発し，その実用化に向けた研究を推進している[13~18]。MHは皮膚構成成分であるヒアルロン酸を主成分として成型されており，針部の形状や長さを自由に調製できるため，任意の皮膚組織深度に物質を的確に送達することができる（図3）。MHを皮膚に穿刺すると，針内部に装填した可溶性タンパク質や粒子状物質は，皮膚内の水分により溶解した針部から放出される。著者らは動物実験において，破傷風・ジフテリアトキソイド（可溶性タンパク質）あるいはインフルエンザHA抗原（粒子状物質）を装填したMHの経皮ワクチン製剤としての安全性・有効性を実証したうえで[14,16]，MH800（図3）に三価季節性インフルエンザHA抗原を装填した経皮ワクチン製剤の臨床研究を実施した[17,18]。

ヒト上腕部皮膚にばね式アプリケーターを用いて貼付した経皮ワクチン製剤は（図4A），6時間後には被験者全員においてMHの針部が根元まで完全に溶解したことを確認した（図4B）。また蛍光標識抗原を装填したMH800を貼付したヒト摘出皮膚の組織切片を観察したところ，抗原は角質層下の生きた表皮および真皮上層へとデリバリーされていることも実証された（図4C）。三価季節性インフルエンザHA抗原装填MH800製剤を貼付した被験者では，一過性に貼

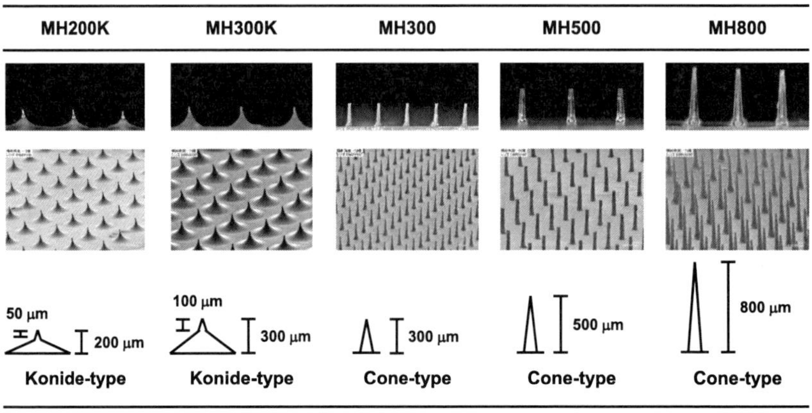

図3 MHの形状と種類
MHの針部形状や長さは自由に調整することができる。

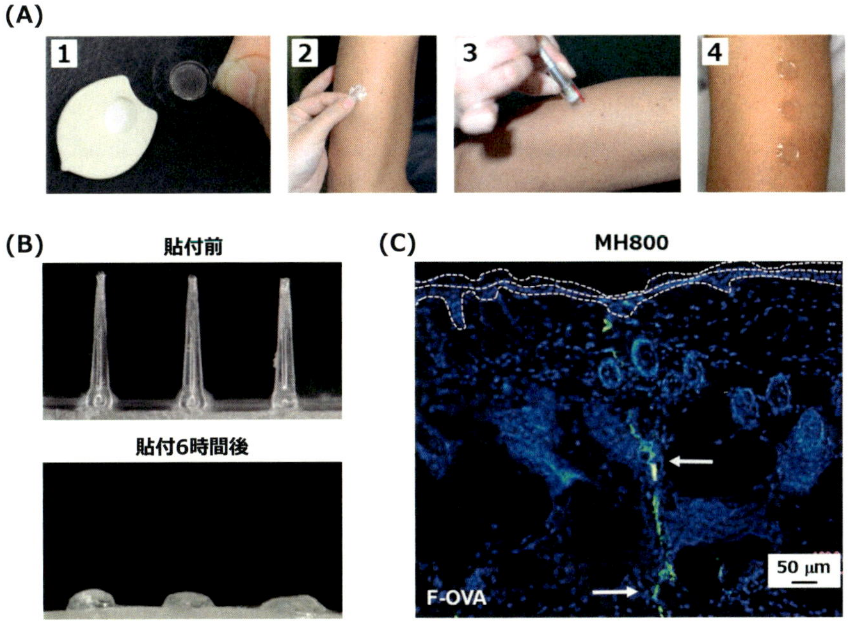

図 4　MH800 のヒト皮膚に対する穿刺特性

(A) ばね式アプリケーターを用いて MH800 をヒト上腕部皮膚に貼付する。(B) ヒト皮膚に貼付した MH800 は，6 時間後には根元まで完全に溶解した。(C) 蛍光標識抗原を装填した MH800 をヒト摘出皮膚に貼付すると，皮膚表面には多数の穿刺孔が認められ，装填抗原は角質層を突破して生きた表皮や真皮に到達していることが確認された。

表 1　MH800 を用いた経皮インフルエンザワクチン製剤の有効性

血清中感染防御抗体価（HI 抗体価）を EMA 評価基準に照らし合わせると，A/H1N1 型および A/H3N2 型に対する経皮ワクチン群の有効性は皮下注射ワクチン群と同等であった。B 型に対するワクチン効果は，皮下注射ワクチン群よりも経皮ワクチン群のほうが優れていた。

HI抗体価 (EMA評価基準)	日数	A/California/7/2009 (H1N1)		A/Victoria/210/2009 (H3N2)		B/Brisbane/60/2008	
		皮下注射	経皮投与	皮下注射	経皮投与	皮下注射	経皮投与
抗体変化率 (>2.5)	21	7.0	4.4	3.1	3.6	2.3	3.0
	42	8.6	6.6	5.1	4.9	3.1	4.4
抗体陽転率 (>40%)	21	60%	57%	40%	29%	25%	43%
	42	65%	71%	60%	43%	35%	43%
抗体保有率 (>70%)	21	95%	100%	90%	71%	35%	86%
	42	95%	100%	95%	71%	40%	86%

網掛けの数値はインフルエンザワクチンの有効性の国際的な評価基準（EMA評価基準）を満たすことを示す。

付部位に紅斑が認められたのみであり，重篤な局所および全身性の副反応を伴うことなく皮下注射群とほぼ同等の感染防御抗体価（HI 抗体価）を誘導することができた（表 1）。さらに三価季節性インフルエンザ HA 抗原装填 MH800 製剤は，少なくとも作製 6ヶ月間は冷蔵保管の必要がなく，免疫原性を有したままの状態で安定に保存可能であることも明らかとなっている。これらの成果に基づき現在著者らは，不活化ポリオワクチンを装填した針部溶解型マイクロニードルパッチの実用化研究を産官学連携のもと推進しており，この簡便かつ低侵襲な新規ワクチン接種法が地球上からのポリオ根絶に貢献できるものと期待している。

6 おわりに

経皮ワクチン製剤は，予防接種を簡便，安全，安価にすることでワクチンの世界的普及を強力に推進し，感染症に対して安全・安心な社会の実現に大きく貢献できる。この DDS 技術を基盤とした経皮ワクチン製剤を実用化の段階まで押し上げるには，我々を含めた研究機関（学）による基礎・臨床研究成果の積み重ねのみならず，関連省庁（官）による品質や承認に関するガイドラインの策定，ならびに製薬メーカー（産）による製剤製造法や品質試験法の確立など，新規ワクチン剤形であるからこそ抱える課題を産官学のオールジャパン体制によってクリアしていくことが必要とされる。日本発・世界初の経皮ワクチン製剤の実用化による世界的な感染症対策への貢献が一日でも早く実現できればと願っている。

謝辞

本研究は，コスメディ製薬株式会社，奈良県立医科大学皮膚科学教室，大阪大学大学院医学系研究科皮膚科学講座との共同による成果であります。この場をお借りして御礼申し上げます。また，各種ワクチン抗原を御供与頂きました一般財団法人阪大微生物病研究会に感謝いたします。なお本研究は，独立行政法人医薬基盤研究所「先駆的医薬品・医療機器研究発掘支援事業」，厚生労働科学研究費補助金「創薬基盤推進研究事業」，国立研究開発法人日本医療研究開発機構研究費「新興・再興感染症に対する革新的医薬品等開発推進研究事業」，ならびに文部科学省科学研究費補助金「基盤研究（B)」の助成を受けて実施したものです。

文　献

1） J. Valladeau *et al., Semin. Immunol.,* **17**, 273-283（2005）
2） K. Sugita *et al., Clin. Exp. Immunol.,* **147**, 176-183（2007）
3） B. W. Barry., *Nat. Biotechnol.,* **22**, 165-167（2004）
4） Y. Ishii *et al., J. Control. Release.,* **131**, 113-120（2008）
5） S. Hirobe *et al., Vaccine.,* **30**, 1847-1854（2012）

6）M. S. Gerstel *et al.,* Drug delivery device. US Patent Number 3, 964, 482（1976）
7）P. Van Damme *et al., Vaccine.,* **27**, 454-459（2009）
8）S. Henry *et al., J. Pharm. Sci.,* **87**, 922-925（1998）
9）H. S. Gill *et al., Pharm. Res.,* **24**, 1369-1380（2007）
10）A. Anand *et al., Vaccine.,* **33**, 6816-6822（2015）
11）S. P. Sullivan *et al., Nat. Med.,* **16**, 915-920（2010）
12）S. Naito *et al., Vaccine.,* **30**, 1191-1197（2012）
13）K. Matsuo *et al., J. Control. Release,* **161**, 10-17（2012）
14）K. Matsuo *et al., J. Control. Release,* **160**, 495-501（2012）
15）Y. Hiraishi *et al., Int. J. Pharm.,* **441**, 570-579（2013）
16）K. Matsuo *et al., J. Neuroimmunol.,* **266**, 1-11（2014）
17）S. Hirobe *et al., Pharm. Res.,* **30**, 2664-2674（2013）
18）S. Hirobe *et al., Biomaterials.,* **57**, 50-58（2015）

第21章　ナノゲルを用いたワクチンDDS

石川良賀*1，秋吉一成*2

1　はじめに

高分子化学とナノテクノロジーの発展により，ドラッグデリバリーシステム（drug delivery system：DDS）の技術が近年目覚ましい進歩を遂げている。高分子ミセルなどのポリマー担体や，リポソームなどの脂質担体，シリカや磁性粒子などの無機物担体，あるいはそれらのハイブリッド担体などのDDSナノキャリアが開発されており，ワクチンやがん治療，生体イメージング，再生医療など様々な分野でその機能が発揮されている。その中でも特に，ワクチン開発におけるDDSの果たす役割が近年注目されている。抗原を外部から投与することで効率的な免疫応答を誘導して予防や治療を行うことを目的にしたワクチンにおいては，いわゆる抗原提示細胞に抗原をデリバリーして，さらに取り込まれた抗原の細胞内でのプロセッシング過程を制御することで実現される。そのためには，抗原デリバリーシステムの役割が重要となってくる。これまでに，多種多様なDDSナノキャリアが設計され，ワクチンキャリアとしての応用が検討されてきた[1)]。その中には，リンパ節デリバリー，徐放制御，抗原提示細胞への特異的抗原デリバリーと細胞内挙動の制御による免疫細胞の効率的な活性化などの機能を発現することで優れた予防，治療効果を示すものも報告されている。しかし，まだ多くの課題も残されているのが現状である。

我々は，グラフト型の両親媒性高分子が自己組織化して形成されるナノメートルサイズのゲル（ナノゲル）の医療応用に関する研究を展開してきた[2〜4)]。このナノゲルは“人工分子シャペロン”というユニークな機能を備えており，タンパク質DDSキャリアとして優れていることを見出してきた。また抗原デリバリーキャリアとしても有用であり，ナノゲルを用いた新規ワクチン製剤の開発を行ってきた。本章では，まずナノゲルの調製と特性を概説し，ナノゲルを抗原担体キャリアとして用いたワクチンへの応用，具体的にはがん免疫ワクチンと経鼻粘膜ワクチンに関する応用に焦点を当てて紹介する。

2　ナノゲルのDDS応用

ナノゲルとは，高分子鎖同士が架橋された三次元網目構造をもつナノメートルサイズのヒドロゲル微粒子である。ナノゲルはポリマーミセルなどの高分子ナノキャリアと異なり，ポリマーの自重以上の水を保持しており，そのポリマーネットワーク内にタンパク質などの生体分子を内包

*1　Raga Ishikawa　京都大学　大学院工学研究科　高分子化学専攻
*2　Kazunari Akiyoshi　京都大学　大学院工学研究科　高分子化学専攻　教授

することができる。また，外部刺激によるゲル構造の膨潤，収縮，あるいは破壊によって内包物の放出制御を行えることが特徴である。ナノゲルは高分子鎖間の架橋方式によって，共有結合を利用した化学架橋ナノゲルと，非共有結合（静電相互作用，疎水性相互作用などの分子間力）を利用した物理架橋ナノゲルに大別できる[5]。

我々は，水溶性多糖であるプルランに疎水性コレステリル基を部分的に導入した疎水化多糖（cholesterol-bearing pullulan：CHP）が疎水性相互作用により水中で自己組織化し，ナノゲルを形成することを見出した（図1）[6]。100単糖当たり1〜2個のコレステリル基を持つCHPは，水中に分散するだけで直径数十nm程度の安定な微粒子となり，70％以上の高含水率の状態で，コレステリル基を架橋点とする物理架橋ナノゲルを形成していることを明らかにした[7]。このCHPナノゲルの最大の特徴は，コレステリル基の疎水性相互作用によりタンパク質をその内部に自発的にかつ安定に内包できる点にある[8]。内包されたタンパク質は，外部刺激による構造変化や，細胞内のタンパク質高濃度環境下におけるタンパク質交換反応や糖鎖の酵素分解によって活性を保持したまま放出することができる[9]。このようにCHPナノゲルは，タンパク質の凝集を防ぎその生理機能を制御する分子シャペロンの機能を有していることから，タンパク質DDSキャリアとしての有用性を報告してきた。また，多糖に種々の官能基（カチオン性基，アニオン性基，pH応答性基，熱応答性基，RGDペプチドなど）を導入し，様々な機能性ナノゲルを設計することで細胞との相互作用制御やタンパク質の放出制御などが行えることも明らかにしてきた[10〜13]。例えば，CHPにアミノ基を導入したカチオン性ナノゲルは，通常のCHPナノゲルに比べ細胞表面への吸着が促進され，タンパク質を効率的に細胞内に送達できることが分かった[14]。

以上のような特性を有するCHPナノゲルのワクチンデリバリーシステムとしての利用についても1990年代から取り組んできた。がんワクチンに用いられている抗原タンパク質は疎水性が高いものが多いため製剤化しにくいという問題点があったが，疎水性領域を含むCHPナノゲルは抗原タンパク質を安定に内包することができ，またその高い生体親和性から，優れたがん免疫ワクチン製剤の製造が可能となった。また比較的最近では，感染症や生活習慣病の予防や治療を目的とした経鼻粘膜ワクチンにおいて，カチオン性CHPナノゲルが非常に有用であることが分かってきた。

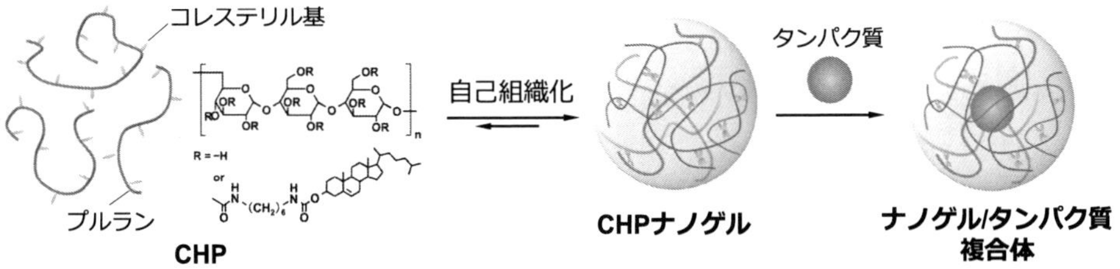

図1　ナノゲル形成の模式図

3 ナノゲルによるがん免疫ワクチン

がん治療の分野において三大標準治療法（外科手術，化学療法，放射線療法）に続く次世代治療法として，患者の免疫機能を高めてがんを治療するがん免疫療法が近年注目されている[15]。そのがん免疫療法の一つのアプローチであるがん免疫ワクチンは，副作用が少ないことや長期にわたる再発・転移の防止が可能であることなどの特徴を有しており，がんの予防および治療が行える治療法として期待されている。B型肝炎ウイルスやヒトパピローマウイルスなどの発がん性ウイルスに対するワクチンのようながん“予防”効果が確認されているものはいくつか開発されている一方で，“治療”を目的としたがんワクチンには課題が残されている。がん治療を効果的に行うためには，抗体産生を誘導する体液性免疫と，細胞傷害性T細胞（cytotoxic T lymphocyte：CTL）の活性化を誘導する細胞性免疫の両方を惹起する必要があり，現行のがんワクチンでは後者の細胞性免疫の誘導が上手くなされていないものが多い。その原因はそれぞれの免疫応答の作用機序に起因している。体液性免疫は，エンドサイトーシスによって抗原提示細胞（antigen presenting cell：APC）に取り込まれた外来抗原がエンドソーム内で分解され，MHCクラスII分子に提示されることで誘導される。一方で細胞性免疫は，APCの細胞質内にある内因性抗原がプロテアソームによって分解され，MHCクラスI分子に提示されることで誘導される。つまり，効果的ながん治療用ワクチン開発のためには，APCの細胞質内へと外来抗原を送達することのできるDDSキャリアが必要不可欠である。

CHPナノゲルはその分子シャペロン機能により抗原タンパク質を安定に内包でき，注射製剤として生体に投与することができる。三重大学医学部の珠玖教授らのグループは，HER2，NY-ESO-1, MAGE-A4などのがん抗原タンパク質についてがん免疫ナノゲルワクチンの開発を行ってきた。CHPナノゲルはこれらの抗原を内包し50 nm以下の安定な複合体を形成し，マウスに皮下投与すると複合体はリンパ管を経由してリンパ節内のAPCに選択的に送達されることが明らかになった。皮下投与系では100 nm以下の微粒子はリンパ管間隙を通過してリンパ節に集積しやすいという性質があるため[16]，50 nm程度で粒径が揃ったCHPナノゲルによって抗原タンパク質をAPCが多く存在するリンパ節に効率的に送達することができる。さらに，抗原特異的な体液性免疫および細胞性免疫の誘導が確認され[17,18]，CHPナノゲルががん治療用ワクチンとして有用であることが明らかとなった。2004年から臨床試験も行われ，その有効性が実証されつつある[19,20]。特に食道がんに対する治療効果が顕著にみられ[21]，重篤な副作用を引き起こすことなく体液性免疫および細胞性免疫を誘導していることが明らかとなった。

これまでがん抗原としてタンパク質を用いた検討を行ってきたが，新たながん抗原として長鎖ペプチド抗原（long peptide antigen：LPA）が設計された。これまでに様々ながん抗原におけるエピトープペプチドが同定されており，化学合成により比較的容易に得られることから現在研究されているがんワクチンの大部分がペプチドワクチンである。しかし，単一のペプチドでは体液性免疫と細胞性免疫の両方を同時に誘導することが難しく，効果的ながん治療が行えないとい

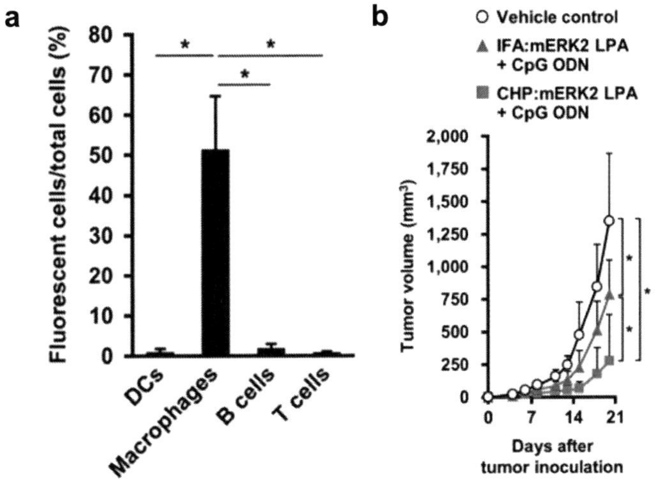

図 2　(a) CHP/LPA 複合体の免疫細胞内への取り込み，(b) CHP/LPA 複合体による抗腫瘍効果（文献 22 より転載）

う問題点があった。そこで，MHC クラスⅠおよび MHC クラスⅡ双方に適応するペプチドをリンカーで結合させた長鎖ペプチドを考案し，CHP ナノゲルと複合化させた新規ペプチドワクチンとしてその機能が評価された[22]。LPA は抗原タンパク質と同様に CHP ナノゲルと効率よく複合化し，50 nm 程度の安定な微粒子を形成することが分かった。この複合体を CpG アジュバントとともにマウスに皮下投与したところ，リンパ管を経由してリンパ節に効率的に送達され，樹状細胞よりも髄質マクロファージに優先的に貪食されることが分かった（図 2a）。それに伴って CTL の活性化による細胞性免疫が効率的に誘導され，高い抗腫瘍効果が確認された（図 2b）。これにより，これまで樹状細胞が行うと考えられていたクロスプレゼンテーション（外来抗原の提示による細胞性免疫誘導）能力を髄質マクロファージも有している可能性が示唆された。

以上の様に，CHP ナノゲルは多種多様な抗原タンパク質やペプチドを安定に内包でき，体液性免疫及び細胞性免疫を効率的に誘導できる優れたがんワクチン製剤と成り得ることが示された。今後，その作用機序の解明および更なる臨床応用展開が期待される。

4　ナノゲルによる経鼻粘膜ワクチン

ヒトを含む多くの生物は，消化器系や呼吸器系において広大で多種多様な粘膜組織に覆われており，この粘膜面を介して常に外界に曝されている。このことから，粘膜組織には全身免疫システムとは異なる独自の免疫システムが働いており，これにより生体は外来病原体からその身を守っている。このユニークな粘膜免疫システムに着目し，粘膜組織を介した粘膜ワクチンの研究が盛んに行われている。経鼻・経口などの粘膜ワクチンは全身系の免疫システムを活性化するだけでなく，粘膜免疫システムも同時に活性化するため[23)]，粘膜を介して感染・発症するような疾患に対する予防に効果的であると考えられる。また噴霧型の粘膜ワクチンは注射器を用いたワクチン投与に比べ非侵襲的かつ簡便であり，医療廃棄物の削減など安全性だけでなく経済的・社会的なメリットがある。

効果的な免疫応答を誘導するために粘膜アジュバントとしてコレラ毒素がよく用いられるが，経鼻投与後に嗅覚細胞を介して脳などの中枢神経系への移行に伴う副作用の危険がある。そのためヒトでの応用は難しいとされており，アジュバントを必要としない経鼻ワクチンの開発が求められていた。また粘膜免疫系を効率的に活性化するためには，消化酵素などによる体内分解から抗原を守りながら，物理的な障害である粘膜バリアーを通過させ，粘膜関連リンパ組織（mucosa-associated lymphoid tissue：MALT）に送達させなければならない。これらのような課題解決に向けて，我々はCHPナノゲルを用いた抗原デリバリーシステムの経鼻粘膜ワクチンへの応用を検討した。前述のとおり，我々はカチオン性CHPナノゲル（cCHP）を用いたタンパク質の効率的な細胞内デリバリーを開発してきた[14)]。そこで，このcCHPを用いた新規経鼻粘膜ワクチンの開発が東京大学医科学研究所の清野教授らのグループによりなされた。

まず，食中毒に関与する細菌であるボツリヌス菌に対する経鼻粘膜ワクチンの開発を行った[24)]。ボツリヌス毒素の抗原部位をコードした組換えタンパク質（BoHc）とcCHPを複合化しマウスに経鼻投与したところ複合体は脳へ移行することなく，静電相互作用により鼻腔内の粘膜に付着・滞留し，長期間に渡ってBoHcをMALTに徐放可能であることが示された（図3a）。また，全身免疫系の活性化により産生されるIgGだけでなく，粘膜免疫系の活性化により粘膜面に分泌されるIgAの産生量がアジュバント非存在下においても有意に上昇することが明らかとなった（図3b）。ワクチン接種後にボツリヌス菌を腹腔・鼻腔投与したところ生存率が劇的に向上し，ボツリヌス菌感染を顕著に予防できることが分かった（図3c）。さらに，このナノゲルワクチンシステムは肺炎球菌に対する経鼻粘膜ワクチンとしても有効であることが分かった。肺炎球菌表面タンパク質（PspA）をcCHPに内包させ，マウスおよびサルに経鼻投与したところ，ボツリヌス菌ワクチンと同様に複合体は鼻腔粘膜上に長時間保持され，PspA特異的IgGおよびIgA産生が効率的に誘導された[25)]。

これら感染症に加え，カチオン性ナノゲルを用いた経鼻粘膜ワクチンが肥満や高血圧などの生活習慣病にも適用できることが近年明らかとなった。食物摂取を刺激しエネルギー消費を減少させるホルモンであるグレリンとPspAを融合させた融合タンパク質と，アジュバントとして環状グアノシン二リン酸とともにcCHPと複合化させ，肥満ワクチンを作製した。これを肥満体質に誘導したマウスに経鼻投与したところ，グレリン特異的IgG産生の誘導により体重減少，消費エネルギーの増加が確認された[26)]。またごく最近，血圧上昇作用を持つタンパク質（AT_1R）を本システムに適用した高血圧ワクチンの開発も行われている。AT_1R-PspA融合タンパク質をcCHPと複合化させ，高血圧自然発症のラットに経鼻投与したところ，AT_1R特異的IgGの誘導により高血圧発症の抑制が確認された[27)]。

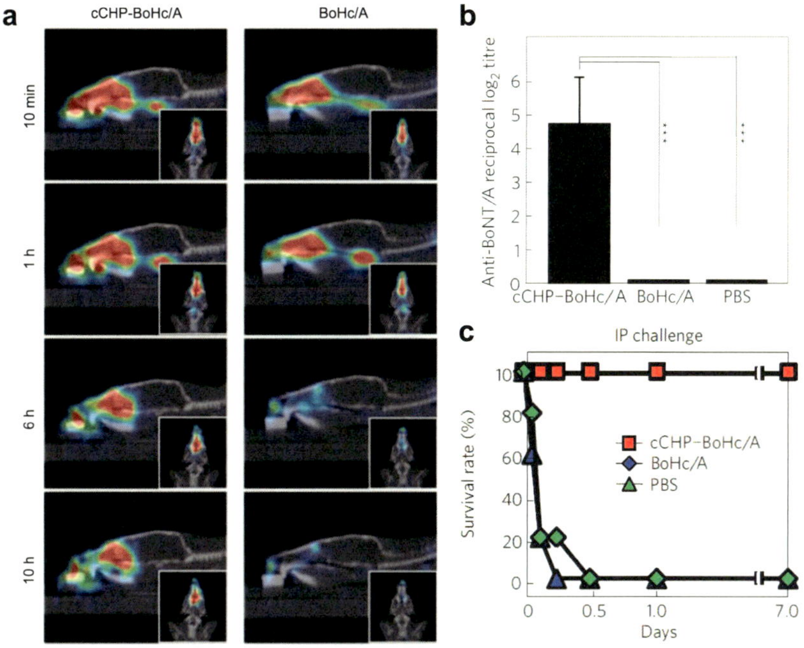

図 3　(a) cCHP ナノゲルによる経鼻投与後の ^{18}F 標識 BoHc/A の挙動，(b) 鼻粘膜における BoHc/A 特異的 IgA 抗体の産生誘導，(c) ボツリヌス毒素の腹腔投与に対する防御免疫機能評価（文献 24 より転載）

以上の様に，カチオン性 CHP ナノゲルは経鼻粘膜ワクチンキャリアとして利用でき，様々な感染症に対して効率的な免疫応答を誘導することが示された。また，生活習慣病に対しても有効であり，今後本システムが生活習慣病ワクチンというユニークな次世代ワクチン開発の一助となることが期待される。

5　おわりに

本章では，自己組織化ナノゲルを用いたワクチンに関する DDS について我々の研究成果を紹介した。人工分子シャペロン機能という特性により，ナノゲルは優れた抗原デリバリーキャリアとして働き，動物実験あるいは臨床試験においてその有効性が明らかとなっており，今後は実用化に向けた更なる検討が必要となる。がん免疫ワクチン応用については，2004 年に三重大学珠玖教授らによってナノゲルがんワクチンの実用化に向けたベンチャー企業が起業され，更なる臨床治験が進められつつある。経鼻粘膜ワクチンについても，2016 年に東京大学清野教授らによってベンチャー企業が設立され，肺炎球菌に対するナノゲル経鼻ワクチンシステムのヒトでの臨床試験を目指している。また，特に近年ではナノゲルの更なる高機能化[28]や，ナノゲルの集積制御による高次構造化[29, 30]などのナノゲルエンジニアリングを発展させており，この技術がワクチン開発の分野においても発揮されることが今後期待される。

文　献

1） DJ Irvine *et al.*, *Chem. Rev.*, **115**, 11109（2015）
2） Y. Tahara *et al.*, *Adv. Drug Deliv. Rev.*, **95**, 65（2015）
3） Y. Sasaki *et al.*, *Chem. Lett.*, **41**, 202（2012）
4） Y. Sasaki *et al.*, *The Chemical Record*, **10**, 366（2010）
5） AV Kabanov *et al.*, *Angew. Chem. Int. Ed. Engl.*, **48**, 5418（2009）
6） K. Akiyoshi *et al.*, *Macromolecules*, **26**, 3062（1993）
7） K. Akiyoshi *et al.*, *Macromolecules*, **30**, 857（1997）
8） T. Nishikawa *et al.*, *J. Am. Chem. Soc.*, **118**, 6110（1996）
9） Y. Nomura *et al.*, *FEBS Lett.*, **553**, 271（2003）
10） U. Hasegawa *et al.*, *Biochem. Biophys. Res. Commun.*, **331**, 917（2005）
11） S. Toita *et al.*, *Chem. Lett.*, **38**, 1114（2009）
12） H. Fujii *et al.*, *Cancer Sci.*, **105**, 1616（2014）
13） A. Shimoda *et al.*, *Macromol. Bioscience.*, **11**, 882（2011）
14） H. Ayame *et al.*, *Bioconjugate Chem.*, **19**, 882（2008）
15） I. Mellman *et al.*, *Nature*, **480**, 480（2011）
16） NA. Rohner *et al.*, *J. Control. Release*, **223**, 99（2016）
17） X-G. Gu *et al.*, *Cancer Res.*, **58**, 3385（1998）
18） Y. Ikuta *et al.*, *Blood*, **99**, 3717（2002）
19） S Kageyama *et al.*, *Cancer Sci.*, **99**, 601（2008）
20） S. Kitano *et al.*, *Clin. Cancer Res.*, **12**, 7397（2006）
21） A. Uenaka *et al.*, *Cancer Immun.*, **7**, 9（2007）
22） D. Muraoka *et al.*, *ACS Nano*, **8**, 9209（2014）
23） MR. Neura *et al.*, *Nat. Rev. Immunol.*, **6**, 148（2006）
24） T. Nochi *et al.*, *Nat. Mater.*, **9**, 573（2010）
25） Y. Fukuyama *et al.*, *Mucosal Immunol.*, **8**, 1144（2015）
26） T. Azegami *et al.*, *Mucosal Immunol.*, **10**, 1351（2017）
27） T. Azegami *et al.*, *J. Hypertens.*, **36**, 387（2018）
28） R. Kawasaki *et al.*, *Angew. Chem. Int. Ed.*, **55**, 11377（2016）
29） Y. Tahara *et al.*, *Adv. Mater.*, **27**, 5080（2015）
30） Y. Hashimoto *et al.*, *Biomaterials*, **37**, 107（2015）

第22章　粘膜免疫誘導型ワクチンとしてのアデノウイルスベクター

立花雅史[*1]，邊見昌久[*2]，水口裕之[*3]

1　はじめに

粘膜は多くの病原体の侵入門戸であり，ひとたび感染が成立すると病原体は全身系へと拡散していく。生体防御を担う免疫系が，粘膜面を介した病原体の侵入を防ぐ粘膜免疫系と，体内に侵入した病原体を排除する全身免疫系の二つに大別されることを踏まえると，粘膜感染症を予防するためには全身免疫だけでなく粘膜免疫も誘導可能なワクチンが重要だと考えられる[1~3)]。しかしながら，粘膜免疫系は全身免疫系とは異なるユニークな特徴を有しているため，従来の全身系投与型ワクチンでは全身免疫を誘導可能であるものの，効果的な粘膜免疫は誘導できないことが問題となっている[4)]。

アデノウイルスベクター（adenovirus vector; Adv）は，既存の遺伝子導入ベクターの中で最も高い遺伝子発現効率を誇り，染色体DNAへの遺伝子挿入が起こらないため遺伝毒性も極めて低く，高力価なベクターを作製可能であることから，遺伝子治療研究において広く利用されている。さらに，病原体やがんの抗原（antigen; Ag）遺伝子を搭載したAdvを生体に投与すると，発現した抗原タンパクに対する獲得免疫が誘導されること，すなわちAdvが遺伝子ワクチンとして応用可能であることが明らかにされており，現在種々の病原体やがんに対するAdvワクチンの研究が進められている[5, 6)]。Advワクチンの特徴として，抗原特異的な抗体を誘導するだけでなく，抗原特異的な細胞傷害性T細胞（cytotoxic T lymphocyte; CTL）応答を強く誘導可能である点が挙げられる。そのため，CTL応答による感染細胞排除が有効とされるヒト免疫不全ウイルスやC型肝炎ウイルス，エボラウイルスなどのウイルス感染症や，マラリア原虫，結核菌などの細胞内寄生体による感染症に対するワクチンとしてAdvワクチンは期待されており，これらの病原体に対する臨床試験が行われている[7~10)]。これまでに，エボラ出血熱に対するAdvワクチンの臨床試験がフェーズ3まで進んでおり，エイズに関しては40以上の臨床試験が進行中あるいは完了していることから，Advワクチンは実現可能性の高い次世代型ワクチン候補であると言える。さらにこれまでの研究により，Advワクチンをマウスおよびサルの大腿四頭筋

＊1　Masashi Tachibana　大阪大学　大学院薬学研究科　附属創薬センター　ワクチン・免疫制御学（BIKEN）共同研究講座　特任准教授

＊2　Masahisa Hemmi　大阪大学　大学院薬学研究科　分子生物学分野

＊3　Hiroyuki Mizuguchi　大阪大学　大学院薬学研究科　分子生物学分野　教授

内に注射投与することで，抗原特異的な CTL を全身系のみならず腸管粘膜面にも，感染症予防に効果的なレベルで誘導可能であるという報告がなされている[11~13]。これらの知見は，全身系投与型の Adv ワクチンが粘膜免疫系および全身免疫系による二段構えの感染防御を実現可能であることを強く示唆しており，Adv ワクチンによる免疫応答誘導メカニズムの解明が次世代型の粘膜ワクチンやアジュバントの開発に繋がることを期待させるものである。

ワクチンによる病原体特異的な獲得免疫の誘導には，病原体抗原の投与と同時にアジュバントによる自然免疫活性化が重要である[14~18]。Adv ワクチンの場合，Adv は搭載された抗原遺伝子を発現すると同時に，Adv 構成成分であるウイルスゲノム DNA や非翻訳 RNA，外殻タンパク質が宿主の様々なパターン認識受容体により認識されることで自然免疫を活性化し，I 型インターフェロン（interferon; IFN）や炎症性サイトカインなどの自然免疫関連サイトカインを誘導することが明らかにされてきた[19~24]。すなわち，Adv そのものがアジュバントとして機能するということである。I 型 IFN はウイルス感染後早期に誘導され，自然免疫応答時のウイルス排除を担うのみならず，ウイルスに対する獲得免疫の誘導にも寄与するなど，多面的な機能を発揮する自然免疫関連サイトカインである。このことは Adv に関しても同様で，生体への Adv 投与により，樹状細胞（dendritic cell; DC）などの免疫担当細胞や，間質系細胞などの非免疫細胞から産生される I 型 IFN が獲得免疫応答の誘導に関与することが明らかとなってきている。例えば，I 型 IFN シグナルが Adv 筋肉内投与後の樹状細胞の活性化を制御することや，Adv 静脈内投与後の液性免疫応答の誘導に関わることが報告されている[25, 26]。以上のことから，Adv 筋肉内投与後に惹起される I 型 IFN シグナルが搭載抗原特異的な CTL の誘導を制御している可能性が考えられる。したがって，効果的な Adv ワクチンの開発に向けては，I 型 IFN シグナルの生理的役割を解明することが重要であると言える。そこで著者らは，Adv 筋肉内投与後の獲得免疫応答誘導における I 型 IFN シグナルの寄与を明らかにすべく，I 型 IFN 受容体欠損（interferon-α/β receptor $2^{-/-}$; *Ifnar2*$^{-/-}$）マウスを用いた検討を行ったところ，I 型 IFN シグナルが全身系ではなく腸管粘膜面での抗原特異的な CTL の誘導に重要であるという興味深い知見を得た[27]。すなわち，I 型 IFN シグナルが全身系ではなく腸管粘膜面での CTL 誘導を制御するという特徴的な役割を担っているということである。本稿では，*Ifnar2*$^{-/-}$ マウスの解析を通じて明らかにした，そのメカニズムについて概説する。

2 Adv 投与部位の所属リンパ節における I 型 IFN シグナル活性化と Th17 分化誘導

野生型（wild-type; WT）マウスへの Adv 筋肉内投与後，Adv は投与部位である筋肉と鼠径部リンパ節（inguinal lymph nodes; iLNs，以後所属リンパ節と記述する）に多く分布する一方で，腸間膜リンパ節（mesenteric lymph nodes; MLN）にはほとんど分布しない。この Adv の分布と相関して，I 型 IFN である *Ifna* や *Ifnb* の遺伝子発現が所属リンパ節では上昇するが，

MLNではこれら遺伝子の発現上昇は認められなかった[1]。一方，*Ifnar2*$^{-/-}$マウスの所属リンパ節では，これら遺伝子発現はAdv筋肉内投与後も上昇していなかった。このことから，I型IFNはその受容体を介してオートクライン・パラクラインによりI型IFN発現を増幅させると考えられた。したがって，Adv筋肉内投与後，所属リンパ節が主な自然免疫応答の場であり，そこでI型IFNシグナルが活性化されることが示された。

CTLの誘導にはヘルパーT細胞の働きも重要であることから，所属リンパ節でのI型IFNシグナル活性化が特定のヘルパーT細胞サブセットを誘導することで，腸管粘膜CTLが誘導される可能性が考えられた。ナイーブヘルパーT細胞は，活性化される際に曝されるサイトカイン環境に応じて数種のヘルパーT細胞サブセットに分化するが，Adv筋肉内投与後の所属リンパ節においては，17型ヘルパーT細胞（T helper 17; Th17）への分化に重要なサイトカイン群の遺伝子発現が，WTマウスでは上昇するものの，*Ifnar2*$^{-/-}$マウスでは上昇が認められなかった[28]。したがって，I型IFNシグナルがTh17分化誘導サイトカインの発現上昇を介して，Th17への分化を制御している可能性が示された。

Th17は細胞外細菌に対する防御や自己免疫疾患の発症において重要な細胞であり，健常個体においては腸管に多く存在して腸管粘膜免疫系の恒常性維持を担っていることなどが明らかにされてきている[29, 30]。加えて，Th17がCTLの増殖や活性化に関わるとも報告されている。これらの知見を踏まえ，Adv筋肉内投与後に誘導されるTh17が腸管粘膜CTLの誘導に重要なのではないかと仮説を立てた。そこで実際に，Adv筋肉内投与後のマウス所属リンパ節について検討したところ，抗原特異的なTh17が誘導され，経時的に増加していることが示された。さらに，Adv筋肉内投与後の*Ifnar2*$^{-/-}$マウス所属リンパ節ではTh17が増加していなかったことから，所属リンパ節においてI型IFNシグナルを介して抗原特異的なTh17が誘導されていることが示された[28]。

ヘルパーT細胞の分化においては，分化誘導サイトカインのみならず，抗原提示細胞も不可欠である[31]。そこで，所属リンパ節でのAdvの動態について検討したところ，Adv筋肉内投与後のWTマウス所属リンパ節で炎症性樹状細胞（inflammatory DC; inf DC）の割合が増加していた一方で，*Ifnar2*$^{-/-}$マウス所属リンパ節においては増加していなかった（図1）[28]。さらに，*Ifnar2*$^{-/-}$マウス所属リンパ節のinf DCにおける活性化マーカーの発現レベルは，WTマウスと比較して有意に低値であることが明らかとなった。以上のことから，Adv筋肉内投与後にinf DCがI型IFNシグナル依存的に増加・活性化することが，所属リンパ節でのTh17分化誘導に寄与することが示唆された。

3　Th17による腸管粘膜CTL誘導

以上の結果を踏まえると，Adv筋肉内投与後，所属リンパ節において誘導された抗原特異的なTh17が腸管粘膜面へと遊走し，そこで腸管粘膜CTLを誘導している可能性が考えられた。

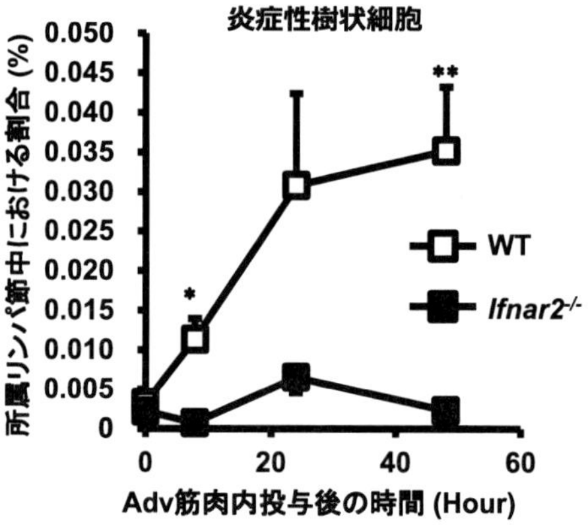

図1　Adv 筋肉内投与後の所属リンパ節における炎症性樹状細胞の割合

Adv（1×10^{10} vp/mouse）をマウス大腿四頭筋内に投与し，0，8，24，48 時間後の所属リンパ節についてフローサイトメトリー解析を行った。$CCR2^{+}Ly\text{-}6C^{hi}MHC\text{-}II^{+}CD11b^{hi}CD11c^{int}$ 細胞を炎症性樹状細胞として解析した。$^{*}p<0.05$; $^{**}p<0.01$（Student's *t* test at each time point）
文献 28 より改変。

そこで，Adv 筋肉内投与後の腸管粘膜面に抗原特異的な Th17 が誘導されているどうかについて検討を行った。その結果，腸管粘膜面より単離したヘルパーT 細胞を抗原特異的な刺激下で培養した後の IL-17A と IL-22 の産生量は，*Ifnar2* 欠損により有意に減少することが明らかとなった（図 2A）[28]。すなわち，*Ifnar2* 欠損により腸管粘膜面での抗原特異的な Th17 が減少することを示している。

前述のように，著者らは過去に，*Ifnar2*$^{-/-}$ マウスでは全身系 CTL の誘導が WT マウスと同程度である一方で，腸管粘膜 CTL の誘導が WT マウスと比較して顕著に減弱していることを示している[27]。そこで，*in vitro* で分化誘導した Th17 を尾静脈内投与により *Ifnar2*$^{-/-}$ マウスに移入し，その後 Adv を筋肉内投与することで，*Ifnar2*$^{-/-}$ マウスにおける腸管粘膜 CTL 誘導の減弱が回復するかどうかを検討した。その結果，Th17 を尾静脈内投与した *Ifnar2*$^{-/-}$ マウスの腸管粘膜面では抗原特異的な CTL の割合が有意に増加し，WT マウスに近いレベルまで回復した。一方で，脾臓における抗原特異的な CTL の割合は，*Ifnar2*$^{-/-}$ マウスへの Th17 移入後も有意な変化は認められなかった（図 2B, C）[28]。以上のことから，I 型 IFN シグナルを介した腸管粘膜 CTL の誘導において Th17 が重要な働きを担っている可能性が示された。

最後に，WT マウスにおいて Th17 を増加させることにより腸管粘膜 CTL の誘導を促進可能かどうか検討するため，Th17 の移入実験を行った。その結果，WT マウス脾臓の抗原特異的な CTL の割合は Th17 移入によりほとんど増加しなかったのに対し，腸管粘膜面の抗原特異的な CTL の割合は Th17 移入により 1.60 倍に増加した（図 2D）[28]。以上の結果から，Th17 が全身系よりも腸管粘膜面における抗原特異的な CTL 誘導を促進する可能性が示された。

Th17 による腸管粘膜 CTL の増加には，Th17 から産生されるサイトカインが重要だと考えら

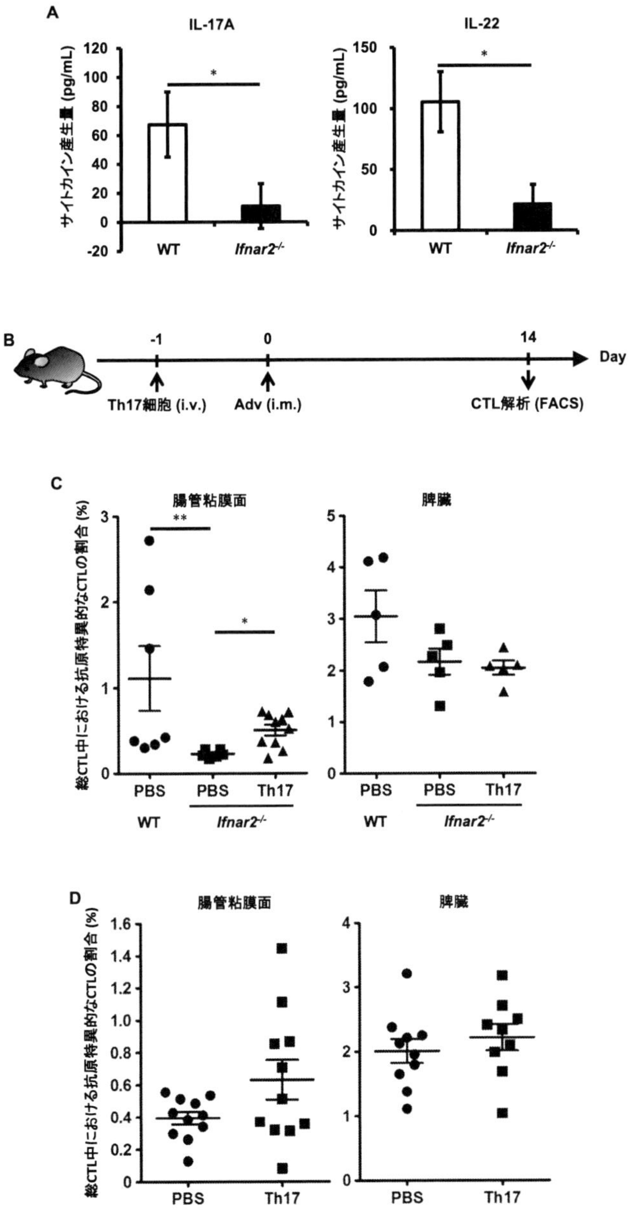

図2　Th17がAdv筋肉内投与後の粘膜面CTL誘導を制御している

(A) Adv筋肉内投与2週間後の腸管粘膜固有層より $CD4^{+}T$ 細胞を単離し，Adv搭載抗原である搭-ガラクトシダーゼの存在下で，脾臓から単離した樹状細胞と共培養した。4日後の培養上清をELISAに供した。$^{*}p<0.05$ (Student's t test) (B-D) Adv筋肉内投与1日前にTh17 (2×10^{10} cells) を尾静脈内投与し，Adv筋肉内投与2週間後の脾臓と腸管粘膜固有層における抗原特異的なCTLの割合について，フローサイトメトリー解析を行った。(B) 投与スケジュール。(C) *Ifnar2*$^{-/-}$ マウスへのTh17移入。$^{*}p<0.05$; $^{**}p<0.01$ (Kruskal-Wallis test) (D) WTマウスへのTh17移入。

文献28より改変。

れる。IL-17は非免疫細胞に作用し，tumor necrosis factor-αやGM-CSF，prostaglandin E2，CCL2，CCL20などの炎症性サイトカインやケモカインなどの産生を促す[29, 30)]。それゆえ，腸管粘膜面へと移行したTh17がIL-17の産生を介して腸管粘膜面の間質系細胞を活性化し，ケモカインを誘導することで血中を循環しているCTLを腸管粘膜面へと誘引している可能性が考えられる。また，Th17より産生されるサイトカインであるIL-21が，抗腫瘍CTLの増殖を促進することが報告されている[32~34)]。したがって，Th17による抗原特異的な腸管粘膜CTLの誘導に，Th17由来のIL-21が関与している可能性も考えられる。

4　おわりに

従来までの注射型ワクチンの問題点として，感染症予防に効果的なレベルの獲得免疫応答を全身免疫系には誘導できるものの，粘膜面には誘導できないという点が挙げられる。Advはこの問題点を克服可能であることから，ワクチン開発において最も期待されているワクチン基盤技術の一つである。本稿では，Adv筋肉内投与後の抗原特異的な腸管粘膜CTLの誘導における，I型IFNシグナル活性化によるTh17誘導の重要性（図3）[28)]について概説してきた。

従来までのワクチン研究においては，Advのような優れたCTL誘導能を有するワクチンとTh17の関連性については全く解明されていなかった。これまでの多数の研究により，CTLがヒト免疫不全ウイルスやC型肝炎ウイルス，エボラウイルスなどのウイルス，あるいはマラリア

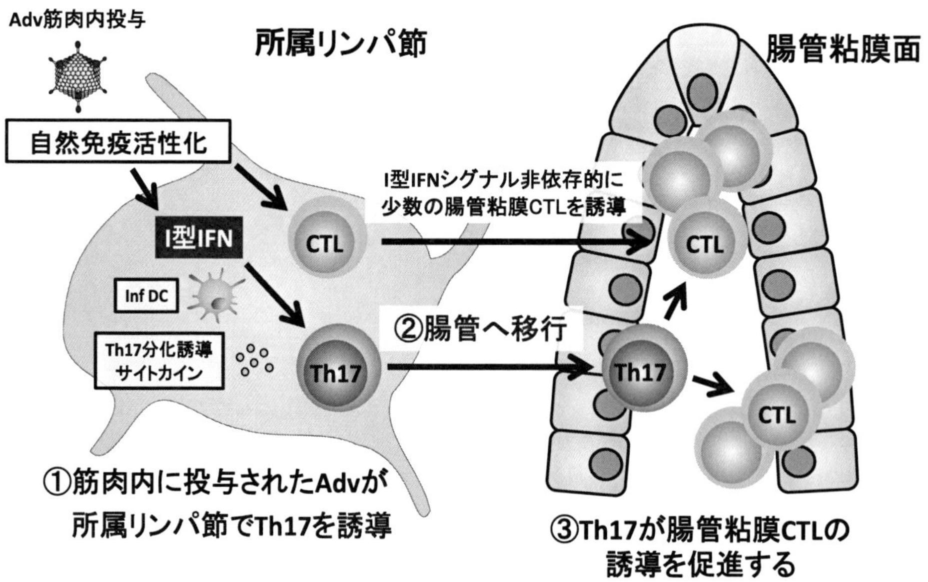

図3　Adv筋肉内投与による全身系から粘膜面への免疫応答伝播メカニズム
文献28より改変。

原虫や結核菌などの細胞内寄生体のような細胞内の病原体に対して感染防御効果を発揮する一方で，Th17が粘膜や皮膚において肺炎菌や緑膿菌，カンジダ菌などの細胞外の病原体に対する感染防御に極めて重要であることが明らかとなっている。Th17による感染防御機構としては，Th17産生サイトカインにより上皮細胞からの抗菌ペプチド産生が亢進されることや，ケモカインリガンドの発現誘導により感染部位へと単球や好中球，マクロファージを誘引することが報告されている[35~37]。さらに，好中球による病原体の貪食能がIL-17Aにより亢進されることも報告されている[38]。したがって，AdvワクチンによりCTLとTh17の双方が誘導されるということから，細胞内および細胞外のどちらの病原体に対してもAdvワクチンは効果的な感染防御を実現可能である可能性が示唆される。

本研究成果は著者の知る限り，Th17が腸管粘膜選択的にCTL誘導を促進することを世界で初めて示したものである。また，本研究において明らかにしたメカニズムは，これまで不明であった全身免疫から粘膜免疫への橋渡し機構の解明に寄与するものである。さらに，ワクチン開発において，Th17誘導の増強により腸管粘膜CTLの誘導を促進可能であるという新規コンセプトに繋がる知見を得た。以上，本成果がより効果的で安全なAdvワクチンの開発を推進させるだけでなく，現在広く用いられている注射型ワクチンに対して新たに粘膜免疫誘導能を付与できるようなアジュバントの開発にも繋がることを期待したい。

文　献

1） M. Hemmi *et al.*, *Biomed Res. Int.*, **2014**, (2014)
2） J. Holmgren *et al.*, *Nat. Med.*, **11**, S45-53 (2005)
3） I. M. Belyakov *et al.*, *Trends Immunol.*, **29**, 574-85 (2008)
4） M. R. Neutra *et al.*, *Nat. Rev. Immunol.*, **6**, 148-58 (2006)
5） M. A. Morse *et al.*, *Cancer Immunol. Immunother.*, **62**, 1293-1301 (2013)
6） S. B. Kennedy *et al.*, *N. Engl. J. Med.*, **377**, 1438-1447 (2017)
7） D. H. Barouch, *Nature*, **455**, 613-619 (2008)
8） S. M. Hammer *et al.*, *N. Engl. J. Med.*, **369**, 2083-2092 (2013)
9） C.-J. Wei *et al.*, *Science* (*80-.*), **329**, 1060-1064 (2010)
10） P. Abbink *et al.*, *Sci. Transl. Med.*, **9**, eaao4163 (2017)
11） D. R. Kaufman *et al.*, *J. Immunol.*, **181**, 4188-98 (2008)
12） D. R. Kaufman *et al.*, *J. Virol.*, **84**, 5986-96 (2010)
13） J. Liu *et al.*, *Nature*, **457**, 87-91 (2009)
14） T. Kawai *et al.*, *Immunity*, **34**, 637-50 (2011)
15） T. Kawai *et al.*, *Nat. Immunol.*, **7**, 131-7 (2006)
16） O. Takeuchi *et al.*, *Cell*, **140**, 805-20 (2010)

17) B. Pulendran *et al.*, *Cell*, **124**, 849-63 (2006)
18) B. Pulendran *et al.*, *Nat. Immunol.*, **12**, 509-517 (2011)
19) R. Hendrickx *et al.*, *Hum. Gene Ther.*, **25**, 265-84 (2014)
20) Z. C. Hartman *et al.*, *J. Virol.*, **81**, 1796-812 (2007)
21) J. Zhu *et al.*, *J. Virol.*, **81**, 3170-80 (2007)
22) T. Yamaguchi *et al.*, *Hum. Gene Ther.*, **18**, 753-62 (2007)
23) E. Lam *et al.*, *J. Virol.*, **88**, 974-81 (2014)
24) T. Yamaguchi *et al.*, *Proc. Natl. Acad. Sci.*, **107**, 17286-17291 (2010)
25) S. E. Hensley *et al.*, *J. Immunol.*, **175**, 6032-41 (2005)
26) J. Zhu *et al.*, *J. Immunol.*, **178**, 3505-10 (2007)
27) M. Shoji *et al.*, *Biochem. Biophys. Res. Commun.*, **425**, 89-93 (2012)
28) M. Hemmi *et al.*, *Front. Immunol.*, **8**, 1456 (2017)
29) T. Korn *et al.*, *Annu. Rev. Immunol.*, **27**, 485-517 (2009)
30) M. S. Maddur *et al.*, *Am. J. Pathol.*, **181**, 8-18 (2012)
31) M. Merad *et al.*, *Annu. Rev. Immunol.*, **31**, 563-604 (2013)
32) R. Zeng *et al.*, *J. Exp. Med.*, **201**, 139-148 (2005)
33) Y. Li *et al.*, *J. Immunol.*, **175**, 2261-9 (2005)
34) A. P. R. Sutherland *et al.*, *J. Immunol.*, **190**, 3977-3984 (2013)
35) S. J. Aujla *et al.*, *Semin. Immunol.*, **19**, 377-382 (2007)
36) P. J. Dubin *et al.*, *Immunol. Rev.*, **226**, 160-171 (2008)
37) M. Raffatellu *et al.*, *Nat. Med.*, **14**, 421-428 (2008)
38) Y.-J. Lu *et al.*, *PLoS Pathog.*, **4**, e1000159 (2008)

【第5編　DDS素材におけるバイオマテリアルの応用】

第23章　生体親和性に優れた両親媒性リン脂質ポリマーの製剤への応用

石原一彦*1，金野智浩*2

1　はじめに

製剤において，薬剤自体の特性は当然重要であるが，その特性を高め，患者の負担を軽減するなどの二次的な役割を考えると，薬剤と組み合わせて利用する物質に期待するところが大きい。例えば，薬剤が水に難溶性の場合は，溶解を補助するために補助剤が利用されている．補助剤の多くは水溶性の有機溶媒や，界面活性剤が用いられている。これにより製剤化が図られ，様々な投与形態で医薬品として提供されている。ここで考え方を変えてみると，薬剤の生理活性のみならず，溶解のために利用される補助剤も製剤には必須であり，これに関して精力的な研究を進めることも極めて重要である。これまで，そのような観点からの研究例は少なく，製剤に利用できる可溶化剤は限定されている。患者に対する生活の質の向上や薬剤を利用した治療の効率を高めるという観点を考慮すると，可溶化剤を含めた総合的な薬剤開発，製剤設計が必要とされる。ここでは，製剤におけるバイオマテリアルの有効性を解説し，そのなかでも細胞膜成分に倣って分子設計された両親媒性リン脂質ポリマーによる難溶性薬剤の可溶化とその特性に関する研究成果について紹介する。

2　製剤への水溶性ポリマーバイオマテリアルの利用

一般に製剤に利用されてきた水溶性ポリマーとしては，天然物と合成系に分類される。天然物としては，デキストラン，ヒアルロン酸あるいはヒドロキシプロピルセルロースなどが挙げられる。また合成系ではポリ（*N*-ビニルピロリドン），ポリエチレングリコール（PEG），ポリビニルアルコール（PVA）などが利用されている。これらは薬剤の水に対する溶解性を改善する効果はあるものの，特にその他の機能を要求していない。一方，合成高分子は分子設計により，生体内分解性能や，血液滞留時間を延長し薬効持続時間を改善したりする性能を組み込むことができる。さらに，血液中を滞留している間に標的組織近傍に集積させる設計も可能である[1)]。これ

＊1　Kazuhiko Ishihara　東京大学　大学院工学系研究科　マテリアル工学専攻・バイオエンジニアリング専攻　教授

＊2　Tomohiro Konno　東京大学　大学院工学系研究科　バイオエンジニアリング専攻　特任准教授

はポリマーの分子集合体である粒径が数十 nm のポリマーミセルを応用するものである[2]。すなわち，粒径が大きいポリマーミセルは正常な血管壁は透過できずに，一方で，腫瘍組織周辺の新生血管では血管内皮細胞の間に多くの間隙が存在するため，腫瘍組織では血管壁を抜けて組織中へと移行する。また，腫瘍組織ではリンパ網も未成熟なため，組織中の異物排除ができず，血中から漏出したポリマーミセルは腫瘍組織中に貯留することができる。ポリマーミセルは血液中において安定な分子集合体を形成することが重要であり，そのために様々な分子間相互作用力の発現や可逆的に形成と解離をする化学結合が考案され，これらが分子設計により水溶性ポリマーに導入されている。

低分子化合物の分子集合体であるリポソームやリピッドマイクロスフィアーは古くから製剤に利用されているが，血液中の安定性が大きな課題となっていた[3]。これらは細胞膜に存在するリン脂質分子からなる分子集合体であるが，その形成駆動力が疎水性相互作用に基づくために，媒体の極性変化や，共存イオンの影響を顕著に受けるため生理環境中では極めて不安定である。一般的には安定性を高めるためにアセレチレン基やジエン基などの重合性官能基を導入した重合性リン脂質に関する研究がなされてきたが，合成や重合条件の困難さから，実用化されるに至っていない。一方，リポソームと水溶性高分子を複合化することで，血中滞留性を延長できることが認められている。中でも，コレステロールなど疎水性を示す官能基で修飾したプルラン（疎水化多糖）は，リポソーム表面に物理的に結合することで，構造が安定化される[4]。また，PEG の末端に疎水性官能基を導入したポリマーで，リポソームを修飾することもなされている。これらは薬剤キャリアーとして利用されている[5]。

3　両親媒性リン脂質ポリマーの特徴

筆者らは，生体親和性に優れたポリマーバイオマテリアルの研究の中で，側鎖にリン脂質極性基を導入したポリマー，2-メタクリロイルオキシエチルホスホリルコリン（MPC）ポリマーが極めて特徴的な特性を示すことを見い出してきた[6~8]。MPC は重合性官能基としてメタクリル酸エステルを有し，メチレン基を 2 つ挟んで，ホスホリルコリン基を有する構造を持つ。通常の付加重合反応やリビング重合反応により，MPC は容易にポリマーとすることができるだけでなく，他のビニル化合物との共重合もできるために，幅広い物性を有するポリマーにすることができる。生体内に長期間埋め込むことができる代表的な MPC ポリマーであるポリ（MPC-*co*-*n*-ブチルメタクリレート（BMA））（PMB）（図 1）では，分子組成と分子量を変化させることにより，水に対する溶解性が顕著に変わる[6,9]。例えば，MPC ユニットが 80 mol％のポリマー（PMB80）は，疎水性 BMA ユニットが含まれているにもかかわらず，分子量に依存せずに水溶性である。一方，MPC ユニットが 30 mol％のポリマー（PMB30）では，疎水性 BMA ユニットが 70％も含まれているため分子量が 500 kDa では全く水に溶解しないが，50 kDa 以下（PMB30W）になると水溶性となる。これは MPC ユニットの高い親水性に起因する。これらの

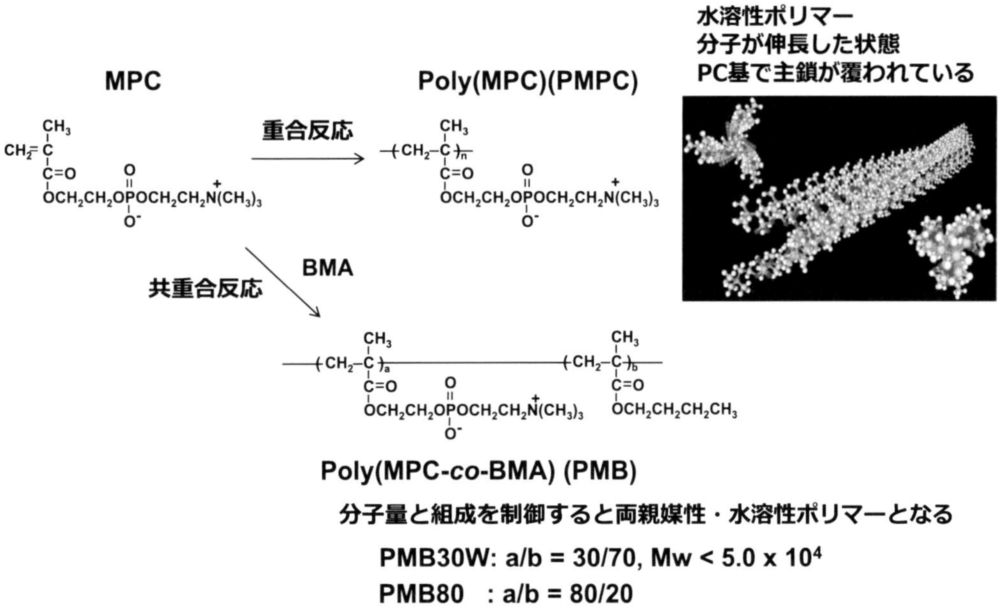

図 1　両親媒性・水溶性 MPC ポリマーの構造

中で，PMB80 は酵素分子の安定剤，ELISA のブロッキング剤としてバイオ分野に利用されているほか，多くの化粧品の保湿剤として上市されている。また，PMB30 は非水溶性であるがアルコールに可溶であるために，この溶液を利用して，医療デバイス表面の改質剤としての利用がなされている。中でも，国産の補助人工心臓として初めて臨床使用が認められた EVAHEART® の表面に被覆されている[10]。この EVAHEART® はすでに最高 10 年間以上，160 件以上の臨床使用実績がある。ポリマー中の BMA ユニットが基材であるチタン合金に物理的に吸着しているが，分子量が大きいために血流が 3～4 L/min 条件においても長期間安定なポリマー層を形成させることができる。

筆者らは，PMB30 と同様の分子組成でありながら，分子量を小さくした MPC ポリマー（PMB30W）の水に対する溶存状態を解析し，内部に疎水性部位を有する多分子会合体を形成することを示した[9]。この会合体形成はポリマー濃度に依存し，純水中では 10^{-3} mg/mL 程度から形成が始まり，10^{-1} mg/mL で安定な会合状態を示す。会合体の大きさは約 23nm と計測され，この会合体形成には 5 ～ 8 分子が関与している。形成過程に内部の極性が，水の値からエタノールやブタノール程度にまで低下することが認められた。BMA ユニットがない場合には，界面活性を示さず，溶液の極性が水の値と変化しないことから，MPC ユニットは会合体の形成に寄与することなく，BMA ユニット間での分子間相互作用力，主として疎水性相互作用による会合体形成であると結論できる。このことは，MPC ポリマー会合体は，難溶解性化合物を，水媒体に溶解させるに十分な機能を持つことを示している。事実，蛍光試薬を利用した実験では，分子形態にも依存するが，約 5,000 倍以上の溶解性の向上が認められている。

PMBの両親媒性に基づく特異な細胞膜透過性が見い出されている。少量の蛍光モノマーで標識したPMB（PMB-F）は，拡散によって生細胞（Hep-G2細胞）の細胞膜に浸透することができる[11]。細胞培養液中のPMB-Fは，細胞膜を貫通して細胞質に移行し，培養時間とともに細胞質に蓄積した（図2）。その細胞膜拡散係数は，4×10^{-9} cm^2/secと算出された。一方，一般的な水溶性ポリマーは，細胞膜をほとんど透過しない。一般に細胞による水溶性ポリマーの取り込みは，代謝エネルギーを利用するエンドサイトーシスによって起こる。しかし，PMB-Fの場合，細胞のすべての代謝活性が阻害されている温度である4℃でも膜透過現象が観察できる。さらに，それは代謝阻害剤の存在下でも起こる。PMB-Fの膜透過の間，細胞内容物の漏出はない[12]。細胞外のPMB-Fの濃度がゼロになった後，細胞内のPMB-Fは逆に細胞膜を再透過し，細胞外へと排出される。すなわち，PMB-Fの透過は細胞膜の両側の濃度差によって完全に駆動される。MPCの単独重合体であるpoly（MPC）（PMPC）は細胞に浸透しないので，PMB中のBMAユニットが膜透過現象において重要な役割を果たすことがわかる。細胞膜は，リン脂質二重層の間に疎水性領域を有する。PMBの両親媒性の性質は，PMBが細胞膜を透過することを可能にする構造変化を可能にする。最初，PMBは細胞膜の表面に付着し，細胞膜と相互作用する。次に，疎水性BMAが細胞膜の疎水性領域と接触できる形態変化が起こり得る。最後に，形態変化が再び起こり，PMBが細胞質内に放出される。透過中のPMBの形態変化は，ポリ乳酸ナノ粒子の表面に固定化されたPMBが，ナノ粒子の直径が約20 nmであっても細胞膜を透過できないことを示す結果からも支持されている[13]。これは，ナノ粒子表面へのポリマー鎖の固定により形態変化が取れないためである。PMBで見いだされた拡散機構による高分子量物質の細胞膜透過は，世界初の例である。その後，畑中らによってPMBだけでなく，他のアルキルメタクリレートユニットを含むMPCポリマーを使用した場合でも同じ現象が観察されることが報告された[14]。ポリ(MPC-*co*-*n*-ヘキシルメタクリレート（HMA））（PMH），ポリ(MPC-*co*-*n*-ドデシルメタクリレート（DMA））（PMD），およびポリ(MPC-*co*-*n*-ステアリルメタクリレート（SMA））（PMS）のような両親媒性MPCポリマーのHeLa細胞への浸透を調べたところ，PMHおよびPMDは細胞膜を透過し，PMSは細胞には内在化しないことがわかった。また，PMHは特定の細胞小器官に局在化した。これらの結果より両親媒性MPCポリマーは，非エンドサイトーシス機構を介して，生理活性物質を輸送することができ，薬剤可溶化のみならず，細

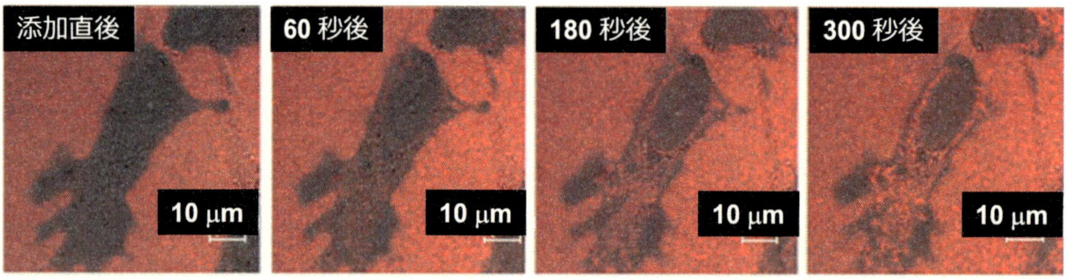

図2　両親媒性・水溶性MPCポリマー（PMB-F）の細胞膜拡散透過現象[11]

胞・組織への浸透性を向上させる可能性を示している。

4　MPCポリマーによる生理活性化合物の可溶化

PMBを用いた難溶性物質の溶解性の改善も検討されている。乳癌，卵巣癌および肺癌の治療に頻用される生理活性化合物としてパクリタキセル（PTX）がある。PTXの水に対する溶解度は極めて低く（0.3 μg/mL未満），一般にPTX注射溶液は，Cremophor EL®（CrEL）[15]のような乳化剤とエタノールの混合溶媒で可溶化することによって調製される。しかしながら，PTX製剤中のCrELによる過敏反応が報告されており，これは他の薬物製剤よりも有意に高い。したがって，炎症反応を軽減するためにステロイド剤投与による前処置が必要である。すなわち，これらの望ましくない副作用を軽減するために，CrELを代替する可溶化剤を開発が望まれる。この目的のために，リポソーム製剤としての天然リン脂質分子の使用が試験されている[16]。さらに，PEG[17]，PVA[18]，およびポリ（L-グルタミン酸）[19]を用いたPTXとの複合化が研究されている。しかしながら，十分な臨床効果は得られていないのが現状である。

筆者らは，PTXの可溶化のためにPMBの適用を検討した。少量のエタノールにPTXを完全に溶解し，PMB水溶液と混合し，エタノールを室温で減圧蒸発させた（PTX/PMB複合体）。PTXは水と同様にPMPC水溶液には溶解しないが，PMBを用いることで容易に可溶化できる（図3）。これは，PMBからなる分子会合体へのPTXの捕捉によるものである。PMB中のPTX

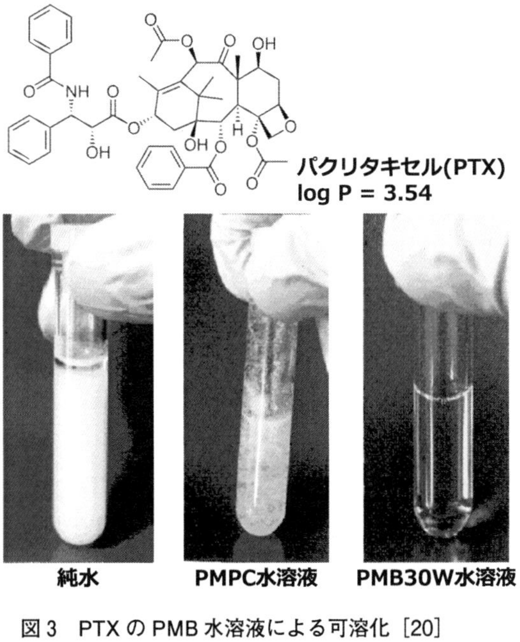

図3　PTXのPMB水溶液による可溶化［20］
［PTX］＝1.0 mg/mL，［Polymer］＝50 mg/mL

の溶解度は，ポリマー濃度に依存し，9.0 mg/mL より高い PMB 濃度で劇的に増加する。特に，2.0 mg の PTX は 90 mg/mL の PMB 溶液に完全に溶解する。しかし，濃度が 5.0 mg/mL の PTX は，90 mg/mL の PMB 溶液でもほとんど溶解せず，溶液は直ちに白濁する。しかしながら，この白濁溶液を 70℃で 1 分間加熱すると，PTX が完全に溶解し，透明になる。温度上昇時の PMB 分子鎖の再配列がこの効果の原因である可能性がある。これは，NMR 分光測定結果と一致する。PMB 会合体の疎水性ドメインは，分子鎖の再配列によって培地から PTX を受け入れることができる。温度が 25℃に戻った後においても溶液は透明のままであり，PTX/PMB 複合体は 1ヶ月間以上にわたり可溶性状態を維持できる。

PMB 水溶液を用いた他の生理活性化合物（図 4）の可溶化を表 1 にまとめた[20~36]。これらの化合物は，抗癌，抗菌および抗ウイルスなど様々な薬理作用を有する。これらの生理活性化合物はすべて，水および生理食塩水中でのそれらの挙動とは対照的に，PMB 溶液中で良好な溶解性を示す。ミコナゾールの場合，10 mg/mL および 100 mg/mL の PMB 水溶液に対する溶解度は，10％ジメチルスルホキシド水溶液の溶解度よりもそれぞれ 100 倍および 1000 倍以上高い。加納らは，既知の可溶化剤と比較しても PMB が優れた溶解性の向上をもたらすことを報告している。彼らは，PMB 溶液中の生理活性化合物の溶解度の増加が，親油性パラメータである化合物のオクタノール / 水分配係数（logP）の対数と正の相関を有すると結論した[26]。したがって，PMB は疎水性化合物の溶解性を高めるのに有用であるが，負の logP 値を有する親水性化合物の可溶化には大きな影響を及ぼさない。

PMB は，ガラス転移温度（Tg）が低い BMA 単位の大部分を有する。poly（BMA）の Tg は

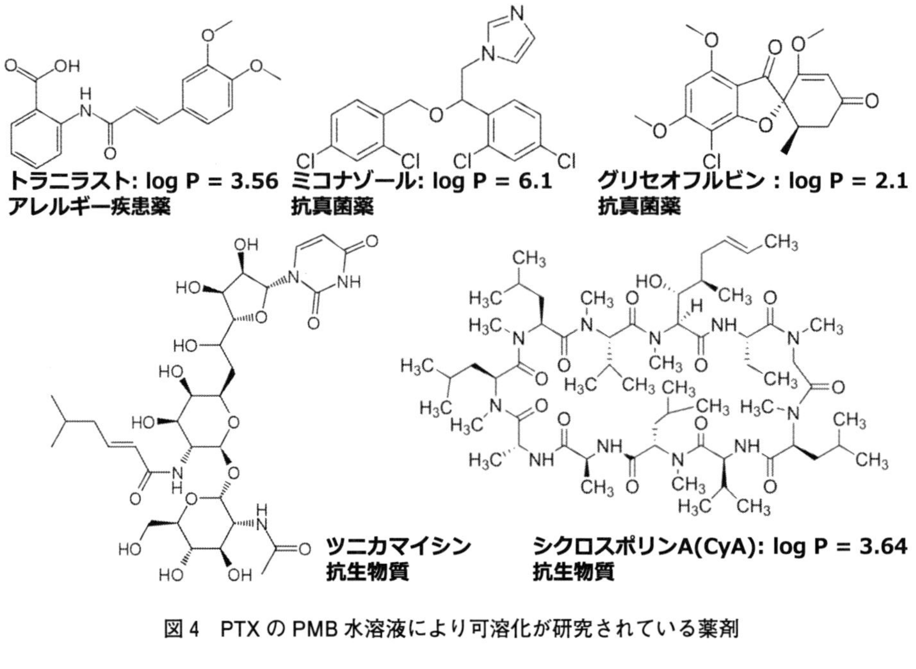

図 4　PTX の PMB 水溶液により可溶化が研究されている薬剤

表1　薬剤を複合化したPMBの研究例

薬剤	生理学的，臨床学的性質	発表年	文献
PTX	溶解性の向上	2003	20
PTX	PMBの皮下注射後の非潰瘍形成およびPMBに可溶化されたPTXの腫瘍組織（乳癌）への抗腫瘍活性の増強	2007	21
DCPH-P-Na（I）	静脈内投与によるPMBと結合したポルフィリン誘導体を用いた音波力学療法	2007	22
PTX	PMBに可溶化されたPTXの腹腔内投与による腹膜転移に対するより強い抗腫瘍効果の誘引	2009	23
PTX	PMBに可溶化されたPTXのセンチネルリンパ節を標的とする経粘膜化学療法および盲腸粘膜下組織への溶液の注入	2010	24
PTX	PMBでのPTXの可溶化と，静脈内および腹腔内投与後の腹膜結節および肝臓におけるPTXの特異的分布の向上	2011	25
Miconazole, Vidarabine, Griseofulvin	PMBを用いた溶解性と吸収性の向上	2011	26
Tranilast	経口バイオアベイラビリティを改善するためのPMBを用いたトラニラストの新規固体分散体の開発	2013	27
PTX	胃腸癌による腹膜癌腫に対する腹腔内化学療法	2014	28
PTX	腹膜癌腫に対する腹腔内化学療法	2014	29
Cyclosporine A（CyA）	シクロスポリンAとPMBとの自己ミセル化固体分散，並びに溶解及び経口バイオアベイラビリティの改善	2014	30
PTX	センチネルリンパ節を標的とする経粘膜化学療法	2014	31
PTX	同所性膀胱癌モデルにおけるPMBで可溶化したパクリタキセルの膀胱内投与の治療効果	2015	32
Ibuprofen	PMBによる湿式粉砕によるイブプロフェンの溶解速度の改善	2015	33
Tranilast	トラニラストの粉末製剤を吸入する自己ミセル化固体分散技術	2016	34
Cyclosporine A（CyA）	PMBを用いたシクロスポリンAの自己ミセル化固体分散体	2017	35
Verteporfin（VP）	光線力学療法によるセンチネルリンパ節転移の非侵襲的治療	2017	36

20℃である。したがって，PMBは，Mwが比較的小さく，約5.0×10^4であるにもかかわらず良好な膜形成特性を有する。PMBのこの特性は，他の化合物とのブレンド後でさえも保持される。筆者らは水溶液からPTX/PMB複合体のフィルム製剤を調製した[37]。水を40℃で蒸発させることで，PTXを含む非常に透明なPMBフィルムが得られ，PTXがPMBマトリックス中に均一に溶解することが示唆された。PTX/PMB複合膜を水に浸漬すると，膜が溶解し，透明な溶液を調製することができた。解離過程は，PMBの濃度を変えることによって制御することができる。さらに，粉末製剤は，凍結乾燥によって容易に調製することができる。湿潤粉砕プロセスは，生理活性化合物/PMB複合体[33~35]の粉末製剤の調製に適用可能である。これらの固形製剤は，化合物の活性を長期間維持することができ，生理食塩水を加えた場合には直ちに注射液を調製することができる。

5　生理活性化合物/MPCポリマー複合体の薬理活性評価

可溶化剤の臨床応用において，潰瘍形成は，静脈内投与の間に可溶化剤を含有する製剤の溢出に関連する典型的な副作用である。可溶化剤自体は末梢神経毒性，関節痛，アレルギーおよび過敏反応（HSR）などの様々な臨床的問題を引き起こし，最も頻繁なHSR症状は呼吸困難，潮紅，胸痛および頻脈である。例えば，PTXを含む難溶性化合物が従来の可溶化剤で可溶化され，注射によって投与される場合，溢出による注入部位での生物学的組織反応は重篤である。紅斑，疼痛，皮膚の変色，および注入部位での腫脹が観察された。血管外遊出反応のための特別な治療は利用できず，投与中の潜在的な浸潤を検出するために注入部位の監視が必要である。

PMBをより安全な可溶化剤として適用するために，和田らは従来の可溶化試薬にPTXを皮下注射した後に起こる潰瘍形成を評価した[21]。可溶化剤（PTX/CrEL複合体）としてCrELを使用する従来のPTX製剤の皮下注射は，顕著な生体応答，特に7日目の潰瘍形成および炎症細胞による潰瘍の浸潤をもたらした。一方，PTX/PMB複合体溶液の皮下注射は，皮膚および皮下組織の状態に変化をもたらさなかった（図5）。これらの結果は，PMBを可溶化剤として使用する製剤の非侵襲化，静脈内投与の安全性について信頼性のある *in vivo* の結果である。PTX/PMB複合体の薬理学的活性も *in vivo* で評価した。PTXは，様々な腫瘍に対して有意な抗腫瘍活性を示した。また，PTX/PMB複合体を盲腸粘膜下組織に直接注入すると，注入後少なくとも24時間，センチネルリンパ節（SLN）において高濃度のPTXが維持された[24]。腫瘍接種後，一次腫瘍だけでなく，転移性SLNも，PTX/PMB溶液を用いて処置した群において，未処理群よりも顕著に小さかった。さらに，盲腸粘膜下組織へのPMB溶液の注入は，糜爛，潰瘍，または壊死などの盲腸における有害な局所反応を引き起こさなかった[31]。これらの結果は，SLNにお

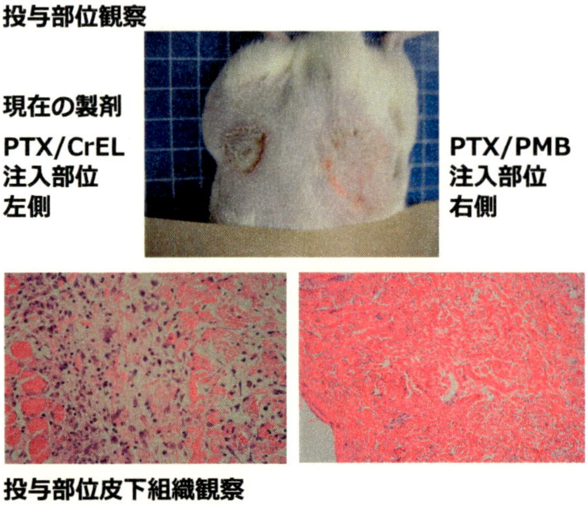

図5　PTX/CrEL製剤とPTX/PMB複合体の皮下投与が組織に与える影響の比較[21]

ける転移の可能性を有する胃腸がん患者のSLNを標的とする局所化学療法において，新しい注入経路が実現可能であることを示唆している。原発腫瘍の内視鏡的切除に続いて，SLNを標的とする選択的化学療法の確立は患者のQOL向上に有効である。

腹腔内（IP）化学療法は，静脈内化学療法よりも腹腔内での生理活性化合物の濃度を高め，より長い半減期をもたらす。IP投与後の腹膜吸収経路および薬物動態は，各薬物の生物物理学的特性によって大きく異なる。さらに，製剤，溶媒，濃度，投与速度，および他の因子が薬物動態に決定的に影響を及ぼす。理想的には，IP化学療法に使用される抗癌剤は，ゆっくりと腹腔から出て，最適な腫瘍浸透を可能にする。相馬，亀井らは注射によりIP投与されたPTX/PMB複合体の効果を検討した[23, 25]。従来の製剤と比較して，腹膜転移の著しい抑制および腫瘍部位の数および体積の有意な減少が観察された（図6）。また，彼らは，PTX/PMB複合体が末梢腫瘍部位の血管領域に強く蓄積する傾向があることを報告している。静脈内注射の結果と著しく対照的である。この集積パターンは，腫瘍を切除してPTX含有溶液に浸したときには観察されず，PTXが腫瘍に浸潤する可能性が腫瘍血管を介して洗い流される可能性を示唆している。

PTX/PMB複合体の膀胱内投与は，同所性膀胱癌治療に有効である。田村らは，膀胱内処置後の膀胱腫瘍におけるPTX濃度は，PTX/PMB複合体で処置したマウスの方が，従来の製剤[32]で処置したマウスよりも有意に高かったことを発見した。膀胱内投与されたPTX/PMB複合体は，PMBによる腫瘍細胞への良好な浸透のために，膀胱腫瘍に対してより強い抗腫瘍効果を示す。PTX/PMB複合体は，非筋肉浸潤性膀胱癌の膀胱内治療のための有望な抗腫瘍剤と考えられてい

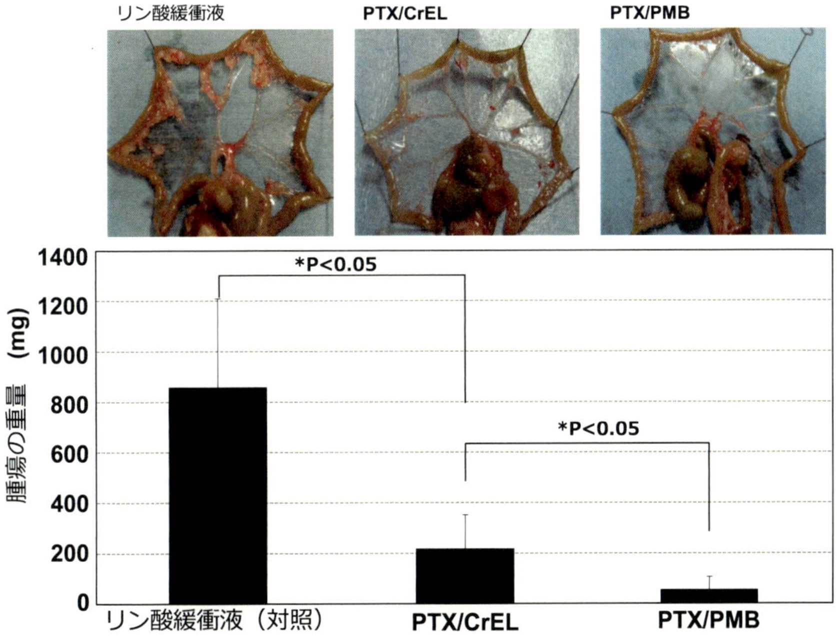

図6　腹腔内投与されたPTX/CrEL製剤とPTX/PMB複合体の腫瘍抑制効果（投与後28日後）[23]

る。

PMBの可溶化効果に起因する他の疎水性化合物の薬理学的特性の増強も観察されている。一例は，光力学療法（PDT）に使用されるベルテポルフィン（VP）の可溶化である。PDTは，光増感剤の全身投与または局所投与とその後の赤色光による活性化を含む。酸素の存在下では，活性化された光増感剤は活性酸素種を生成することができ，それは次に細胞損傷および最終的には細胞死を引き起こす過酸化反応を媒介する。標的組織への光増感剤の送達は，治療効率を高める最も重要な因子の一つである。嶋田らはPMBを用いてVPを可溶化できると報告した。VP/PMB複合体をマウスに皮下注射すると，乳癌におけるセンチネルリンパ節転移に対するPDTが非侵襲的に実現できる[36]。

6 おわりに

生体内に長期埋め込み材料としても利用されている生体親和性に優れたリン脂質ポリマーの製剤への応用に関して概観した。難溶性化合物の溶解と特殊な細胞内拡散性を併せ持つ両親媒性MPCポリマーは，*in vivo*での製剤性能も明確に発現されることから，新しい可溶化剤としての可能性を有している。さらに，ポリマー独特の性質として，フィルムが形成できるために，固形製剤の可溶性バインダーとしても利用できる。従来の可溶化剤，製剤バインダーを超える，高機能で幅広い薬剤に対応できるポリマーであると結論できる。

文　献

1） H. Maeda, *Adv. Drug Deliv. Rev.*, **91**, 3-6（2015）
2） N. Nishiyama, Y. Matsumura, K. Kataoka, *Cancer Sci.*, **107**（7), 867-74（2016）
3） J.N. Weinstein, L.D. Leserman, *Pharmacol. Ther.*, **24**（2), 207-233（1984）
4） S. Matsukawa, M. Yamamoto, K. Ichinose, N. Ohata, N. Ishii, T. Kohji, K. Akiyoshi, J. Sunamoto, T. Kanematsu, *Anticancer Res.*, **20**（4), 2339-2344（2000）
5） J. Hosoda, S. Unezaki, K. Maruyama, S. Tsuchiya, M. Iwatsuru, *Biol. Pharm. Bull.,* **18**（9), 1234-1237（1995）
6） K. Ishihara, T. Ueda, N. Nakabayashi, *Polym. J.*, **23**, 355-360（1990）
7） T. Ueda, H. Oshida, K. Kurita, K. Ishihara, N. Nakabayashi, *Polym. J.*, **24**, 1259-1269（1992）
8） K. Ishihara, K. Fukazawa, Chapter 5, 2-Methacryloyloxyethyl phosphorylcholine polymers. In, Monge S, David G, editor. Phosphorus based polymers, from synthesis to applications. Cambridge, Royal Society of Chemistry,. p. 68–96（2014）

9) K. Ishihara, Y. Iwasaki, N. Nakabayashi, *Polym. J.*, **31**, 1231-1236 (1999)
10) Y. Iwasaki, K. Ishihara, *Sci. Technol. Adv. Mater.*,**13** (6), 064101 (2012)
11) T. Goda, Y. Goto, K. Ishihara, *Biomaterials*, **31**, 2380-2387 (2010)
12) T. Goda, K. Ishihara, Y. Miyahara, *J. Appl. Polym. Sci.*, **132**, 41766 (p. 10) (2015)
13) K. Ishihara, W. Chen, Y. Liu, Y. Tsukamoto, Y. Inoue, *Sci. Technol. Adv. Mater.*, **17**, 300-312 (2016)
14) R. Kojima, M. C. Z. Kasuya, K. Ishihara, K. Hatanaka, *Polym. J.*, **43**, 718-722 (2011)
15) G. Deepa, N. Ashwanikmar, J. J. Pillai, G. S. V. Kumar, *Current Med. Chem.*, **19**, 6207-6213 (2012)
16) A. Sharma, R. M. Straubinger, *Pharm. Res.*, **11**, 889-896 (1994)
17) C. Li, D. Yu, T. Inoue, D. J. Yang, L. Milas, N. R. Hunter, E. E. Kim, S. Wallace, *Anticancer Drugs,* **7**, 642-648 (1996)
18) A. Kakinoki, Y. Kaneo, T. Tanaka, Y. Hosokawa, *Biol. Pharm. Bull.*, **31**, 963-969(2008)
19) C. Li, J. E. Price, L. Milas, N. R. Hunter, S. Ke, D. F. Yu, C. Charnsangavej, S. Wallace, *Clin. Cancer Res.*, **5**, 891-897 (1999)
20) T. Konno, J. Watanabe, K. Ishihara, *J. Biomed. Mater. Res. A,* **65**, 209-214 (2003)
21) M. Wada, H. Jinno, M. Ueda, T. Ikeda, M. Kitajima, T. Konno, J. Watanabe, K. Ishihara, *Anticancer Res.*, **27**, 1431-1435 (2007)
22) K. Hachimine, H. Shibaguchi, M. Kuroki, H. Yamada, T. Kinugasa, Y. Nakae, R. Asano, I. Sakata, Y. Yamashita, T. Shirakusa, M. Kuroki, *Cancer Sci.,* **98**, 916-920 (2007)
23) D. Soma, J. Kitayama, T. Konno, K. Ishihara, J. Yamada, T. Kamei, H. Ishigami, S. Kaisaki, H. Nagawa, *Cancer Sci.,* **100**, 1979-1985 (2009)
24) H. Takeuchi, M. Ueda, T. Oyama, Y. Shimizu, Y. Kitagawa, *Digestion,* **82**, 187-191 (2010)
25) T. Kamei, J. Kitayama, H. Yamaguchi, D. Soma, S. Emoto, T. Konno, K. Ishihara, H. Ishigami, S. Kaisaki, H. Nagawa, *Cancer Sci.,* **102**, 200-205 (2011)
26) T. Kano, C. Kakinuma, S. Wada, K. Morimoto, T. Ogihara, *Drug Metab. Pharmacokinet.*, **26**, 79-86 (2011)
27) S. Onoue, Y. Kojo, H. Suzuki, K. Yuminoki, K. Kou, Y. Kawabata, Y. Yamauchi, N. Hashimoto, S. Yamada, *Int. J. Pharm.*, **452**, 220-226 (2013)
28) S. Emoto, E. Sunami, H. Yamaguchi, S. Ishihara, J. Kitayama, T. Watanabe, *Surg. Today.*, **44**, 2209-2220 (2014)
29) J. Kitayama, *Surg. Oncol.*, **23**, 99-106 (2014)
30) S. Onoue, H. Suzuki, Y. Kojo, S. Matsunaga, H. Sato, T. Mizumoto, K. Yuminoki, N. Hashimoto, S. Yamada, *Eur. J. Pharm. Sci.*, **62**, 16-22 (2014)
31) T. Oyama, H. Takeuchi, S. Matsuda, S. Ozawa, M. Kitajima, Y. Kitagawa, *Anticancer Res.*, **34** (4), 1751-1757 (2014)
32) K. Tamura, E. Kikuchi, T. Konno, K. Ishihara, K. Matsumoto, A. Miyajima, M. Oya, *BMC Cancer.*, **15**, 317 (2015)

33) S. Watano, M. Matsuo, H. Nakamura, T. Miyazaki, *Chem. Eng. Sci.*, **125**, 25–31(2015)
34) H. Suzuki, Y. Kojo, K. Yakushiji, K. Yuminoki, N. Hashimoto, S. Onoue, *Int. J. Pharm.*, **499**, 255-262 (2016)
35) H. Suzuki, K. Ueno, T. Mizumoto, Y. Seto, H. Sato, S. Onoue, *Eur. J. Pharm. Sci.,* **96**, 107-114 (2017)
36) K. Shimada, S. Matsuda, H. Jinno, N. Kameyama, T. Konno, T. Arai, K. Ishihara, Y. Kitagawa, *Bio Med. Res, Int.,* **74** 12865 (2017)
37) 金野智浩，バイオインダストリー，**20** (12), 35-43 (2003)

第24章　リポソームの表面改質によるナノカプセルの作製と機能化

福井有香[*1]，藤本啓二[*2]

1　はじめに

リポソームは，人工的にリン脂質などの両親媒性分子を自己組織化させて形成させた閉鎖小胞であり，生体膜モデルや機能性カプセル材料として研究されてきた[1)]。生体由来であるため，生分解性を有し，毒性と免疫原性がともに低く，中空部（水相）には水溶性の物質と脂質膜部には脂溶性の物質を封入可能であることから薬物送達システム（DDS）キャリアとして注目されてきた[2,3)]。一方，生体内で効果的に治療効果を発揮させるためには，内包した薬物の保持と放出制御に加えて，体内での分散安定性の保持，細網内皮系（RES）回避による高い血中滞留性，目的部位へのターゲティング能など細胞内動態制御が求められ，サイズ，形態，脂質組成といった物理的特性の調節，脂質膜への化学修飾など様々なマテリアルデザインが行われてきた[4)]。サイズについては，超音波による分散，多孔質フィルターを用いた加圧押出などによって，ナノからサブミクロンの範囲で調節可能である。さらに，一枚膜リポソーム（SUV），多重層リポソーム（MLV），ミクロンサイズの巨大リポソームなど形態にもバリエーションがあり，これらの形態の違いによって物質の放出挙動も異なり，MLV はSUV と比較して脂溶性物質を多く担持可能である。また，脂質組成を自由に調節可能であるため，相転移温度の高い脂質やコレステロール添加により，外部刺激に対して安定性の高いリポソームの調製が可能である。さらに，荷電状態の調節や膜融合性脂質の利用[5,6)]により，リポソームの細胞への吸着と細胞膜との融合を介して，細胞内へ内封物の放出を誘発することが可能である。この際，光[7,8)]，温度[9)]，酵素反応[10)]などの外部刺激に応答して，膜融合活性を発現させることも報告されている。さらなる多機能化として，リポソーム表層への化学的修飾が行われてきた。Ringsdorf らは，高分子化学を用いた様々なリポソームの内部と表層の改質法を総論にまとめており[11)]，高分子電解質を脂質膜に静電相互作用により吸着させる方法（図1（a)），リポソーム表面に吸着させたビニルモノマーを重合する方法（図1（b)），水溶性の高分子鎖に疎水基を導入して脂質膜内に挿入させる方法（図1（c)）などが挙げられている。これら表面改質は，リポソームへの構造安定性と物質保持能の付与に加え，分散安定性の向上，タンパク質，細胞など生体成分との相互作用の調節が期待できることから，DDS キャリアとしてのデザインの鍵となる。例えば，ポリエチレングリコール

＊1　Yuuka Fukui　慶應義塾大学　理工学部　応用化学科　専任講師
＊2　Keiji Fujimoto　慶應義塾大学　理工学部　応用化学科　教授

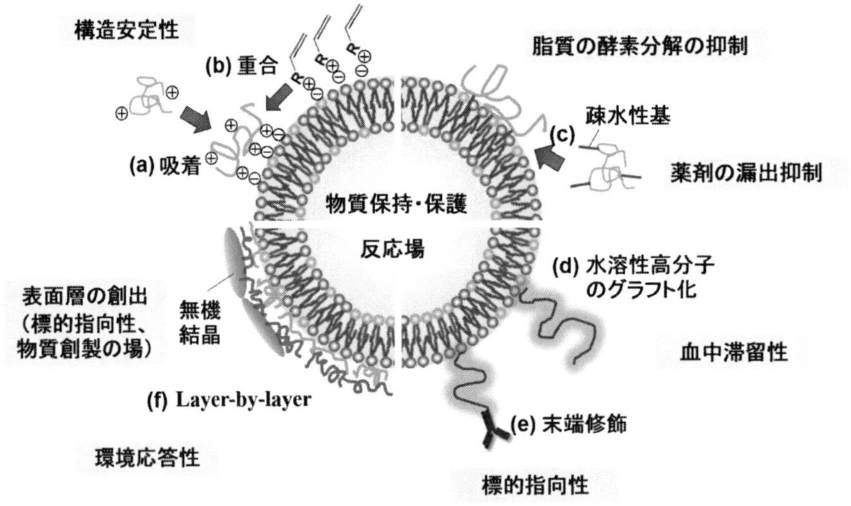

図１　リポソームの表面改質技術

(PEG)[12]，ポリグリセロール[13]などの水溶性高分子を結合させた脂質誘導体を用いて作製したリポソーム（図１(d)）は，表面の水和層により，生体内で異物認識されずに高い血中滞留性を有する（ステルスリポソーム）。標的が腫瘍組織の場合は，血管透過性が著しく亢進しているため，血中滞留性が向上すれば組織に集積する割合が増える（パッシブターゲティング）。加えて，水溶性高分子鎖の末端に抗体（イムノリポソーム）[14]やリガンド[15]を結合させて（図１(e)），特定の細胞表面に対する標的指向性の付与や細胞内への導入を促進させることが可能である（アクティブターゲティング）。竹内らは，負電荷を帯びたリポソーム表面にカチオン性多糖のキトサン（CHI）を静電相互作用により吸着させることで，粘膜付着性を有するリポソームの作製について報告している[16~18]。近年では，リポソーム表面でドーパミンを重合することでシェル層を形成し[19]，pHによるシェル層の崩壊を利用した物質放出性の発現が報告されている[20]。

2　リポソームと生体膜から発想したカプセル化技術

筆者らは，生体膜をモチーフとするマテリアルデザインという観点から，リポソームの表面改質技術の開発に取り組んできた[21~23]。植物や細菌では細胞膜の表面にポリペプチド鎖あるいは多糖からなる丈夫な細胞壁が形成されており，外場からの作用（溶媒，温度，浸透圧）に対する膜の変形・崩壊を抑制している。動物の細胞の内側には，裏打ちタンパク質のネットワークやアクチンによる細胞骨格が形成されており，それによって膜構造が強化されるとともに，その変形によって細胞の収縮，分裂，移動などが可能となる。これらのことから，われわれはリポソーム表面にポリマーからなる壁（カプセルウォール）を形成することで，新たな機能を有するカプセル素材（リポナノカプセル）の創出につながると考えた。そのため，カプセルウォールを構築す

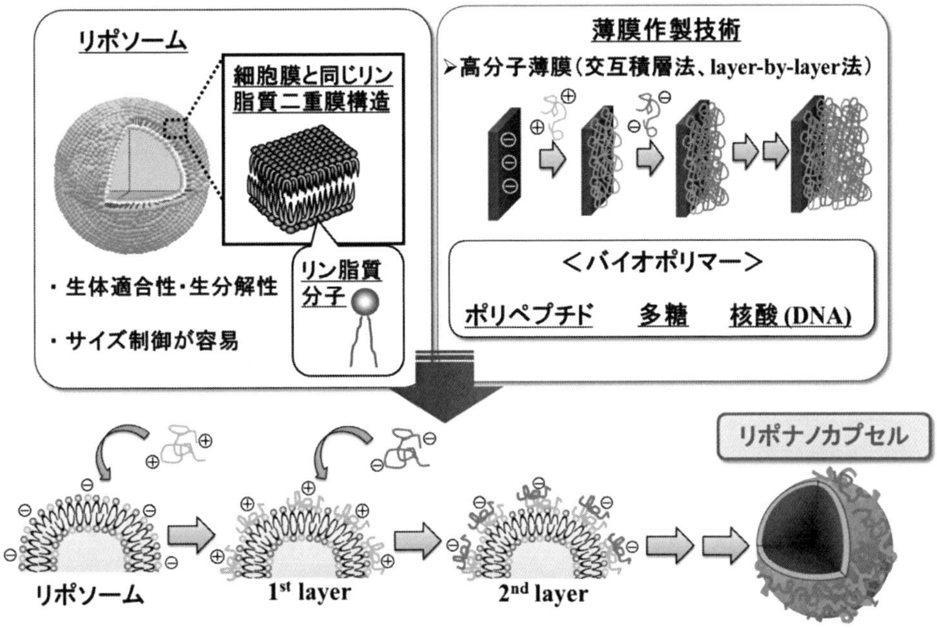

図2　リポソームと高分子薄膜作製技術から発想したナノカプセルの作製技術
リポソーム表面に高分子電解質を交互に積層化（layer-by-layer 法）させる。

る方法として，単なる吸着でなく，高分子の薄膜作製技術である交互積層（layer-by-layer, LbL）法に着目した（図2）。LbL 法は，Decher らによって開発された高分子薄膜作製技術[24]であり，2種類以上のポリマー鎖の分子間相互作用（クーロン力，水素結合，配位結合，バイオアフィニティ，ステレオコンプレックス形成，電荷移動錯体形成など）を利用して，基材表面にポリマーを交互に積層化することで，分子オーダーで膜厚の制御が可能である。これは，基材の材質や形状を選ばないため，様々な表面にポリマーの多層化とカプセル形成を行うことができる。実際に，リポソーム表面に高分子電解質であるバイオポリマーを静電相互作用により積層化したところ（図1（f），図2），界面活性剤による脂質二重層の崩壊を抑制できることがわかった[22]。

その後，他のグループからも同様の方法を用いた例が報告されるようになった[25]。Ciobanu らは，強固なカプセル層を形成するために，あらかじめ脂質膜にコレステロールを添加して膜安定性を高めた状態でポリマーの積層化を行っている[26]。また，LbL 層を化学架橋して堅牢なカプセル層を形成させる手法も報告されている[27]。さらに，pH によって荷電状態が変わるポリマーを用いて，pH 変化によって LbL 層の崩壊と内封物の放出を促すカプセル[28, 29]，脂質膜表面にポリイオンコンプレックスが部分的に吸着した“Patchy”なカプセル層の形成[30]などが報告されている。

最近，われわれは生体膜のダイナミックな挙動をデザインに活かそうとする試みを行っている。最初に，細胞膜表面における糖鎖やタンパク質を介した特異的認識に着目し，LbL 法によって生体認識場を創製し，リポソームの細胞への付着・取り込み挙動を制御できることを報告している[31]。次に，細胞の情報変換と伝達におけるタンパク質の生体膜への結合と解離，さらにそれに伴う生体膜の動的変化に着目してデザインを試みた。これは外部刺激によってリポナノカプセルからポリマーの脱着を誘発させるものであり，それに伴って内封物を放出させることに成功した[22]。さらに，生体膜の反応場としての作用に着目し，骨芽細胞が分泌する小胞（基質小胞）をモチーフとするカプセルのデザインを試みた。基質小胞の内部にはカルシウムイオンとリン酸イオンが濃縮され，その内膜においてリン酸カルシウム（CaP）が形成される。この際，生体膜が反応場となってCaPの構造と形態が精密に制御され，骨形成が進行する。そこで，リポナノカプセルを人工の基質小胞と見做し，イオンの濃縮，拡散制御など反応場としての特徴の創出によって，CaP結晶の生成と結晶構造の調節を行うことができた[32]。本稿では，リポソームとLbL法を組み合わせたカプセル化技術と，得られたナノカプセルの特性評価と機能発現（生体認識能，放出制御および反応場としての作用）について述べる。

3 リポソーム表面へのバイオポリマーの積層化によるリポナノカプセルの作製

この章では，まず，リポソーム表面へのポリマーの吸着挙動と吸着様式の基礎的検討について述べる。次に，リポソーム表面にポリマーを積層化することでリポナノカプセルを作製し，透過型（TEM）電子顕微鏡による形態観察，積層に伴う表面電位（ゼータ電位）の変化，円二色性（CD）測定によるカプセル膜の構造解析などの特性評価と内水相への物質封入と保持といった機能評価について述べる。

リポソーム表面に積層化するポリマーとしては，ポリペプチド，多糖およびデオキシリボ核酸（DNA）を選択した。また，リポソームの構成脂質として，酸性脂質であるdilauroyl phosphatidic acid（DLPA）に中性脂質であるdimyristoyl phosphatidylcholine（DMPC）を混合して，表面に負電荷を付与したリポソームの作製を行った。まず，ミクロンサイズのMLVを作製し，それらをポアサイズの異なる多孔質膜を透過させて，ナノメートルスケールで均一サイズのリポソームを作製した。この際，脂質の組成比を変えることで，表面の電位を調節した。次に，リポソーム表面にpoly-L-lysine（PLL）の吸着を行った[21]。まず，リポソーム分散液に種々の濃度のPLL溶液を加えて，30分後に超遠心分離を行い，上澄みの未吸着のポリマーを定量することで吸着量を算出した。PLL濃度の増加とともに，吸着量が急激に増加し，平衡に達したことから，高親和型の単分子層吸着（Langmuir型）であることがわかった。また，DLPAの比を高くしてリポソーム表面の負電荷を増やすと，PLLの吸着量も増加することがわかった。さらに吸着時の温度とポリマーの分子量によっても吸着量を調節することが可能であった。吸着過程におけるPLLの二次構造をCDで測定したところ，ランダムコイル状態のPLLは吸着によってβ-シートへと二次構造が変化することがわかった。脂質膜表面においてPLLの二次構造

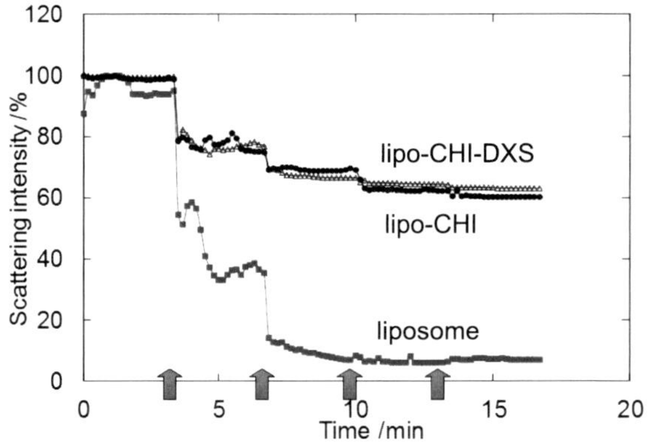

図 3　未修飾リポソームとリポナノカプセル分散液に Triton-X 100 を添加（矢印）した際の散乱強度変化

（Reprinted with permission from Langmuir, ref 21. Copyright（2017）American Chemical Society）

が転移することは，すでに報告されており[33, 34]，負電荷を示すリポソーム表面に正電荷の PLL が吸着して電荷が相殺されることに加えて，吸着場となるリポソーム表面が高い流動性を示すため，PLL の構造転移が容易になったと考えられる。TEM による観察では，リポソームは大きく変形していたが，リポナノカプセルは球形を保ったままであり，PLL が結合して硬いカプセル層が形成されたことを示唆していた。

次に，PLL を吸着させたカプセル（lipo-PLL）に対して，さらにアニオン性ポリペプチドである poly-L-aspartic acid（PAsp）を吸着させて，ポリマーの交互積層化を行った。表面（ゼータ）電位を測定したところ，最外層の高分子鎖の電荷を反映して正と負の間で反転することを確認した。

次に，積層化させるポリマーとして多糖類に注目した。多糖類には親水性，生体適合性，生分解性などの特徴を有するものが多い。ここでは静電相互作用の観点からカチオン性のキトサン（CHI）に注目し，これと交互積層を行うためにアニオン性の多糖として，デキストラン硫酸（DXS）を選択した[22]。得られたリポナノカプセルの構造安定性を検討するために，ノニオン性界面活性剤である Triton-X 100 をカプセルの分散液に添加し，散乱強度の変化を測定した。図 3 に見られるように，リポソーム分散液の場合には，Triton-X 100 の添加によって散乱強度が大きく減少し，急激に可溶化が起こることがわかった。一方，CHI を一層吸着させた場合（lipo-CHI）および CHI と DXS を交互吸着させた場合（lipo-CHI-DXS）では，散乱強度が維持されており，ポリマー吸着層によってカプセルの崩壊が抑制されたと考えられる。TEM 観察を行ったところ，Triton X-100 で処理したリポソームでは断片化している様子が見られたが，リポナノカプセルは，いずれの場合もカプセル形状を維持しており，ポリマー層の形成によって，構造安定性（界面活性剤による膜溶解に対する耐性）が向上することがわかった。

4 生体膜から学んだリポナノカプセルの機能化

4.1 表層の創出による生体認識能の付与

細胞膜の表層は細胞の「顔」であり，表面を覆っている膜表在性タンパクや糖鎖が様々な物質と特異的に結合することで，細胞外シグナル分子（ホルモン，神経伝達物質，サイトカイン，細胞接着分子など）の受容と細胞内への情報伝達，さらに樹状細胞などでは細胞の内から外へ抗原提示し，免疫応答を誘導している。このような特異的認識に関係する部位をポリマーの交互積層化によってナノカプセルの表面に導入することが可能である。ここでは，CHI とカチオン性ポリペプチドのポリアルギニン（PArg）を表面に有するリポナノカプセルについて，細胞への取り込み挙動に与える影響を検討した[31]。CHI は生体不活性であり，PArg には細胞膜透過性[35~37]の発現が期待できる。まず，dextran-FITC を封入したリポソームを作製し，このリポソームをそれぞれ CHI と PArg で被覆したリポナノカプセルを作製した。これらカプセルをヒト臍帯血管内皮細胞（HUVEC）に播種し，血清存在下でインキュベート（2 h，pH 7.4，37℃）を行った。上澄みの蛍光強度から，細胞への取り込み量を測定したところ，未修飾のリポソームと CHI 被覆リポナノカプセルでは，32％と 39％であり，これらと比較して，PArg で被覆した場合には，取り込み量が 77％と高いことがわかった。また，4℃では未修飾のリポソームと CHI 被覆リポナノカプセルの取り込みは抑えられたが，図 4 に示すように後者では細胞表面への付

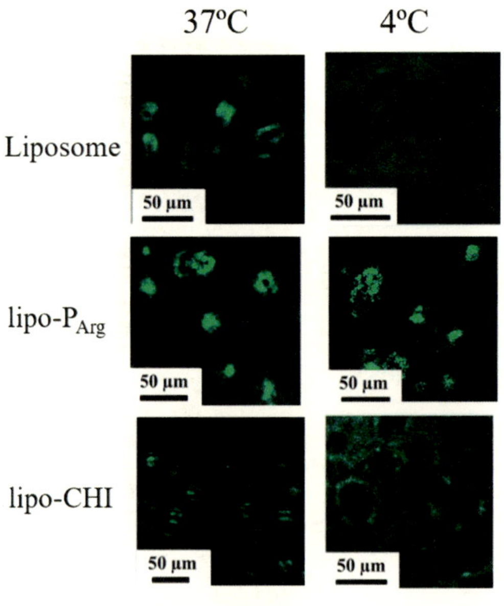

図 4 未修飾リポソームとリポナノカプセルの細胞内取り込み挙動を示した共焦点レーザー顕微鏡写真[23]

輝点は，リポソームとそれぞれのリポナノカプセル内部に封入した FITC-dextran を示している。

着が観察された。これは，負電荷を有する細胞膜と正電荷を有するCHIとの静電相互作用に起因していると考えられる。一方，PArg被覆リポナノカプセルは4℃においても細胞への取り込みに変化はなかった。Argのオリゴペプチドはエネルギー非依存的に高い細胞膜透過性を示すことから，細胞内移行性を有するリポナノカプセルを作製することができたと考えている。このように，ポリマーの積層化によって自在に表面特性をデザインできるため，ターゲティング能，生体活性化能などを付与し，さらなる機能展開を進めている。

4.2　環境に応答したポリマーの吸脱着による放出能

次に，ポリマーの作用による生体膜の動的変化に着目して，カプセルのデザインと機能化を行った。例えば，生体膜では種々の分子が，吸着と脱着を通して脂質の相分離（ドメイン形成）を引き起こし，活性を制御している。そこで，カプセルウォールの動的変化によって膜物性に影響を与えることを行い，それを利用して封入物質の放出制御を試みた。モデル物質として，アニオン性の蛍光物質である1-hydroxypyrene-3,6,8-trisulfonic acid（HPTS）をリポソームに封入し，その保持性と放出性について検討を行った。まず，リポソーム分散液をHEPES緩衝液（10 mM, pH 7.4）に対して25℃で透析して，外液中に放出されたHPTSの蛍光強度を経時的に測定した。図5に示すように，リポソームでは，放出が起こり，40時間後には60％のHPTSが放出された[22]。一方，CHIを積層化させた場合（lipo-CHI）は，放出は顕著に抑えられ，72時間後は10％程度にまで抑制された。さらに，このカプセルに二層目としてDXSまたはDNAを積層化させた場合（lipo-CHI-DXS，lipo-CHI-DNA）には，さらに放出が抑制された。このように，リポソーム表面をポリマーでカプセル化することで，高い物質保持能を付与することができた。蛍光プローブを用いた脂質膜の流動性の測定から，リポソームと比較して，リポナノカ

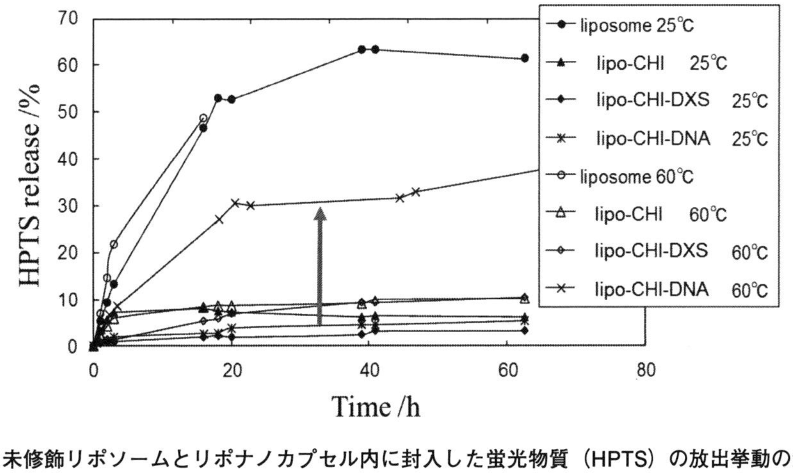

図5　未修飾リポソームとリポナノカプセル内に封入した蛍光物質（HPTS）の放出挙動の温度依存性

(Reprinted with permission from Langmuir, ref 21. Copyright (2017) American Chemical Society)

プセルでは，脂質のゲル-液晶転移がやや高温側にシフトし，膜流動性が低い状態となっていることがわかった。このことから，脂質膜表面へポリマーが吸着することによって，脂質膜の流動性が低下して，内封物質の物質透過性が低下したと考えている。さらに，封入物質の電荷による保持能への影響を調べるために，両性の alendronate（骨粗鬆症治療薬）と非イオン性のグルコースについても放出実験を行ったところ，両者ともカプセル化によって放出が抑制され，物質透過性には静電相互作用による影響は小さいと考えられた。そこで，リポナノカプセルからポリマーを脱着させ，膜物性の変化とそれに伴う内封物質の放出を試みた。ここでは，DNA が昇温によって二本鎖から一本鎖へと状態変化（解離）する挙動を利用し，放出挙動を検討した。図 5 に示すように，lipo-CHI-DNA からの HPTS の放出は，25℃ では抑制されていたが，60℃ では促進されるようになった。上澄み中の DNA 濃度を測定したところ，25℃と比較して 60℃で DNA の脱着量の増加が見られた。これは，温度上昇に伴って DNA が二本鎖から一本鎖へと解離したことを示唆している。おそらく，DNA の脱着が膜物性を変化させて，HPTS の透過性が上がったと考えている。現在，DNA の脱着に伴う脂質膜の流動性への影響について検討している。このように，環境に応答したポリマーの脱着挙動を利用することによって，放出スイッチング機能を創出することができた。

5　リポナノカプセルを反応場とした人工基質小胞への展開

前述したようにリポソーム表面にポリマーを積層化することで，表面層の創出とカプセルウォールを介した物質透過性の制御が可能であった。次に，この特性を利用して，リポナノカプセルを物質創製のための反応場として用いることを考えた。すなわち，カプセル部へと物質を集積化させて，内水相から漏出した物質と出会わせて反応させることで，局所場で物質を生成させる。この際，カプセルウォールを介して徐々に物質を拡散させることで反応の調節が可能である。さらに，積層化ポリマーの種類によって反応に適した環境の構築が可能であると考えられる。

ここでは有機無機ハイブリッドカプセルの例を紹介する。骨組織の形成を司る骨芽細胞は，直径 30〜100 nm の基質小胞を生成しており，脂質膜を介してカルシウムイオンとリン酸イオンが内部に流入し，脂質膜が反応場となって CaP の結晶核が生成する。さらに，この CaP はコラーゲン繊維などのバイオポリマー上に沈着し，骨の結晶構造であるハイドロキシアパタイト（HAp）へと成長をする。そこで，リポナノカプセルを人工の基質小胞と捉えることで，CaP 生成を促し，骨形成を助ける作用を具備させることで，骨粗鬆症などの骨疾患あるいは，骨欠損の治療に向けた応用が可能になると考えた。まず，内水相にリン酸イオンを含むリポナノカプセルを作製し，カルシウムイオンの水溶液と混合した。図 6 に示すように，カルシウムイオンは最外層の負電荷ポリマーに引き寄せられて，カプセル表面で濃縮され，徐々に内部に拡散していく。同時に，内水相からカプセル層を介してリン酸イオンの拡散が起こり，カプセル部が CaP

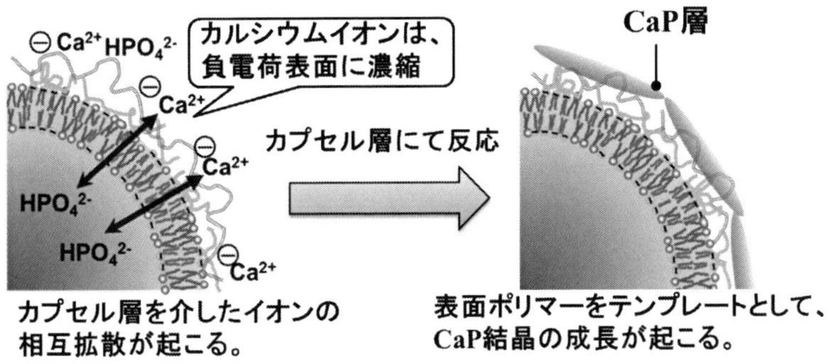

図6　カプセルウォールを介したイオンの相互拡散を利用した無機結晶の生成
counter-diffusion 法：表面ポリマーの種類と反応条件により，結晶成長を制御する。

生成の反応場となる。この方法をCounter-diffusion法と名付けた[32]。さらに，骨形成において，バイオポリマーが結晶成長のテンプレートとなり，結晶成長を制御していることに着目し，リポナノカプセル表面のポリマーをテンプレートと位置付け，ポリマーの化学組成と構造を変えて，CaPの結晶構造，形態などを調節することを試みた。本実験においては，アミノ基，硫酸基およびリン酸基を有するバイオポリマー（CHI, DXSおよびDNA）を選択して検討を行った。

リポソームとlipo-CHI-DNAの場合には，CaPがカプセル表面に析出し，結晶生成が促進されることがわかった。一方，lipo-CHIとlipo-CHI-DXSの場合には，表面以外にもCaPの析出が多く見られた。これは，リポソームでは脂質由来のリン酸基とlipo-CHI-DNAではDNA由来のリン酸基があり，これらはCaPに親和性があるため，結晶生成が限局されたと考えている。走査型電子顕微鏡（SEM）により観察したところ，CaP生成を行わない場合には，カプセル形状が保たれず，観察は困難であったが，CaPを複合化したカプセルは，乾燥後も球状を保持したままであることがわかった（図7）。CaPによってカプセル層に機械的強度が付与されたためだと考えられる。また，リポソーム表面に生成したCaPはアモルファスであったが，lipo-CHI-DNA表面のCaPは骨の結晶構造と同じHAp様となり，カプセル層の違いによって結晶構造を調節することができた。これは，リポソームと比べて，lipo-CHI-DNAではリン酸イオンの放出速度が遅く，カプセル表面で徐々にCaP生成が進行して，熱力学的に最安定の結晶構

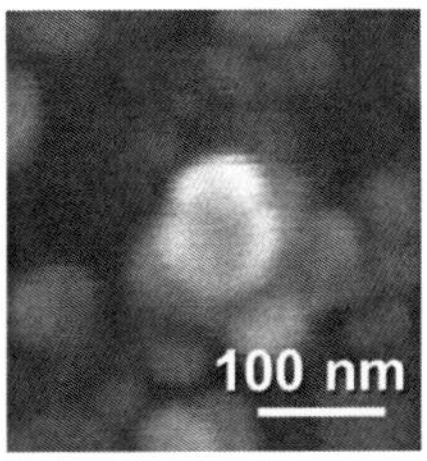

図7　Lipo-CHI-DNAにCaPを複合化した後の走査型電子顕微鏡像

造であるHApの生成につながったと考えている。さらに，DNAのリン酸基の配列とHApの結晶面の元素の配列とがマッチングして，結晶のエピタキシャル成長が促されてHAp様になった可能性も考えられる。

以上のように，リン酸基を有するナノカプセルが，CaPの結晶成長を促進することを見出した。このCaPは，結晶表面に物質を吸着する性質，酸性溶液中で溶解する性質などのユニークな特性を有しており，カプセルウォールへの薬剤などの有効成分の担持と酸性環境中での放出が可能であり，DDSキャリアとしても魅力的な素材である。また，内部に封入したリン酸イオンの放出を調節することで，結晶の構造と量の制御が可能であり，骨新生促進効果など骨組織中の骨吸収と骨形成（リモデリング）サイクルに合わせた材料設計が期待できる。得られた有機無機ハイブリッドリポナノカプセルは，人工骨や人工歯根，および骨補填材への応用が期待される。

6　最後に

本稿では，生体膜と高分子薄膜作製技術（layer-by-layer法）から発想したリポソームの表面改質技術とナノカプセル（リポナノカプセル）の開発について紹介した。リポソーム表面に積層化する物質の素材，組み合わせ，積層数および積層条件によって，多種多様な構造と物性を有するカプセルウォールのデザインを可能である。また，バイオポリマー以外に合成ポリマーと組み合わせることや無機・金属とのハイブリッド化によりユニークな特性と機能発現も期待できる。また，リポナノカプセルを「個」として機能させるだけでなく，集積体「群れ」としての機能発現が考えられる。現在，リポナノカプセルを組織化することでメンブレンを作製し，創傷被覆材，細胞足場材料などへの応用に向けたバイオスキャフォールドとしての展開を行っている[31,38]。さらに三次元的に組み上げることで，多様な形態と構造を有する組織体の構築と個々の機能を連動させた機能発現が可能であり，組織再生，インプラント材料などへの展開を進めている。

文　　献

1） T. Kunitake, Y. Okahata, *Journal of the American Chemical Society*, **99**, 3860（1977）
2） G. Bozzuto, A. Molinari, *International Journal of Nanomedicine*, **10**, 975（2015）
3） G. Gregoriadis, *Trends in Biotechnology*, **13**, 527（1995）
4） 秋吉一成，辻井薫，リポソーム応用の新展開-人工細胞の開発に向けて-，株式会社エヌ・ティー・エス（2005）
5） P. L. Felgner, T. R. Gadek, M. Holm, R. Roman, H. W. Chan, M. Wenz, J. P. Northrop,

G. M. Ringold, M. Danielsen, *Proceedings of the National Academy of Sciences of the United States of America,* **84**, 7413 (1987)
6) M. R. Almofti, H. Harashima, Y. Shinohara, A. Almofti, Y. Baba, H. Kiwada, *Archives of Biochemistry and Biophysics*, **410**, 246 (2003)
7) V. C. Anderson, D. H. Thompson, *Biochimica Et Biophysica Acta*, **1109**, 33 (1992)
8) D. A. Frankel, H. Lamparski, U. Liman, D. F. Obrien, *Journal of the American Chemical Society*, **111**, 9262 (1989)
9) K. Kono, *Advanced Drug Delivery Reviews*, **53**, 307 (2001)
10) L. R. Hu, R. J. Y. Ho, L. Huang, *Biochemical and Biophysical Research Communications*, **141**, 973 (1986)
11) H. Ringsdorf, B. Schlarb, J. Venzmer, *Angewandte Chemie-International Edition*, **27**, 113 (1988)
12) A. L. Klibanov, K. Maruyama, V. P. Torchilin, L. Huang, *Febs Letters*, **268**, 235 (1990)
13) T. Yuda, K. Maruyama, M. Iwatsuru, *Biological & Pharmaceutical Bulletin*, **19**, 1347 (1996)
14) K. Maruyama, S. J. Kennel, L. Huang, *Proceedings of the National Academy of Sciences of the United States of America*, **87**, 5744 (1990)
15) O. Ishida, K. Maruyama, H. Tanahashi, M. Iwatsuru, K. Sasaki, M. Eriguchi, H. Yanagie, *Pharmaceutical Research*, **18**, 1042 (2001)
16) A. Takeuchi, C. Ohtsuki, T. Miyazaki, M. Kamitakahara, S. Ogata, M. Yamazaki, Y. Furutani, H. Kinoshita, M. Tanihara, *Journal of the Royal Society Interface*, **2**, 373 (2005)
17) H. Takeuchi, Y. Matsui, H. Yamamoto, Y. Kawashima, *Journal of Controlled Release* **86**, 235 (2003)
18) H. Takeuchi, H. Yamamoto, T. Niwa, T. Hino, Y. Kawashima, *Pharmaceutical Research*, **13**, 896 (1996)
19) R. van der Westen, L. Hosta-Rigau, D. S. Sutherland, K. N. Goldie, F. Albericio, A. Postma, B. Stadler, *Biointerphases* **7**,1 (2012)
20) W. Zong, Y. Hu, Y. C. Su, N. Luo, X. N. Zhang, Q. C. Li, X. J. Han, *Journal of Microencapsulation*, **33**, 257 (2016)
21) K. Fujimoto, T. Toyoda, Y. Fukui, *Macromolecules*, **40**, 5122 (2007)
22) Y. Fukui, K. Fujimoto, *Langmuir*, **25**, 10020 (2009)
23) Y. Fukui, *Kobunshi Ronbunshu*, **74**, 396 (2017)
24) G. Decher, *Science*, **277**, 1232 (1997)
25) Z. S. Haidar, R. C. Hamdy, M. Tabrizian, *Biomaterials*, **29**, 1207 (2008)
26) M. Ciobanu, B. Heurtault, P. Schultz, C. Ruhlmann, C. D. Muller, B. Frisch, *International Journal of Pharmaceutics*, **344**, 154 (2007)
27) M. Germain, S. Grube, V. Carriere, H. Richard-Foy, M. Winterhalter, D. Fournier, *Advanced Materials*, **18**, 2868 (2006)
28) J. S. Seong, M. E. Yun, S. N. Park, *Carbohydrate Polymers*, **181**, 659 (2018)

29) T. Ramasamy, Z. S. Haidar, T. H. Tran, J. Y. Choi, J. H. Jeong, B. S. Shin, H. G. Choi, C. S. Yong, J. O. Kim, *Acta Biomaterialia*, **10**, 5116（2014）
30) Y. Kashcooli, K. Park, A. Bose, M. Greenfield, G. D. Bothun, *Biomacromolecules*, **17**, 3838（2016）
31) S. Yamamoto, Y. Fukui, S. Kaihara, K. Fujimoto, *Langmuir*, **27**, 9576（2011）
32) Y. Fukui, K. Fujimoto, *Chemistry of Materials*, **23**, 4701（2011）
33) 三浦隆史，生物物理，**50**, 184（2010）
34) 八田一郎，村田昌之，生体膜のダイナミクス（シリーズ・ニューバイオフィジックス），共立出版（2000）
35) G. Drin, S. Cottin, E. Blanc, A. R. Rees, J. Temsamani, *Journal of Biological Chemistry*, **278**, 31192（2003）
36) N. Sakai, S. Matile, *Journal of the American Chemical Society*, **125**, 14348（2003）
37) E. Vives, J. Schmidt, A. Pelegrin, *Biochimica Et Biophysica Acta-Reviews on Cancer*, **1786**, 126（2008）
38) Y. Fukui, S. Kameyama, K. Fujimoto, *Journal of Biomaterials Science-Polymer Edition* **28**, 1010（2017）

第25章　タンパク質含有多糖複合フィルムの作製とその保持能の評価

飯島一智*1，橋詰峰雄*2

1　はじめに

近年，タンパク質製剤をはじめとするバイオ医薬品の市場が急速に拡大している。一般にタンパク質は体内半減期が短く，投与頻度の低減や効率的な体内濃度の維持のために，体内に埋め込み，または投与し，タンパク質を徐放する材料が求められている[1]。反対電荷を有する高分子電解質間で形成されるポリイオンコンプレックス（PIC）からなる材料は外部環境応答型の薬物担体として，特に微粒子を中心に広く研究が進められてきた[2]。一方，交互積層（Layer-by-Layer, LbL）法により作製されるPIC様のフィルム中に種々のタンパク質を活性を保持したまま担持し，放出可能であることも示されており[3]，これらは体内で対象組織や術部に貼り付けることができるタンパク質徐放材料としての応用が期待されている。

我々は多糖からなるPICを用いた生体材料の作製に取り組んできた。多糖は高い生分解性と優れた生体適合性を有し，生物資源の有効活用の観点からも生体材料の原料として注目を集めている[4]。そのひとつとして，熱プレスによりコンドロイチン硫酸C（CS）などのアニオン性多糖とキトサン（CHI）より自己支持性を有し，水に不溶な多糖複合フィルムを簡便に作製する手法を開発した[5,6]。具体的な作製手法は後で紹介するが，本手法ではそれぞれの多糖溶液から30分以内にフィルムへと成形することができる。フィルムの厚みはおよそ数十から数百μm厚の範囲で制御可能であり，このような厚みのフィルムは取り扱い性に優れており，薬物担体としての利用を考えた際にはより多くの薬物を担持することができる点でも有利である。本稿では，本手法を用いたタンパク質含有多糖複合フィルムの作製とその保持能について紹介する。

2　熱プレス法を用いた多糖複合フィルムの作製

我々が開発した熱プレス法による多糖複合フィルムの作製の概略を図1に示す。カチオン性多糖であるCHIの希酢酸溶液を調製し，そこに種々のアニオン性多糖の水溶液を滴下すること

*1　Kazutoshi Iijima　東京理科大学　工学部　工業化学科　嘱託助教
（現所属　横浜国立大学大学院　工学研究院　テニュアトラック准教授）

*2　Mineo Hashizume　東京理科大学　工学部　工業化学科　教授

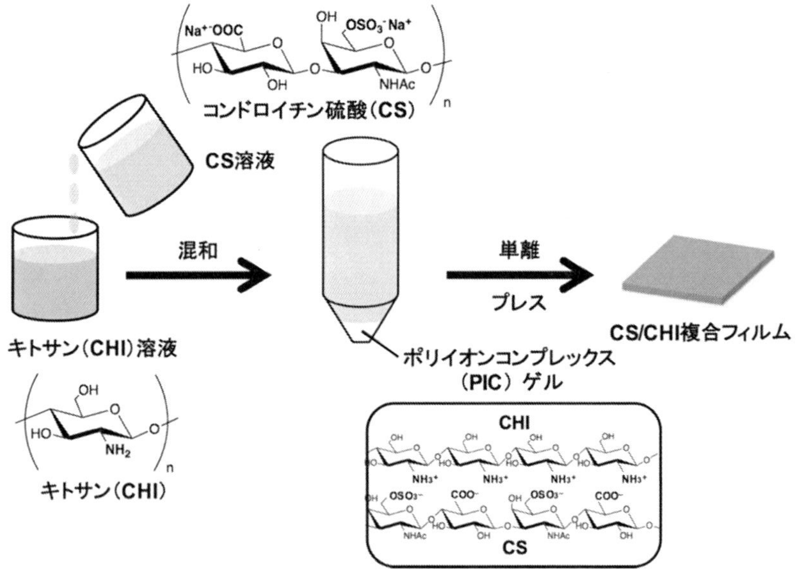

図1　熱プレスを用いた多糖複合フィルム作製の概略図

で両多糖のPICが不溶性の沈殿として生じる。アニオン性多糖としては，CSのほか，ヒアルロン酸（HYA），ヘパリン（HEP）などのグリコサミノグリカン類[5,6]，およびアルギン酸（ALG)[7]など様々な多糖を利用することができる。形成されたPICを遠心分離，あるいは遠心分離後に凍結乾燥することで単離する。通常，用いたCHIとアニオン性多糖の量から予想される収量の85%以上という高い収率でPICを単離することができる。得られたPICを，熱プレスによりフィルムへと成形する。フィルムの厚みは，スペーサーとして用いるポリエチレンテレフタレート（PET）フィルムの厚みにより制御可能である。最近では，大量生産を念頭に置き，工業的に高分子フィルムの製造に用いられるロールプレス法による作製にも取り組んでいる。

3　熱プレス法を用いて作製した多糖複合フィルムの細胞親和性と物質透過性

培養細胞を用いた評価より，多糖複合フィルムは細胞毒性を示さないことが確認されている[7]。さらに，用いるアニオン性多糖の種類に応じて細胞の接着・伸展挙動や増殖挙動が異なっており，例えば，線維芽細胞はHEPとCHIより作製したフィルム（HEP/CHIフィルム，以下同様）やALG/CHIフィルムなどに対して細胞培養ディッシュ（組織培養用ポリスチレンプレート）と同様に伸展した形態で接着し増殖する一方，HYA/CHIフィルムに対する接着は抑制されていた[7]。HYAは単体で術後の癒着防止材として臨床応用されており，アニオン性多糖の性質が複合フィルムにおいても反映されていることが示された。さらに，CS/CHIフィルムでは細胞は接着するものの伸展が見られず，その増殖は顕著に抑制されていた。細胞の接着・伸展を起こすフィルムについては生体内で用いる絆創膏として，細胞低接着性の HYA/CHI フィルムは術後の癒着防止材としての利用がそれぞれ考えられるほか[8]，アポトーシスを誘導することなく細胞の増殖を抑制する CS/CHI フィルムは移植用の細胞を一時的に保存する足場材料としての用途も期待される。

多糖複合フィルムは低分子色素の透過能をもつことも最近明らかとなっている[9]。分子の電荷や溶液の pH や塩強度は透過係数や拡散定数，分配係数などの透過パラメーターに影響を与えており，これは外部環境が PIC のネットワーク構造やそれらがもつ局所的な電荷を変化させることを示唆していた。分子サイズにより多糖複合フィルムの透過性が大きく異なることもわかり，現在，選択透過膜としての本フィルムの可能性についても検討を進めている。

4　低分子化合物含有多糖複合フィルムの作製とその放出挙動

多糖複合フィルムは種々の低分子モデル薬物を取り込み，これらを放出することが可能である[10, 11]。カチオン性色素であるメチレンブルー（MB）およびアニオン性蛍光分子であるカルボキシフルオレセインをモデル薬物として用いて多糖複合フィルムへの取り込みおよび放出挙動を解析し，取り込み方法や化合物，多糖の化学構造が取り込み・放出挙動へ与える影響について検討した。図 2 に示すように，PIC を作製する際に一方の多糖溶液にモデル薬物を混合する方法（A），あるいはあらかじめ作製したフィルムをモデル薬物を含む溶液に浸漬する方法（B）によって，取り込みは達成された。方法（A）においては，モデル薬物をそれ自身がもつ電荷と同じ電荷をもつ多糖の溶液に添加したのち反対の電荷をもつ多糖溶液と混合する方が，逆の組み合わせの場合よりも効率良い PIC 形成が達成される傾向があった。さらにモデル薬物を担持させたフィルムを溶液に浸漬させることでそれらは経時的に放出されることがわかった。たとえば高

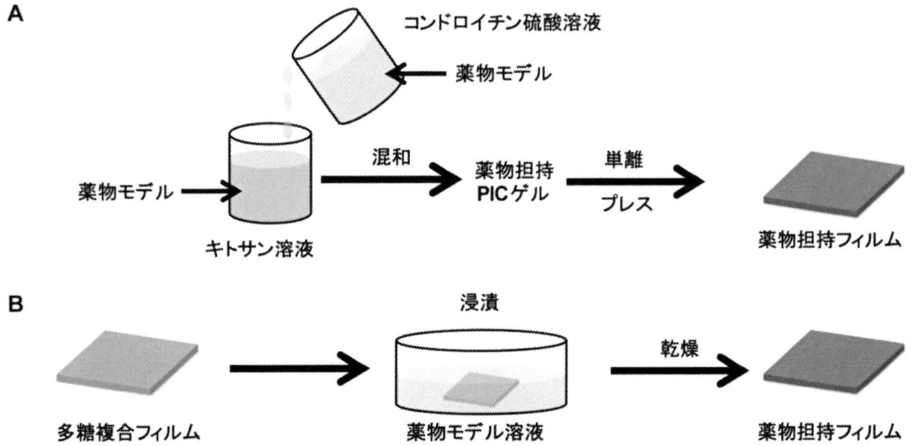

図 2　多糖複合フィルムへの薬物担持法の概略図

イオン濃度および高 pH の溶液条件下において，MB はフィルムからより速く放出され，溶液環境に応じたフィルムからの薬剤の制御放出が可能であることが示唆された。

5 タンパク質含有多糖複合フィルムの作製とその保持能

低分子モデル薬物の担持および放出が可能であることが確認できたため，続いてモデルタンパク質としてフルオレセインイソチオシアネート（FITC）により蛍光標識したウシ血清アルブミン（FITC-BSA）を用い，多糖複合フィルムへの担持について検討した。まず，作製した CS/CHI フィルムを FITC-BSA 溶液に浸漬する方法（B）を試みたところ，MB とは対照的に FITC-BSA はフィルム中にほとんど取り込まれなかった。BSA の分子サイズが大きいため，PIC ゲルの網目中に取り込まれにくかったと考えられる。

次に，PIC 形成時に取り込ませる方法（A）について検討した。単離した PIC ゲルは 120℃，20 MPa で 3 分間プレスすることでフィルムへと成形されるが，タンパク質含有フィルムの作製では，タンパク質の熱変性を防ぐために PIC をより低温にてプレスしてフィルムへと成形する必要がある。熱プレスの操作においては PIC 中の水分が除去されることが重要と考え，低温でのプレスでも長時間，複数回のプレスにより作製できるのではないかと考えた。作製条件を種々検討した結果，35℃，20 MPa で 5 分間プレスし，折りたたんで再度プレスする操作を複数回繰り返すことで，類似の透明で平滑なフィルムの作製に成功した。そこで，BSA を CHI 溶液に対

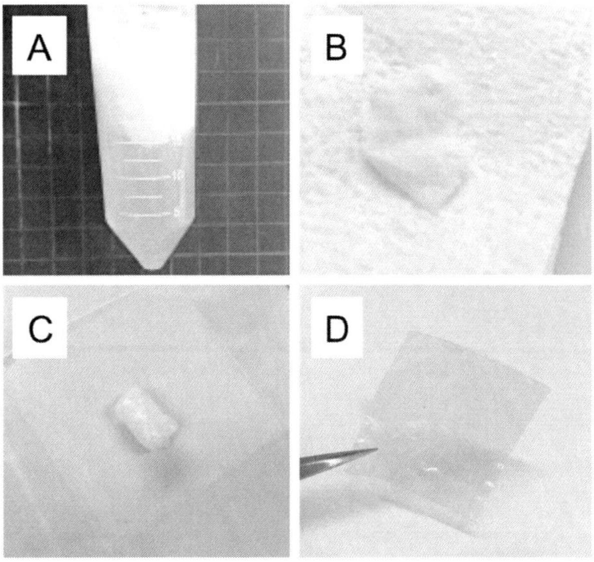

図 3　FITC-BSA 担持多糖複合フィルムの作製

（A）FITC-BSA 担持 PIC ゲルの生成，（B）単離した FITC-BSA 担持 PIC ゲル，（C）一度プレスをして折りたたんだ PIC ゲル，（D）得られた FITC-BSA 担持多糖複合フィルム

してあらかじめ混合し，そこへCS溶液を添加することでFITC-BSA担持PICゲルを形成させた（図3A）。遠心分離によりPICゲルを単離し（図3B），35℃にてプレスをすることで，一旦フィルム様にし，折りたたんだのちに（図3C），スペーサーをはさんで35℃にて再度プレスすることでフィルムへと成形した（図3D）。FITC-BSAを混合した場合でもPICゲルの形成やプレスによる成膜性に変化はなく，得られたフィルムもタンパク質を含まないフィルムと同様に透明かつ平滑であった（図4上）。FITC-BSAを混合して形成させたPICより作製したフィルムはFITCの励起波長域を含む光を照射することによって蛍光を発したことから（図4下），フィルムへのFITC-BSA担持が確認された。定量的な評価より，CHI溶液に混合したFITC-BSAの90%以上がPICゲルに取り込まれており，高効率にフィルムに担持できることがわかった。フィルムへの担持量はCHI溶液に混合するFITC-BSA量に依存し，少なくともフィルム重量の10%以上まで担持できることが確認された。

次に，多糖複合フィルムに担持されたFITC-BSAの放出挙動を解析した。多糖複合フィルム中に担持されたMBなどの低分子化合物が緩衝液中において数時間以内に放出されるのに対し，FITC-BSAは数日から十数日間にわたって放出された。これは，分子サイズに基づいた低分子化合物とタンパク質との間でのフィルム中での拡散性の違いによるもの，あるいはタンパク質はその表面に複数の官能基を提示しているために多糖との間で多点相互作用し保持されているためと推測される。また，pHの異なるリン酸緩衝液中でのフィルムからのFITC-BSAの放出挙動

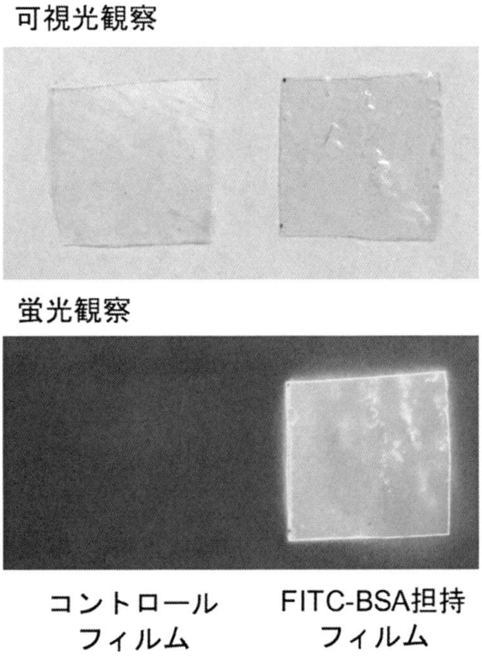

図4　FITC-BSA担持多糖複合フィルムの可視光および蛍光観察

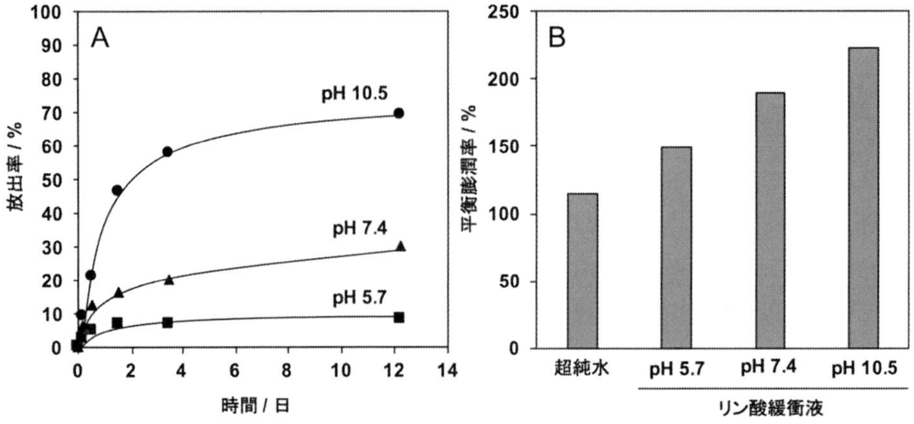

図5　リン酸緩衝液中でのFITC-BSA担持多糖複合フィルムからの放出挙動（A）と低温にて作製した多糖複合フィルムの平衡膨潤率（B）

を解析したところ，高pHの溶液に浸漬させたときほど，より速く放出されることがわかった（図5A）。図5Bに低温で作製した多糖フィルムの種々のpHにおける平衡膨潤率を示す。pHが高いほど平衡膨潤率が高く，放出挙動と平衡膨潤率との間に相関関係がみられた。CHIのアンモニウム基のpK_aはおよそ6.5であり，高pH環境では多糖の官能基間での静電相互作用が弱まりネットワークが緩むことでフィルム中でのタンパク質の拡散性が高まるとともに，多糖とタンパク質間の静電相互作用も減少したと推測される。

担持効率は異なるものの，BSA以外のタンパク質も同様の手法で多糖複合フィルムに担持させ，徐放できることがわかった。現在，分子量や表面電荷，等電点などタンパク質の物性が担持効率に与える影響について検討を進めている。また，リゾチームなどの酵素を用いて検討したところ，フィルムに担持され，放出された酵素が活性を有していることが確認され，PICゲル中への担持およびフィルムへの成形，保存，放出の各過程においても酵素活性が保持されることがわかった。

以上の結果は，多糖複合フィルムがさまざまなサイズや電荷をもつ薬物を担持・放出できる担体として有用であることを支持するものである。上述の方法（A）（図2）は，PIC形成操作において多糖の高分子鎖同士がネットワーク構造を構築し不溶化する過程で薬物をうまくそのネットワーク構造内に取り込まれるように存在させることができれば，原理上どのようなサイズや電荷の薬物でも担持できるはずである。このような特徴は，薬物の担持部位を設計して作製する薬物担体では得られないものである。今後の検討課題となるが，フィルムを構成する多糖の種類や分子量などの因子がタンパク質の取り込みや放出挙動に影響を与えると考えられ，適切な設計により対象薬物の担持や放出挙動の制御が可能になると期待される。さらに，フィルム中に構成する多糖の分解酵素を担持させることで，酵素分解によるフィルムの分解とそれによる放出の加速を組み合わせたシステムを構築することも考えられる。

6　おわりに

多糖溶液に事前に混合することでタンパク質をPICゲルに取り込ませ，低温でプレスをすることでタンパク質を担持した多糖複合フィルムを作製する手法を確立した。用いるアニオン性多糖の種類により細胞の接着性，増殖性の異なるフィルムを作製することができることから，これらのフィルムにタンパク質を担持させたものは，薬物放出能力を有する生体内絆創膏や癒着防止材，細胞移植用足場材料としての利用が考えられる。生理条件下で多糖複合フィルムは膨潤するため機械的強度が減少し操作性が低下してしまうが，最近適切な支持材と複合化することでその短所を克服することに成功している[12)]。そのような複合フィルムは生体内に埋植した際にも十分な強度や物理的隔離性を併せもつ徐放担体としての利用が可能であると考えられる。さらに支持材がもつ物質担持・放出能と組み合わせれば，複数種の薬物を異なる徐放プロファイルで放出できる材料となるであろう。生体内での利用のほか，これらのフィルムは，増殖因子を安定に保持し，連続的に供給する細胞培養担体としても期待される。

文　　献

1）田畑泰彦 著，編，ここまで広がるドラッグ徐放技術の最前線－古くて新しいドラッグデリバリーシステム（DDS）－（遺伝子医学MOOK別冊），p.29，メディカルドゥ（2013）
2）I. Insua *et al.*, *Eur. Polym. J.*, **81**, 198（2016）
3）T. Boudou *et al.*, *Adv. Mater.*, **22**, 441（2010）
4）K. Iijima *et al.*, *Trends Glycosci. Glycotechnol.*, **27**, 67（2015）
5）M. Hashizume *et al.*, *Colloids Surf. B*, **88**, 534（2011）
6）M. Hashizume *et al.*, *Colloids Surf. A*, **483**, 18（2015）
7）K. Iijima *et al.*, *Colloids Surf. B*, **160**, 228（2017）
8）橋詰峰雄ほか，手術用シーラント材・癒着防止材の利便性向上を目指した製品開発，p.26，技術情報協会（2016）
9）K. Iijima *et al.*, *Macromol. Chem. Phys.*, **218**, 1600391（2017）
10）M. Hashizume *et al.*, *Polym. J.*, **48**, 545（2015）
11）M. Hashizume *et al.*, "Stimuli-Responsive Interfaces: Fabrication and Application", p.269, Springer Nature Singapore（2017）
12）飯島一智ほか，高分子論文集，**75**, 195（2018）

第26章　化学に基づく細胞表面の機能化と細胞治療への応用

森　健*

1　はじめに

細胞は多彩な膜タンパク質を細胞表面に提示することにより，外部環境の変化に対して適切に応答し，恒常性を維持している。細胞の外部環境に対する応答は，遺伝子工学によって任意の膜タンパク質を細胞表面に発現させること（トランスフォーメーション）により，調節可能である。がんや炎症の治療および組織再生を，細胞そのものを投与することで行う細胞治療において，その治療効率を向上する目的で，トランスフォーメーションにより治療用の免疫細胞や幹細胞に任意の膜タンパク質を発現させることが注目されている。たとえば，細胞障害性T細胞に対して，オーダーメードの受容体タンパク質（Chimeric antigen receptor，CARと呼ばれる）[1]をトランスフォーメーションした細胞は，抗体由来の細胞外ドメインでがん細胞を認識し，T細胞レセプターなどに由来する細胞質ドメインにより，細胞内シグナル伝達を起こすことができる。

一方で，トランスフォーメーションでは，細胞表面に提示できるものは，タンパク質に限られるという制約がある。また，ゲノム遺伝子の改変を伴うため，細胞ががん化するなど予期せぬ結果をもたらす可能性がある。最近，遺伝子工学によらず，任意の化合物を細胞表面に化学的に修飾することによって，細胞機能を調節しようとする，「化学的トランスフォーメーション（CT法）」とも呼ぶべき新しい試みが注目されている（図1）。CT法に関して，すでに多くの良い総説が発表されている。CT法の細胞治療への応用に関しては，Stephanらの総説[2]に詳しい。ま

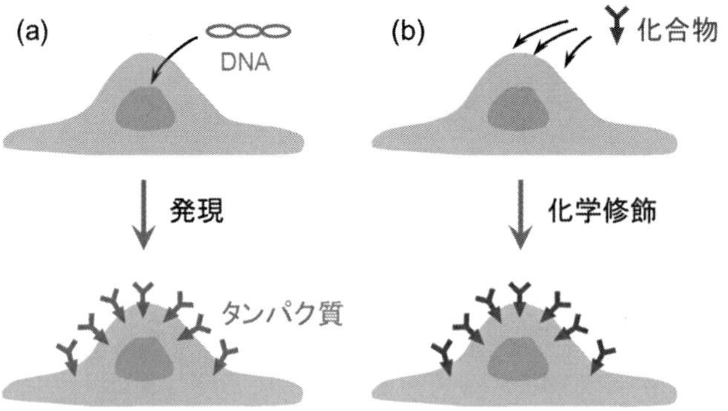

図1　遺伝子工学（a）と化学修飾（Chemical transformation 法）（b）による細胞への機能付与

＊　Takeshi Mori　九州大学　工学研究院　応用化学部門　准教授

た，免疫治療への応用については，Li らの総説[3]を参考にされたい。本稿は，これらの総説を参考にしつつ，化学よりの視点から，この技術の特徴と，治療応用，そしてこれからの課題について紹介する。

2　CT 法の特徴

CT 法の特徴として以下が挙げられる。①細胞表面に提示できる分子はタンパク質に限定されず，低分子から高分子，ナノ粒子まで，あらゆる分子に適用できる。②修飾に要する時間は遺伝子工学に比べて，非常に短くて済み（1 時間以内），かつ，細胞間での修飾量のばらつきを小さくできる。③遺伝子工学によるタンパク質の発現は，遺伝子をゲノムへ組み込めば永続するのに対して，CT 法は修飾した分子が細胞表面から脱離もしくは細胞内に取り込まれるため，一過性の修飾となる。この性質は，付与した機能を消去できるという意味では利点と言えるが，持続的な細胞機能の改変が必要となる応用には使えないこととなる。④膜タンパク質と異なり，CT 法で細胞表面に修飾した分子に対して，相補的な分子が結合してもシグナル伝達を誘起することは容易ではない。シグナル伝達を誘起してはじめて，タンパク質の発現などの多彩な細胞応答を引き起こすことができるため，これは CT 法を応用する場合の大きな制約と言える。

3　CT 法における分子の修飾法

CT 法で修飾の行われる細胞表面の部位を図 2 にまとめた。細胞膜上に存在する膜タンパク質と糖鎖は種々の官能基を豊富に含んでいるため，CT 法のための分子修飾部位として，もっとも利用される。また，細胞膜に対しては，共有結合によらず，疎水性相互作用で分子を修飾することができる。

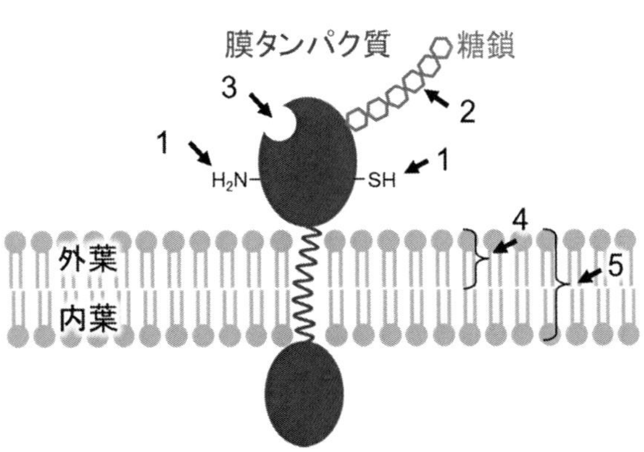

図 2　細胞表面への化学修飾の位置

1：膜タンパク質の官能基，2：糖鎖，3：リガンド結合部，4：細胞膜の外葉，5：細胞膜を貫通。

3.1 膜タンパク質の細胞外ドメインへの修飾

タンパク質に対するコンジュゲーションの方法として確立された方法を援用して，細胞表面の膜タンパク質への修飾がなされる。もっとも一般的には，リシンのアミノ基や，システインのチオール基を狙って修飾される。修飾するタンパク質を選ばず，非特異的にタンパク質に修飾される。修飾された分子はタンパク質と運命をともにし，細胞膜上を拡散したり，エンドサイトーシスしたりすることになる。一方，標的の膜タンパク質に対する特異的なリガンドを用いることで，狙ったタンパク質に特異的な修飾が可能である。

3.2 糖鎖への修飾

糖鎖に対するコンジュゲーションの方法を援用して，細胞表面の糖鎖への修飾が行われる。糖を過ヨウ素酸ナトリウムで酸化してアルデヒドとし，これとアミノ基との反応が行われる。一方で，細胞の糖鎖合成系を利用して，任意の官能基を導入した糖モノマーを糖鎖中に取り込ませることができる。これにより，生体直交性の官能基を導入することで，糖鎖に選択的な修飾が可能である。また，糖転移酵素を用いることで，糖鎖を改変することができる。

3.3 細胞膜の外葉への修飾

疎水性の化合物で，膜を構成する脂質になじみの良いものが用いられる。たとえば，長鎖の脂肪酸，リン脂質，コレステロール，胆汁酸，ビタミンEなどである。修飾した分子は，細胞膜とともにエンドサイトーシスされる。一方で，脂質のトラッフィッキング経路に乗って，一部は細胞膜に戻ってくることができる。

修飾分子は疎水部を持つため，両親媒性となる。水中では分子間会合するため，細胞膜への挿入が起こりにくくなる。そこで，シクロデキストリン（CD）で，疎水部を包摂し分子間会合を抑制することによって，細胞への挿入を促進することができる[4)]。あるいは，修飾分子を一旦，リポソームに挿入し，これを細胞膜と膜融合させ挿入することもできる[5)]。

前出の膜タンパク質や糖鎖への共有結合と異なり，細胞膜との物理的な相互作用であるため，修飾分子の脱離が起こりうる。脱離のしやすさは，アンカー部として用いた疎水部の疎水性の程度と，修飾した分子の親水性によって決まる。たとえば脂肪酸よりも二本足の脂質の方が脱離しにくい[6)]。また，DNAなどの親水性の高い分子を修飾した場合には，脱離が起こりやすい。

3.4 細胞膜の貫通型の修飾

上述の通り，CT法により修飾した分子によって，いかにしてシグナル伝達を行うかという問題がある（図3）。しばしば行われる方法は，ヘテロ2価性の抗体様分子を用いるものである。これにより，膜タンパク質のリガンドを望みの分子に変更することが可能である。この方法を，細胞傷害性T細胞やナチュラルキラー細胞の受容体タンパク質に適用することで，がん細胞に存在する任意のリガンドに対して結合力を付与することが可能である[7)]。

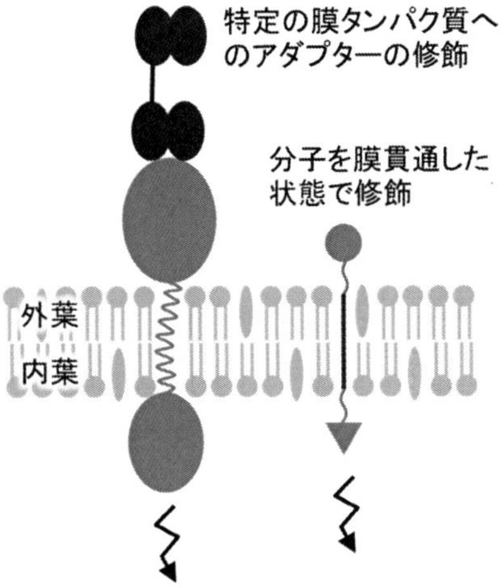

図3　認識をトリガーとして細胞内シグナルを伝達しうる分子

もうひとつの方法として，膜貫通した状態で分子を修飾することが挙げられる。我々は膜電位を利用することにより，細胞膜に対する挿入方向を決めて，分子を修飾することに成功した[4)]。現在，この方法で修飾した分子によるシグナル伝達の誘起に挑戦している。

4　応用例

これまでに報告されたCT法の応用例を四つに大別し，表1にまとめた。

4.1　標的に対するリガンドの修飾

血管内に投与した治療細胞を標的細胞・組織に送達する（細胞デリバリー）ために，細胞表面に，ヘテロ二価性の抗体[7,8)]や糖[9,10)]などのターゲティングリガンドを修飾するという試みがある。前者については，特にがん治療を狙って，細胞傷害性T細胞やナチュラルキラー細胞に対して行われる[7)]。また，糖の修飾に関しては，免疫細胞が炎症部位を認識する際のリガンドであるシアリルルイスX（4糖からなる）を細胞表面に修飾する方法[9)]や，細胞表面の糖鎖に対して糖転移酵素を使ってフコースを追加してシアリルルイスXに変換する方法[10)]が採られている。これにより，間葉系幹細胞（MSC）や造血幹細胞（HSC）など抗炎症作用のある細胞を，目的の炎症部位に送達する試みがなされている。

4.2　薬物内包ナノ粒子の修飾

T細胞などの免疫細胞には，自発的に標的の部位に遊走・集積する性質があるため，これらの細胞によって，薬物を内包したナノ粒子を標的部位に運ばせることが可能である。たとえば，血

表1　CT法による細胞治療の例

目的		修飾細胞	修飾分子	修飾法	文献
1. 標的に対するリガンドの修飾	炎症部位への接着	MSC	シアリルルイスX	アビジン/ビオチン	9
	炎症部位への接着	MSC	フコース	糖転移酵素反応	10
	損傷心筋への接着	HSC	ヘテロ二価性抗体	抗原/抗体	8
	がん細胞の認識	$CD8^{+}$T細胞	ヘテロ二価性scFv	抗原/抗体	7
2. 薬物内包ナノ粒子の修飾	オートクリンによる$CD8^{+}$T細胞の増殖	$CD8^{+}$T細胞	ナノ粒子（IL-15, IL-21内包）	マレイミド/膜タンパク質チオール	11
	HSCの増殖	HSC	ナノ粒子（低分子阻害剤）	マレイミド/膜タンパク質チオール	11
	ナノ粒子の血中半減期の延長	赤血球	ナノ粒子	静電相互作用	12
3. 生体適合性の付与	不適合赤血球に対する免疫応答低減	赤血球	PEG	塩化シアヌル	13
	膵島に対する免疫応答低減	膵島	PEG＋ナノ粒子（LIF内包）	Staudinger ligation	14
	抗血栓	膵島	ウロキナーゼ	DNA修飾PEG脂質	15
4. 抗原に対する免疫寛容の誘導	抗原に対する免疫寛容の誘導	赤血球	抗原タンパク質	リガンドペプチド	16
	アロ細胞に対する免疫寛容の誘導	脾細胞	なし（エチルカルボジイミドによる固定化）	-	17

中投与した細胞傷害性T細胞を*in vivo*で増殖させるために，増殖因子を細胞自身に運ばせて，局所でオートクリンさせた報告がある[11]。これにより，T細胞によるがん治療の効果を増強することができた。また，同様の方法で，HSCを*in vivo*で増殖することもできる[11]。ただし，この方法が成立するためには，ナノ粒子が細胞によってエンドサイトーシスされないことが前提となる。T細胞やHSCは，マクロファージや樹状細胞に比べるとエンドサイトーシスの頻度が低いため，修飾したナノ粒子は長時間細胞表面に提示される[11]。

ナノ粒子の血中半減期を延長するために，赤血球を活用するという試みがある。赤血球は血中半減期が3ヶ月と長い。ナノ粒子を赤血球に修飾することで，ナノ粒子そのものを投与する場合に比べて，血中半減期は大きく延長する[12]。

4.3　生体適合性の付与

移植した細胞や微小組織の免疫系による排除を抑制する試みが行われている。赤血球[13]や膵島[14]に対して，ポリエチレングリコールを修飾することで，免疫応答の抑制が可能である。また，膵島に対して，血栓溶解性酵素を修飾することで，抗血栓性を付与する試みがある[15]。

4.4　抗原に対する免疫寛容の誘導

赤血球にタンパク質を結合させると，このタンパク質に対して免疫寛容を誘導できることが知られている[16]。また，ドナー由来の脾細胞をエチルカルボジイミドで固定化したものを投与すると，このドナーに対する免疫寛容が誘導されることも見出されている[17]。

5　将来展望

CT 法でできることはまだ限られている。しかし，遺伝子組み換えなしに，細胞に機能を付与できるため，認可のハードルが低いという点が魅力である。さらに，認可のハードルを下げるためには，*ex vivo* での修飾を施すことなく，*in vivo* で細胞の修飾が行えるような方法の開発が求められるであろう。また，CT 法でできることの拡張，たとえば，CAR のように狙ったリガンドの認識にともなって狙ったシグナル伝達を起こせれば，飛躍的に応用が広がると考えられる。これは大きなチャレンジである。また，CT 法の分子修飾法に対する化学者としての興味は，まだ利用されていない膜タンパク質の膜貫通領域や細胞質ドメインに対する修飾や，脂質に対する修飾が挙げられよう。

文　　献

1） M. Sadelain *et al.*, *Cancer Discov.*, **3**, 388 (2013)
2） Review: M. T. Stephan *et al.*, *Nano Today*, **6**, 309 (2011)
3） Rev: P. Y. Li *et al.*, *Bioconjugate Chem.*, **29**, 624 (2018)
4） W. Hatanaka *et al.*, *Bioconjugate Chem.*, **28**, 296 (2018)
5） D. Dutta *et al.*, *J. Am. Chem. Soc.*, **133**, 8704 (2018)
6） T. Tokunaga *et al.*, *Chem. Lett.*, **133**, 42 (2013)
7） R. E. Kontermann *et al.*, *Drug Discov. Today*, **20**, 838 (2015)
8） R. J. Lee *et al.*, *Stem Cell.*, **25**, 712 (2007)
9） D. Sarkar *et al.*, *Blood*, **118**, e184 (2011)
10） R. Sackstein *et al.*, *Nat. Med.*, **14**, 181 (2008)
11） M. T. Stephan *et al.*, *Nat. Med.*, **16**, 1035 (2010)
12） E. Chambers *et al.*, *Exp. Biol. Med.*, **232**, 958 (1997)
13） M. D. Scott *et al.*, *Proc. Natl. Acad. Sci. USA*, **94**, 7566 (1997)
14） H. Dong *et al.*, *PLoS One*, **7**, e50265 (2012)
15） N. Takemoto *et al.*, *Bioconjugate Chem.*, **22**, 673 (2011)
16） S. Kontos *et al.*, *Proc. Natl. Acad. Sci. USA*, **110**, E60 (2012)
17） X. Luo *et al.*, *Proc. Natl. Acad. Sci. USA*, **105**, 14527 (2008)

第27章　シリカナノ粒子の高機能セラノスティクス

中村教泰*

1　はじめに

「セラノスティクス（Theranostics)」とは，治療と診断を意味する「Therapy」と「Diagnosis」を組み合わせた新しい医学用語であり，診断と治療の一体化・複合化を意味する。ナノ医学（Nanomedicine）とよばれるナノテクノロジーを駆使した医学研究においては，ナノ粒子を用いたセラノスティクスの実現へ向けた研究が進められている。それはドラッグデリバリーや温熱療法などの治療とイメージングによる診断を同時に行うことができる多機能ナノ粒子の作製とその医学的応用である。セラノスティクスは各個人の病気の診断と共に薬剤となるナノ粒子の分布や動態の評価に基づく治療を可能とする革新的な医療技術であり，個別化医療においても大きな期待が集まっている。セラノスティクスの実現に向けて，リポソームやポリマー，金ナノ粒子，酸化鉄ナノ粒子など様々なナノ材料を用いた研究が展開されている。また近年，シリカナノ粒子の臨床応用が進められている。米国食品医薬品局（FDA）のもとシリカナノ粒子は診断薬としての臨床開発が進められている。さらにマイクロサイズのシリカ粒子は肝がんの治療薬として既に認可されている。本章では医療応用が展開しているシリカナノ粒子のセラノスティクスへの応用について紹介する。

2　シリカナノ粒子の材料学的特徴

シリカはケイ素と酸素からなる二酸化ケイ素（SiO_2）を意味する。シリカから構成されるシリカナノ粒子は簡単・安全に作製できる。また様々なサイズの粒子の調製が可能であり，生体親和性が高いなど多くの有用性を有している。しかし，従来から使用されている（無機）シリカナノ粒子の粒子表面はシラノール基が存在するのみで粒子の多機能化は必ずしも容易ではない（図1左)。従来の無機シリカ化合物と異なり，我々は（3−メルカプトプロピル）トリエトキシシランなどの有機シリカ化合物を唯一の材料として新規な有機シリカナノ粒子の作製に成功している[1~11]。有機シリカナノ粒子は作製した時点で表面ならびに内部にチオール基などの官能基を持つという特性がある（図1右)。有機シリカナノ粒子は一段階の反応で，サイズ制御および分散性の良好なものが作製できる。粒子の合成反応においては触媒としてアンモニアを用いる。有機シリカ化合物が加水分解された後，縮合反応により粒子が形成される。サイズ制御については数

＊　Michihiro Nakamura　山口大学　大学院医学系研究科　器官解剖学講座　教授

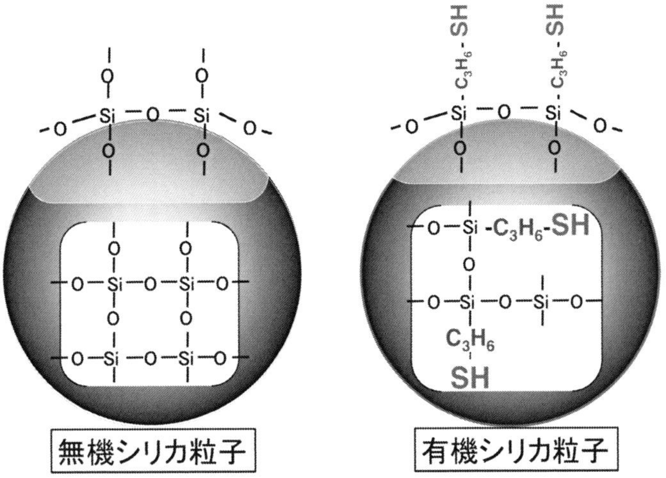

図 1　シリカ粒子の分子構造の模式図
文献 16 より改変。

十ナノメートルから数マイクロメートルまでサイズ分布の整った粒子の作製が可能である。粒子の表面電荷は材料の有機シリカ化合物の官能基に依存しており，官能基がチオール基の場合は陰性であることに加えて，（無機）シリカナノ粒子の電荷と比較してより陰性度が高く，分散性も良好であった。また官能基がエポキシ基の場合は陽性電荷の粒子が得られている。このように合成に用いる有機シリカ化合物により様々な電荷をもった粒子の作製が可能である。

有機シリカナノ粒子は機能性物質を粒子内部に含有させる内部機能化ならびに表面に結合させる表面機能化により多機能化が可能である。実際に粒子内の官能基を活用して様々な蛍光色素[1~11]や金属イオン，機能性ナノ粒子[8, 10, 11]などを粒子内に取り込ませ蛍光ナノ粒子など多機能化有機シリカナノ粒子の作製に成功している。蛍光色素のローダミン B を内部に含有する蛍光有機シリカナノ粒子の場合，ローダミン B は粒子合成液に加えて反応させることにより粒子内部に効率よく取り込まれた（図 2A）[13]。作製した粒子を透過型電子顕微鏡で観察したところ直径は約 100 nm であり（図 2B），さらに動的光散乱法で測定したところ，粒子サイズの分布の変動係数は 9.9％であった（図 2C）。蛍光有機シリカナノ粒子は均一な大きさと安定した蛍光強度を持つことが確認できた[14]。

3　シリカナノ粒子のイメージング（画像診断）への応用

ナノ粒子をイメージングなど医学生物学的に活用することのメリットとして，ナノ構造体の内部に大量の機能性分子を含有させる高機能化や複数種類の機能性分子を含有させることによる多機能化が挙げられる。さらにナノ構造体の大きさや形あるいは表面構造などの物理化学的な因子

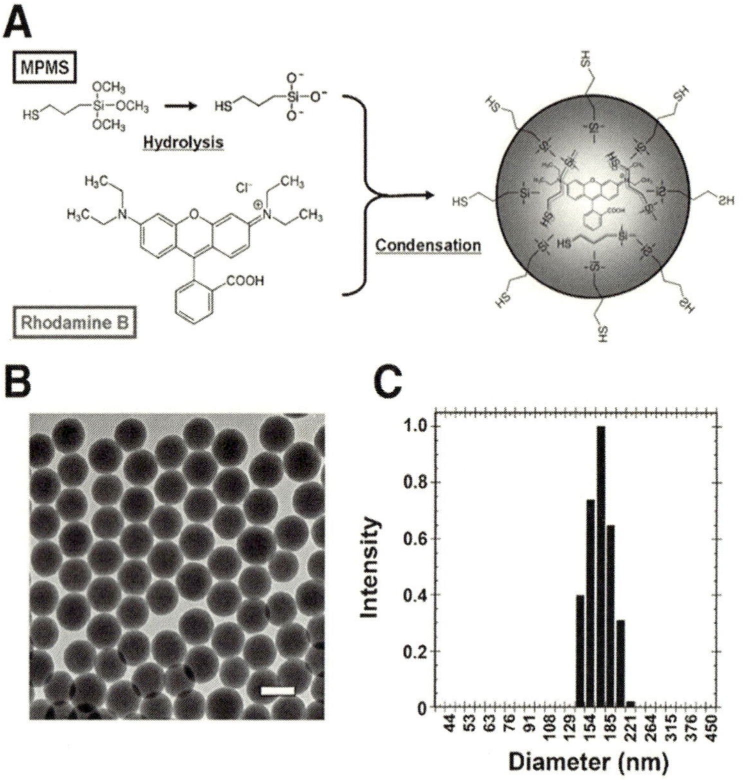

図2　蛍光有機シリカナノ粒子の作製と評価
文献14より改変。

に依存したナノ構造体の生体内並びに細胞内での分布の特徴が明らかになりつつある。特にナノ粒子の医薬品としての応用についてはEPR効果（Enhanced Permeation and Retention Effect）[17, 18]と呼ばれる有用な特性が知られている。それはがん組織において血管とリンパ管の組織学的特徴から特定の大きさ（50～200 nm）のナノ粒子が正常組織に比べてがん組織により高度に集積する効果である。この効果はドラッグデリバリーシステムなどのがん治療やその診断において大きなメリットとなる。また顕微観察を含むイメージングや画像診断についてもナノ粒子の応用が進められつつある。酸化鉄ナノ粒子は核磁気共鳴画像法（MRI）の造影剤として既に臨床現場で使用されている。またカドミウム・セレンなどで構成される蛍光ナノ粒子の量子ドットは市販され研究用試薬として応用されている。その他，金ナノ粒子やシリカナノ粒子なども診断や治療への応用が進められている。

我々は有機シリカナノ粒子の医学生物学的応用を進めており[7～16]，上述したように有機シリカ構造内に大量に蛍光色素を含有させて蛍光特性の高機能化に成功したものが蛍光有機シリカナノ粒子である。これは従来の蛍光色素や蛍光タンパク質と比較して高輝度であると共に蛍光安定性が高いなどの優位性を持っている。本粒子を用いた蛍光イメージングにおいて，細胞膜上のタンパク質の分子追跡[8]，*in vivo* や *in vitro* における細胞の粒子取り込みのリアルタイム観察[14, 15]，腫瘍組織の *in vivo* と組織切片での同時連続観察が可能なマルチカラー蛍光イメージング等に成功している。ここでは粒子を用いたマクロファージの取り込みに関する研究を紹介する。

図 3 は，蛍光有機シリカナノ粒子を用いてマクロファージの取り込みをタイムラプスイメージングにより評価した結果を示している。培養したマウス腹腔マクロファージに粒子を添加し経時的に撮影を行った。図 3 上段は 0，4，8，12 時間後のマクロファージの蛍光を示している。細胞が粒子を取り込んだ結果，細胞からの蛍光が次第に増大する様子が観察できる。次に各細胞の蛍光強度を測定し，グラフ化したところ（図 3 下段），細胞毎に粒子の取り込み速度などが異なっておりマクロファージの取り込みの不均一性が確認できた[14]。なお，本実験における蛍光観察条件においては本蛍光ナノ粒子の蛍光強度の低下は認められなかった。さらに単一細胞の蛍光

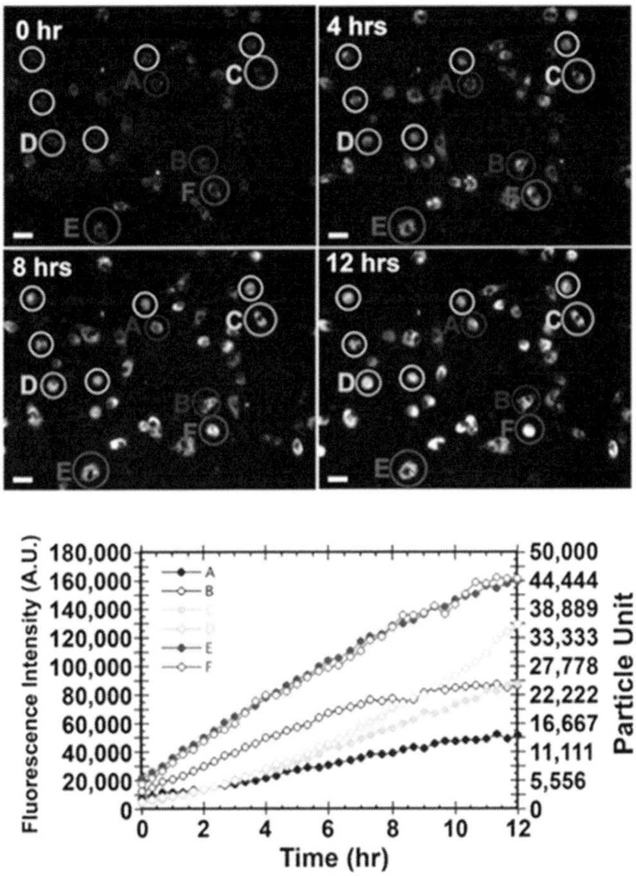

図 3　蛍光有機シリカナノ粒子を用いたマクロファージの取り込みのタイムラプスイメージングと一細胞解析

文献 14 より改変。

強度と共に，単一細胞が含有する粒子の個数（Particle unit）としてより定量的な評価が可能であった。粒子の個数による定量化は，複数種類の蛍光ナノ粒子が細胞内に取り込まれる現象を定量解析するのに極めて有用である。図4は陽性の表面電荷を持つ有機シリカナノ粒子を腹腔マクロファージに取り込ませたのち，透過型電子顕微鏡観察を行ったもので，細胞内部に多数の粒子が観察できる（図4a）。粒子の細胞内局在を検討したところ，小胞内に複数（図4b）もしくは一つの粒子（図4c）が存在するものが確認できた。また図4dに示す様に粒子周辺に小胞膜が明確に観察できないもの（左側）や小胞膜が不連続なもの（黒矢尻）が認められた。これらの所見は粒子表面の陽性電荷によるプロトンスポンジ効果に起因した，粒子のエンドソーム脱出と小胞膜の崩壊をとらえた所見と考えられる[3]。これらの結果が示すように蛍光機能と有機シリカ構造による電子吸収能を持つ蛍光有機シリカナノ粒子の使用により，蛍光顕微鏡並びに電子顕微鏡観察において機能的かつ詳細な形態学的評価が連続的に可能になることが明らかになった。

シリカナノ粒子のミクロからナノレベルでの応用に加えて，マクロ，すなわち生体レベルでのイメージングへの応用が行われている。またナノ粒子の多機能化能を活用し，蛍光プローブとしての機能に加えてMRIやX線イメージングなどの他のモダリティと複合化してマルチモーダルイメージングが可能なプローブの開発が進んでいる。マルチモーダルイメージングは，PETやMRI，蛍光イメージングが持つ感度や解像度，空間・時間化分解能などの長所を融合すること

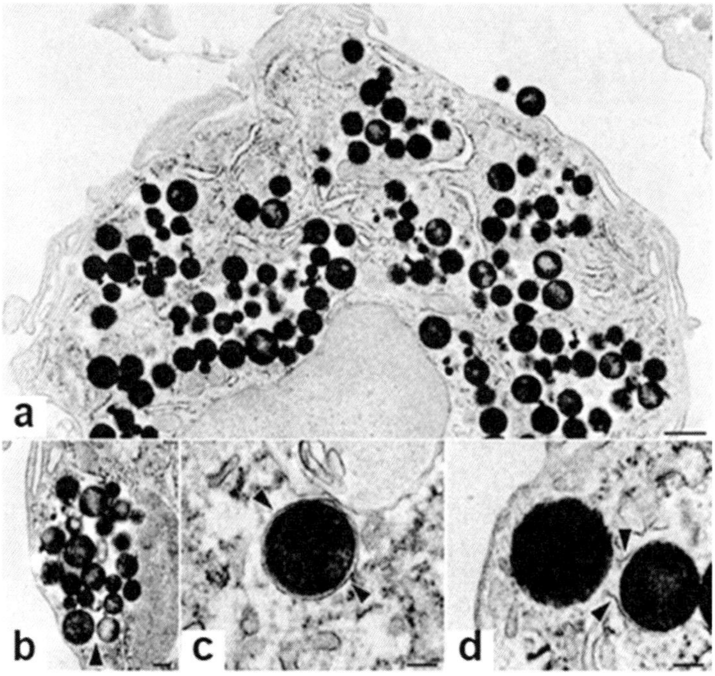

図4　陽性電荷有機シリカナノ粒子の細胞内分布の電子顕微鏡観察
文献3より改変。

により腫瘍組織などの標的組織や細胞の生体内情報をより正確に収集することができる。

我々はMRIと蛍光イメージングなどの同時観察が可能なマルチモーダルイメージングナノプローブの開発を行っている[10, 11]。有機シリカナノ粒子の内部に酸化鉄と蛍光色素を含有し，MRIと蛍光イメージングが同時に行えるマルチモーダルイメージングナノ粒子を作製した。肝炎・肝がん自然発症動物モデルであるLECラットに本粒子を経静脈投与し，肝臓をMRIと蛍光イメージングで観察を行った。マルチモーダルイメージングにより肝がんのマクロ観察，並びに組織構造に関連するミクロ観察，さらにその中間的なメソスコピック観察において新しい知見が得られた。ナノ粒子は通常，生体内で貪食細胞であるマクロファージに取り込まれる。この特性を利用した観察法は特別にマクロファージイメージングと呼ばれ，腫瘍などの画像診断へ応用が期待されている[19]。肝臓に存在するマクロファージはクッパー細胞とも呼ばれ，肝臓の毛細血管である類洞内腔に位置している。肝臓は肝小葉と呼ばれる多角柱，または錐体の構造体が集まって構成されている。肝小葉の中心部に存在する中心静脈から放射状に肝細胞の列（肝細胞索）が配列している。この肝細胞索の間に類洞が存在し，その類洞内腔から粒子を取り込んだクッパー細胞のイメージングシグナルが検出される。蛍光イメージングにより1細胞観察ができる。MRIでは腫瘍組織はクッパー細胞の存在数が少なく，正常組織に対してイメージングシグナルが変化する。有機シリカマルチモーダルイメージングナノ粒子を用いてMRIにおいてLECラットの肝がんが観察できた（図5）。さらにミクロとマクロの間の中間的な視野と拡大効果によるメソスコピック蛍光イメージングにおいて正常の肝臓では肝小葉の配列が観察できるのに対して，肝がんを発症した肝臓では，肝小葉の配列が認められず，正常な肝臓の所見とは全く異なっていた。また肝臓の一部を取り出し*ex vivo*マルチモーダルイメージングを行った。MRIで観察した肝がん組織の大きさは肉眼的に観察されるがん組織と比較して小さいことが明らかになった。さらに肉眼観察で認められるがん組織の辺縁部において蛍光イメージングでは強い蛍光を認めた（図6）。したがってこのがん組織の辺縁部にはマクロファージが多く集積することを示唆している。

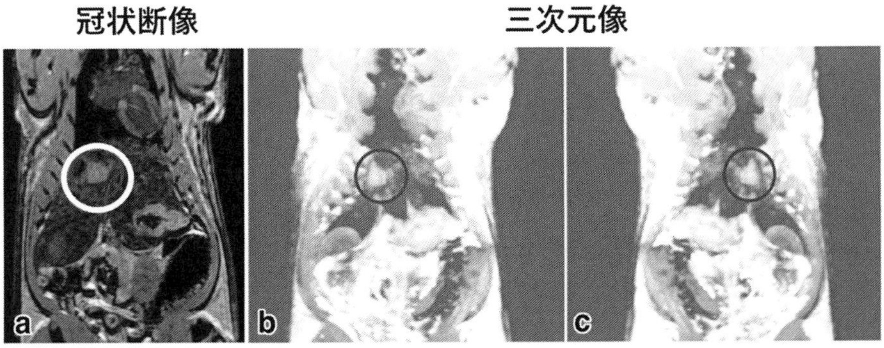

図5　有機シリカ・マルチモーダルイメージングプローブによるMRI観察
冠状断像（a）と三次元像（b, c）により肝臓にあるがん組織が観察できた。文献11より改変。

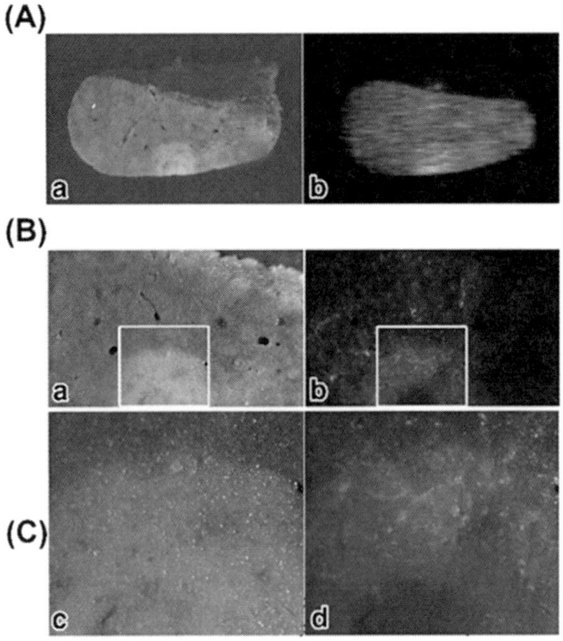

図6　肝がん組織の *ex vivo* マルチモーダルイメージング

(A) 肉眼観察 (a) 並びに MRI 観察 (b) によりがん組織が観察できた。(B) 肉眼観察 (a, c) と蛍光観察 (b, d) の対比により蛍光はがん組織辺縁部に観察された。文献 11 より改変。

がん組織辺縁部に粒子を取り込んだマクロファージが正常な部位と同様に多く存在することにより MRI 観察においてがん組織が小さく映し出されたことが判明した。これらの所見は，がん組織におけるマクロファージの分布による多様性（heterogeneity）により MRI のがん組織所見が変化することを示している。マルチモーダルイメージングによりがん組織のより詳細な観察が可能であることが示された[11]。

4　シリカナノ粒子の高性能セラノスティックス医療応用

近年，シリカナノ粒子の医療応用の成果が顕在化している。米国ではポジトロン・エミッション・トモグラフィー（Positron Emission Tomography: PET）において腫瘍組織の画像診断に用いる新しい造影剤として直径 7 nm の無機シリカナノ粒子の臨床治験が進められ，安全性と有用性について良好な結果が報告されている[20,21]。またマイクロサイズの無機シリカ粒子である TheraSphere® が肝がん治療薬として米国 FDA に認可されている[22]。これらはシリカ粒子が診断薬と治療薬，さらにはセラノスティクスに応用可能な次世代型の新素材といえることを示している。

現在，臨床開発が活発に進められている（無機）シリカ粒子に対して有機シリカナノ粒子は優れた多機能性を有し，様々なイメージングや治療など医学生物学的応用が進められている。これまで述べてきたマクロファージの取り込みに関する有機シリカナノ粒子による機能的・形態学的研究はマクロファージの多様性や特異性についての新たな概念を提供すると同時に，それらを基盤とした医学的展開が期待できると考えている。有機シリカナノ粒子の多機能化と高機能化に対する材料学的優位性を活用して，MRIや近赤外蛍光イメージングなどの画像診断機能と光線力学的治療やドラッグデリバリーなどの治療機能の一体化を実現した高機能セラノスティックス医薬の開発が進行しており，今後の実用化が期待されている。

文　　献

1) M. Nakamura *et al., J. Phys. Chem. C,* **111**, 18892 (2007)
2) M. Nakamura *et al., Langmuir,* **24**, 5099 (2008)
3) M. Nakamura *et al., Langmuir,* **24**, 12228 (2008)
4) M. Nakamura, "Nanostructured Oxides", p109, Wiley-VCH Verlag GmbH & Co. KGaA (2009)
5) M. Nakamura *et al., Colloids Surf. B: Biointerfaces,* **79**, 19 (2010)
6) M. Nakamura *et al., Chem. Mater.,* **24**, 3772 (2012)
7) M. Nakamura, *Nanotechnol. Rev.,* **1**, 469 (2012)
8) M. Nakamura *et al., J. Mater. Chem.,* **21**, 4689 (2011)
9) K. Hayashi *et al., Adv. Funct. Mater.*, **26**, 8613 (2016)
10) M. Nakamura *et al., J. Colloid Interf. Sci.,* **492**, 127 (2017)
11) M. Nakamura *et al., Sci. Rep.,* **7**, 3953 (2017)
12) A. Awaad *et al., Nanomedicine: NBM,* **8**, 627 (2012)
13) A. Awaad *et al., Int. J. Nanomedicine,* **7**, 1423 (2012)
14) M. Nakamura *et al., Nanomedicine: NBM,* **9**, 274 (2013)
15) M. Nakamura *et al., ACS nano*, **9**, 1058 (2015)
16) 中村教泰，顕微鏡，**52** (3), 170 (2017)
17) Y. Matsumura *et al., Cancer Res.*, **46**, 6387 (1986)
18) H. Maeda: *Adv. Drug. Deliv. Rev.*, **91**, 3 (2015)
19) R. Weissleder *et al., Nature Mater.*, **13**, 125 (2014)
20) M. Benezra *et al., J. Clin. Invest.*, **121**, 2768 (2011)
21) E. Phillips *et al., Sci. Transl. Med.*, **6**, 260ra149 (2014)
22) M.A. Westcott *et al., Adv. Radiat. Oncol.*, **18**, 351 (2016)

第28章　MEMS技術を用いた経皮剤用マイクロニードルの作製技術

式田光宏[*1]，長谷川義大[*2]

1　はじめに

半導体微細加工技術を応用展開したMEMS（Micro Electro Mechanical Systems）技術は，電子回路基板であった単結晶Si基板上に，更に機械デバイスの集積化をも可能にする技術である。すなわち，MEMS技術は，同一Si基板上に，機械構造体，物理・化学量センサ，アクチュエータ，そして制御回路素子を集積化・一体化できる技術であり，それが故に本技術は世の中のシステムを高機能化・高付加価値化へと導く次世代技術として位置付けられている。歴史的には，1980年代後半に髪の毛の直径とほぼ同じ大きさのマイクロモータが実現され，その後，MEMS技術は，急速に自動車，情報，医療など多種多様の分野へと広がり，今ではマイクロ領域における基盤技術へと成長している。MEMS技術の医用応用については，MEMS技術の黎明期から有望視されてきた分野の一つであり，古くは1970年代に東北大で半導体イオンセンサが研究開発されている。1980年代以降になると，MEMS技術は徐々に医用分野へと広がり，神経用インターフェイス[1,2]，カテーテルセンサ[3~5]，マイクロマニピュレータなど，様々な医用応用デバイスが研究開発され，1990年代後半からは採血用注射[6~9]，経皮剤[10~37]へと波及している。本稿では経皮剤応用を目指したマイクロニードル作製技術について，以下に解説する（表1参照）。

2　第1世代MEMS加工プロセス

2.1　Si製マイクロニードル加工プロセス

標準的なMEMS加工技術をマイクロニードル作製に応用した場合を図1（a）に示す。本加工方法は，マイクロニードル開発において最初に用いられた加工技術で，フォトリソグラフィー技術とエッチング技術とを組み合わせることで，Si基板上に微細なSi製マイクロニードルをバッチ処理で作製する[10]。具体的には，フォトリソグラフィーでSi基板表面に二次元のエッチングマスク形状を形成し，その後，エッチング加工にてマスク形状をもとに基板を選択的に除去し（Si基板を深さ方向に展開し，Si構造の三次元化を図る加工方法），Si基板上に微細かつ先

＊1　Mitsuhiro Shikida　広島市立大学　情報科学研究科　医用情報科学専攻　教授
＊2　Yoshihiro Hasegawa　広島市立大学　情報科学研究科　医用情報科学専攻　助教

表1　MEMS加工プロセスによるマイクロニードル作製技術

世代	素材	加工工程-1		加工工程-2	ニードル構造	研究機関	文献
		形状入力	ニードル化	材料置換			
第1世代	単結晶Si	フォトリソグラフィー	ドライエッチング		中実	ジョージア工科大学	10)
					中空	スウェーデン王立工科大学	11, 12, 13, 14)
					中実	アルベルト・ルートヴィヒ大学フライブルク	15, 16)
			ウエットエッチング		中実	名古屋大学	17, 18)
		機械加工	ウエットエッチング		中実	名古屋大学	19, 20, 21)
	金属（めっき）	フォトリソグラフィー，めっき			中実	ジョージア工科大学	22)
		機械加工，めっき			中空	ジョージア工科大学	23)
		フォトリソグラフィー	ウエットエッチング，めっき		中空	名古屋大学	24)
	感光性樹脂	フォトリソグラフィー			中空	立命館大学	25)
					中実	東京大学	26)
					中実，中空	ジョージア工科大学	27, 28)
第2世代（溶解型）	生分解性	フォトリソグラフィー		樹脂モールド	中実（溶解型）	ジョージア工科大学	29, 30)
					中実（溶解型）	近畿大学	31)
		フォトリソグラフィー	ドライエッチング		中実（溶解型）	ジョージア工科大学	32)
		フォトリソグラフィー	ウエットエッチング		中実（溶解型）	名古屋大学	33, 34, 35)
					中実（溶解型）	名古屋大学，広島市立大学	36)

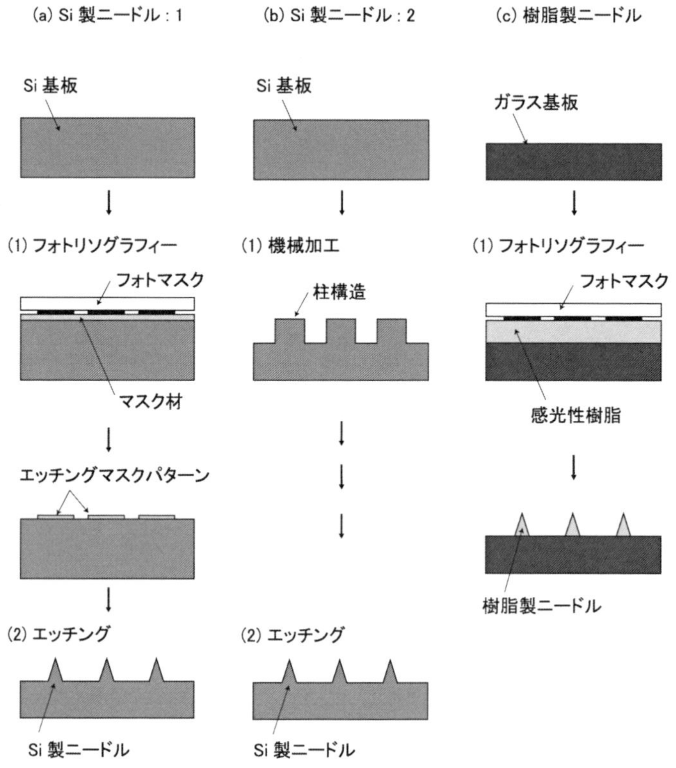

図1　第1世代 MEMS 加工プロセスによるマイクロニードル作製方法

鋭なニードル構造体を作製する。エッチング工程には，反応性ガスによるドライエッチングと，アルカリ性水溶液を用いたウエットエッチングとの二種類がある。一般に，ドライエッチングでは，深掘り加工が可能な Deep-Reactive Ion Etching（D-RIE）が用いられる。本加工では，側壁保護工程と底面除去工程とを交互に繰り返して，加工面をエッチングし，高アスペクト比のニードル形状を，高密度でアレイ状に作製する（Bosch プロセス）。また，異方性と等方性の二つの異なったエッチングモードを組み合わせることで，滑らかな側面を有する複雑なニードル構造も作製できる。本技術を用いることで，先鋭な針先を有するマイクロニードルを高密度で作製することが可能なことから，1990 年代後半から 2000 年代半ばにかけて，ジョージア工科大学[10)]，スウェーデン王立工科大学[11~14)]，アルベルト・ルートヴィヒ大学フライブルク[15, 16)]等から，経皮剤応用を目的とした様々な形状の Si 製マイクロニードルが開発された。なお，スウェーデン王立工科大学，アルベルト・ルートヴィヒ大学フライブルクでは，Si 基板の表裏両面からドライエッチングを行い，これにより基板裏面から薬液をマイクロニードルに送液できる機構を可能にした。一方，ウエットエッチングでは，強アルカリの水酸化カリウム水溶液もしくは水酸化テトラメチルアンモニウム水溶液による結晶異方性エッチングが用いられる。本エッチング加工では，単結晶 Si のエッチング速度が結晶方位により異なることを利用してニードル構造を作

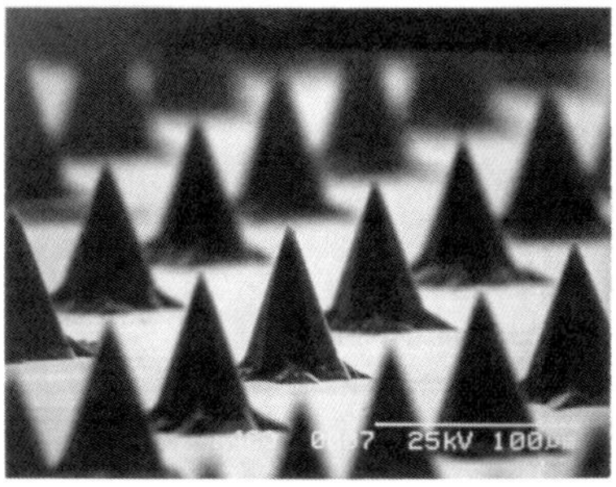

(a) フォトリソグラフィーとウエットエッチングとの組合せで作製したアレイ状マイクロニードル（八角錐形状）

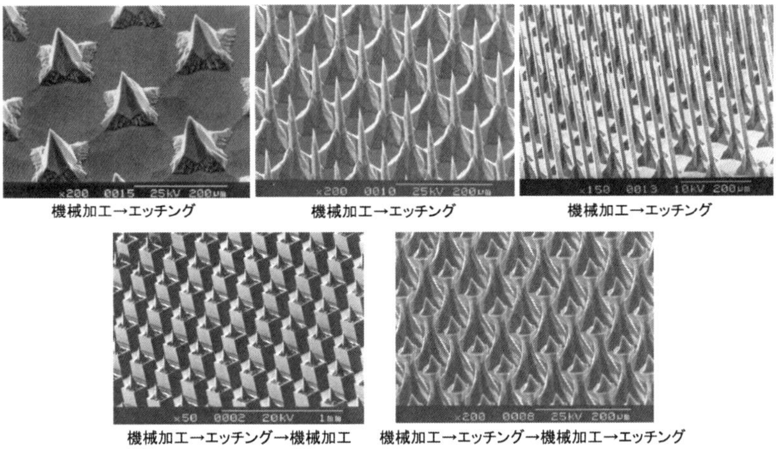

(b) 機械加工とウエットエッチングとの組合せで作製したアレイ状マイクロニードル構造例

図 2　第 1 世代 MEMS 加工プロセスにて作製した Si 製マイクロニードル[17, 19]

製する（図 2（a））[17, 18]。一般に，強アルカリ水溶液を用いた結晶異方性エッチングでは，エッチングが反応律速下で進行するために，攪拌の影響が少なく Si 基板内での加工均一性及び再現性に優れている。また設備的には，エッチング液の温度及び濃度を制御できる恒温槽があれば十分であることから，設備投資が安価であるという特徴がある。一般に，本加工では単結晶 Si の結晶方位を利用してニードル構造を形成するために，実現可能なニードル形状に限りがあるが，エッチングマスク形状及び使用基板を適切に設計・選択することで，ドライエッチングでは作製が困難な角錐形状（三角錐，四角錐，八角錐，菱形錐），ナイフエッジ形状を作製できるという特徴がある。しかしながら，潜在的に高アスペクト比のニードル形状を，高密度アレイで実現することが難しいという技術的な課題がある。

2.2　低コスト化マイクロニードル加工プロセス

上記に示した標準的な MEMS 加工技術では，フォトリソグラフィーで二次元加工形状を入力し，その後，エッチングにて加工形状の三次元化を図っているが，これら二つの加工プロセスは何れも半導体デバイス技術由来であり，特に「フォトリソグラフィー」と「ドライエッチング」では高額な製造設備が必要になる。そこで上記工程を使用することなく，高アスペクト比のニードル構造を，高密度にアレイ状で実現するという低コスト化Si製マイクロニードル加工プロセスが開発された（図1（b）参照）。具体的には，先ず①機械加工により深みのある二次元加工形状を入力し，その後，②安価なウエットエッチング加工を用いてマイクロニードル構造を作製するという加工方法である。本加工プロセスでは，研削機械加工で深みのある二次元加工形状を入力し，ニードル形状の高アスペクト比化・高密度化を図っている。なお，「機械加工」と「ウエットエッチング」をそれぞれ単一工程とし，これらを組み合わせることで様々な形状のニードル構造を作製することができる（図2（b））[19~21]。一方，マイクロニードル材を単結晶Siではなく，感光性樹脂にすることで，マイクロニードル作製プロセスを簡素化するという方法も開発されている（図1（c）参照）[25~28]。本加工プロセスでは，感光性樹脂自体をニードル構造体とするために，厚さ数百μm以上のMEMS専用厚膜フォトレジスト（例えばSU-8）が用いられる。紫外線（X線）を二次元マスクパターン越しに照射するという単一工程のみでマイクロニードルを作製でき，しかも円形マスクパターンを用いれば中空のニードル構造体も作製できるという特徴がある[25,28]。なお，二次元マスクパターン形状を三次元ニードル構造体へと変換するために，紫外線（X線）照射時にマスクパターンを並進運動させる[25]，回転させる[26]，照射光の回折を利用する[27]などの工夫が必要になる。

3　第2世代MEMS加工プロセス

上記に示した第1世代MEMS加工プロセスでは，加工材となる単結晶Si材もしくは感光性樹脂材そのものをマイクロニードルとして活用するために，それらの実使用を想定すると，以下に示す課題が浮上する。

①　Si製マイクロニードルの場合

理論的に，単結晶Si材は鋼鉄に匹敵するほどの機械的強度を有してはいるが，脆性材であるために破壊の起点となる欠陥および欠けなどがあると，破壊強度が著しく低下し脆く壊れるという特徴があり，実使用時における破壊の危険性を払拭し難い。

②　樹脂製マイクロニードルの場合

MEMS加工で使用される感光性樹脂材そのものをマイクロニードル素材として転用しているために，生体適合性などの安全性を担保する必要がある。

③　中実タイプのマイクロニードルを経皮吸収製剤に応用する場合

中実タイプでは予めマイクロニードル表面に薬剤を塗布して使用することとなり，薬剤投与量を増やすことが難しい。すなわち，単位面積あたりの薬剤投与量に限界がある。

そこで，上記課題を克服する方法として，第1世代MEMS加工プロセスに新たにモールド工

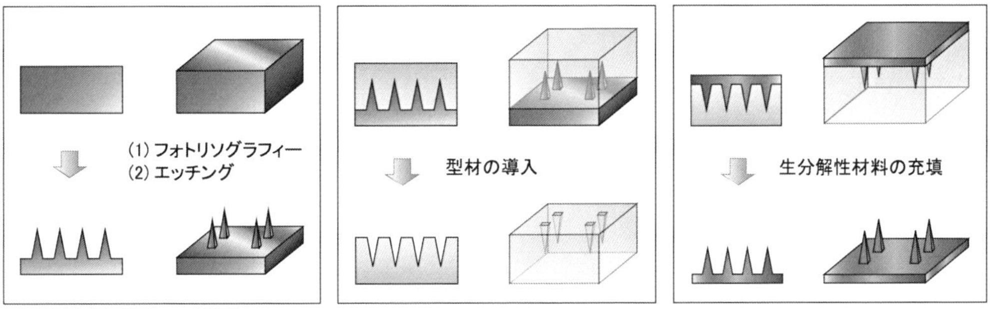

図 3　第 2 世代 MEMS 加工プロセスによる生分解性マイクロニードル作製方法

程を加え，これによりニードル素材を単結晶 Si（感光性樹脂）以外の材料，例えば薬剤成分を含有した生体材料に置換し，これによりマイクロニードル自体を溶解型の生体材料で作製するというアプローチが 2000 年代前半頃から開発されている[29〜36]。本作製方法では，先ず上記 MEMS 技術にてマイクロニードルの原型を作製し，モールド工程にて原型の樹脂製鋳型を作製する。そして最後に樹脂製鋳型を用いて生分解性マイクロニードルを作製するという 3 つの加工工程を得てマイクロニードルを作製する（図 3 参照)。なお，本加工プロセスは，MEMS 技術固有のバッチ処理でアレイ状のマイクロニードルを作製するという特徴を継承しつつ，材料を単結晶 Si から生体材料へと置換するという拡張系になっていると言える。本第 2 世代 MEMS 加工プロセスで作製される生分解性マイクロニードルの最たる特徴は安全性であり，現在では経皮吸収製剤応用を目指したマイクロニードルの主流になっている[29〜36]。本タイプでは，マイクロニードル構造そのものが溶解型薬剤として機能するために，中実形状として用いられることが一般的である。なお，薬剤投与量の精度を向上する目的で，マイクロニードル先端部にのみ薬剤を含有した生分解性素材を用いるという二層構造のマイクロニードルが開発されている[32]。また液状薬液をマイクロチューブ内に格納し，その先端部に円錐状の生分解性キャップを設けたマイクロニードルも提案されている[29]。

3.1　生分解性マイクロニードル加工プロセス

コラーゲンとヒアルロン酸との混合剤によるマイクロニードル作製事例について紹介する[33]。

3.1.1　原型作製工程（Si 製マイクロニードルの作製)

単結晶 Si 基板（面方位（100)）表面上に，耐エッチングマスク材として Si 酸化膜を形成する。次に，フォトリソグラフィー技術を用いてエッチングマスク材にマスクパターン形状を転写する。その後，転写した感光性樹脂パターンをもとに Si 酸化膜をフッ酸緩衝液にてエッチングし，エッチングマスク材である Si 酸化膜にエッチングマスクパターンを転写する。Si 基板表面に形成したエッチングマスクパターンをもとに，水酸化カリウム水溶液もしくは水酸化テトラメチルアンモニウム水溶液で，Si 基板をエッチングすると，基板厚さ方向へのエッチングの進行とともにマスクの角部からエッチングマスク下への方向にアンダーカットが生じる。マスクの角部からは，エッチング速度分布に応じた結晶面が現れ，エッチングの進行とともに角部から生じたこれらの結晶面が成長し，最終的にマスク中央下で角部から成長した結晶面が頂点で結ばれ，その結果，角錐形状のSi製マイクロニードルが形成される。

3.1.2 樹脂製鋳型作製工程

Si製マイクロニードルと二液硬化型シリコーン樹脂（PDMS：Polydimethylsiloxane）を用いて樹脂製の鋳型を作製する。上記で作製したSi製マイクロニードル上に二液硬化型の液状シリコーン樹脂を流し込み，硬化後に，固化したシリコーン樹脂を引き剥がして樹脂製鋳型を作製する。

3.1.3 生分解性マイクロニードル作製工程

シリコーン樹脂製鋳型内に，液状の生分解性材料を流し込み，硬化させた後，引き剥がすことで生分解性マイクロニードルを作製する。なお，充填時に鋳型内に気泡がトラップされた場合は，真空脱泡などの処理により，気泡を除去する。上記加工法で作製した生分解性マイクロニードル例（材料：15 wt.%低分子コラーゲン（分子量5千）＋5 wt.%ヒアルロン酸Na（分子量10万））を図4に示す。図4（a）には八角錐，図4（b）には菱形錐形状の生分解性マイクロニードルを示した。なお，生分解性マイクロニードルの先端部曲率半径はSi製ニードルに比べて大きくなるが，1.0 μm程度の先鋭な針先を得ることができる[35]。

3.2 先端分離型マイクロニードル加工プロセス

上記モールド技術を更に発展させることで，先端分離型マイクロニードルを作製することができる（図5参照）[36]。本先端分離型マイクロニードルでは，薬剤成分を含む先端部位と高分子素材から成る基板部位との二階建て構造になっており，皮膚内への挿入時において，挿入された先端部矢尻根元部分が返しとして作用し，その結果，引抜き時において，先端部が基板部位から分離され，先端部のみが皮膚内に留置される。すなわち，先端分離型マイクロニードルでは，先端

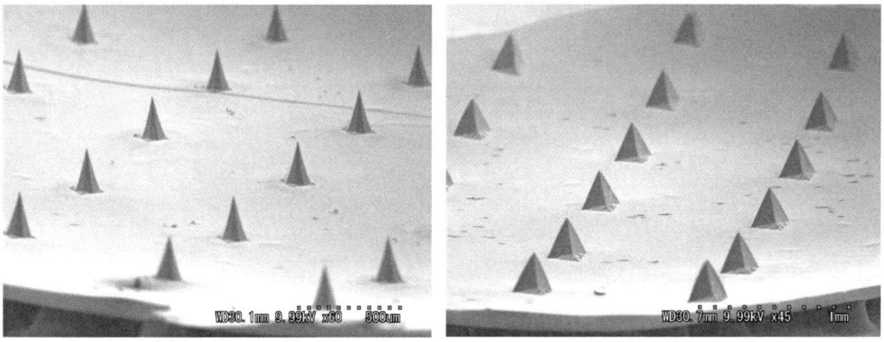

(a) 八角錐マイクロニードル　(b) 菱形錐マイクロニードル

図4　第2世代MEMS加工プロセスにて作製したアレイ状生分解性マイクロニードル

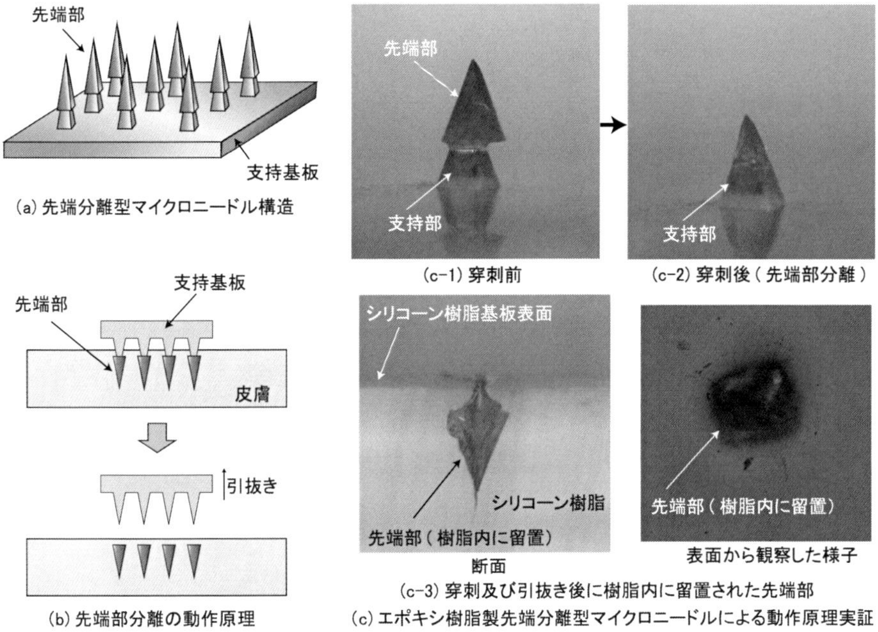

図5　第2世代MEMS加工プロセスにて作製した先端分離型マイクロニードル[36, 37]

部のみが薬剤として作用するために，体内投与量を高精度に制御でき，しかも瞬時投与が可能になるという特徴がある。エポキシ材を用いて本先端分離型マイクロニードルを試作し，それを皮膚を模擬したシリコーン樹脂材に穿刺し，その後，引抜くことで先端部を分離留置できることを実証した様子を図5（c）に示す[37]。

4　おわりに

MEMS技術にもとづいた経皮剤用マイクロニードル作製技術に対するまとめを以下に示す。

①　歴史的には，MEMS加工技術との整合性の良さからSi製マイクロニードルが最初に作製され，1990年代後半から2000年代半ばにかけて様々なSi製ニードルが開発された。また，フォトリソグラフィー技術の改良，機械加工技術を導入することで，マイクロニードルの低コスト化を図る方法が開発された。

②　2000年代前半頃からは，MEMS加工プロセスに新たにモールド工程を加え，これによりニードル素材を，生体材料へと置換するアプローチが開発された。すなわち，マイクロニードル自体を薬剤を含有した生分解性材料で作製するという方法が誕生した。本生分解性マイクロニードルの最たる特徴は安全性であり，現在では経皮剤応用を目指したマイクロニードルの主流になっている。なお，モールド工程を複数回用いることで，体内投与量を高精度に制御し，しかも瞬時投与が可能な先端分離型マイクロニードルを作製することもできる。

文　献

1) PK. Campbell *et al.*, *IEEE Transactions on Biomedical Engineering*, **38**, 8, 758-768 (1991)
2) K. Najafi *et al.*, *IEEE Transactions on Electron Devices*, **32**, 1206-1211 (1985)
3) 芳賀洋一ほか，計測と制御，**39**, 4, 292-295 (2000)
4) 中田宗樹ほか，センサ・マイクロマシン部門総合研究会，マイクロマシン・センサシステム研究会，51-55 (2010)
5) M. Shikida *et al.*, *J. Micromech. Microeng.*, **19**, 105027 (9pp) (2009)
6) J. G. E. Gardeniers *et al.*, *Proceedings of MEMS Conference*, 141-144 (2002)
7) S-J. Paik, J-M. Lim *et al.*, *Tech. Digest of International Conference on Solid-State Sensors and Actuators*, 1446-1449 (2003)
8) S. Aoyagi *et al.*, *Proceedings of MEMS Conference*, 397-400 (2007)
9) M. Suzuki *et al.*, *Tech. Digest of International Conference on Solid-State Sensors and Actuators*, 121-124 (2015)
10) S. Henry *et al.*, *Proceedings of MEMS workshop,* 494-498 (1998)
11) P. Griss *et al.*, *Proceedings of MEMS Conference*, 467-470 (2002)
12) N. Roxhed *et al.*, *Proceedings of MEMS Conference*, 742-745 (2005)
13) N. Roxhed *et al.*, *Proceedings of MEMS Conference*, 414-417 (2006)
14) N. Roxhed *et al.*, *Tech. Digest of International Conference on Solid-State Sensors and Actuators*, 213-216 (2005)
15) A. Trautmann *et al.*, *Proceedings of MEMS Conference*, 682-685 (2003)
16) A. Trautmann *et al.*, *Proceedings of MEMS Conference*, 434-437 (2006)
17) H. Sasaki *et al.*, *J. The Institute of Electrical Engineers of Japan*, 2, 340-347 (2007)
18) K. Imaeda, *et al.*, *Microsystem Technologies*, **22**, 2801-2809 (2016)
19) M. Shikida *et al.*, *Sensors and Actuators A*, **116**, 264-271 (2004)
20) M. Shikida *et al.*, *J. Micromech. Microeng.*, **14**, 1462-1467 (2004)
21) M. Shikida *et al.*, *J. Micromech. Microeng.*, **16**, 2230-2239 (2006)
22) S-O. Choi *et al.*, *Tech. Digest of International Conference on Solid-State Sensors and Actuators*, 1513-1516 (2005)
23) S.P. Davis *et al.*, *Tech. Digest of International Conference on Solid-State Sensors and Actuators*, 1435-1438 (2003)
24) M. Shikida *et al.*, *J. Micromech. Microeng.*, **16**, 1740-1747 (2006)
25) S. Khumpuang *et al.*, *Microsystem Technologies*, **13**, 209-214 (2007)
26) 中川晋作監修，マイクロニードルの製造と応用展開，pp. 73-83，シーエムシー出版 (2016)
27) J-H. Park *et al.*, *Proceedings of MEMS Conference*, 383-386 (2004)
28) P-C. Wang *et al.*, *Proceedings of MEMS Conference*, 1039-1042 (2011)
29) S-J. Paik, *Proceedings of MEMS Conference*, 312-315 (2010)
30) J. Kim *et al.*, *Proceedings of MEMS Conference*, 280-284 (2011)
31) 中川晋作監修，マイクロニードルの製造と応用展開，pp. 65-71，シーエムシー出版 (2016)

32) J-H. Park *et al.*, *Proceedings of MEMS Conference*, 371-374 (2003)
33) M. Shikida *et al.*, *Microsystem Technologies,* **20**, 2239-2245 (2014)
34) K. Bessho *et al.*, *Tech. Digest of International Conference on Solid-State Sensors and Actuators*, 1271-1274 (2013)
35) K. Imaeda *et al.*, *Tech. Digest of Asia-Paciific ConferenceTransducers and Micro-Nano Tech.*, P2-7 (2014)
36) K. Imaeda *et al.*, *Tech. Digest of International Conference on Solid-State Sensors and Actuators*, 1715-1717 (2015)
37) Y. Nabekura *et al.*, *Tech. Digest of Asia-Paciific ConferenceTransducers and Micro-Nano Tech.*, 255-256 (2016)

第29章　MEMS技術のDDS分野への応用

小西　聡*

1　はじめに

1.1　MEMS技術からμTAS技術へ

MEMSとは，大規模集積回路（LSI）の製造技術である半導体プロセスを援用して形成する微細な構造を用いたセンサやアクチュエータ，回路も含め，それらのシステムのことを指す。同様にマイクロマシンという用語もしばしば使われるが，従来の精密機械加工技術を駆使したミニチュアマシンをも包含しており，特に日本を中心によく使われてきた経緯がある。これに対しMEMSという呼称は米国を中心として使われ始め，半導体集積回路技術から派生した半導体微細加工技術によるデバイスの集積化を強く意識してきた経緯がある[1)]。MEMSは，センサやアクチュエータといった機能デバイスをチップ上に集積化し，様々な応用分野で実用化が進んでいる。自動車分野への圧力センサや加速度センサの応用，マイクロバルブ，ポンプ，ガスセンサなどの流体分野への応用，マイクロミラーの光学機器への応用，など各分野で重要な役割を果たすようになってきている。中でもMEMS分野では，当初より微細構造を流路等に用いることによるマイクロ流体デバイスを重要な研究対象としてきた。1979年に報告された集積化ガスクロマトグラフィー分析装置などはその良い例である。直径50 mm程度のサイズの中にバルブや分離カラム，検出器などが集積化されていた。その後マイクロ流体デバイスの応用は，精密マスフローメーターやインクジェットプリンターといった微量液体制御を必要とする分野で実用化が進み，さらに生化学分野へと展開していく。精密な試薬の分離や混合などを必要とする生化学分野にマイクロ流体デバイスを応用する流れが加速したのは自然なことである。これらの分野はμTAS分野と呼ばれるようになり，1990年代半ば頃から研究活動も活発化し，応用対象としてバイオ分野への関心も高まり，多くの研究開発が進められてきた。典型的なμTASは，ガラスやプラスチック基板上に微細加工技術により形成した微小な流路や弁，ポンプ，センサなどを搭載した生化学解析用チップである[2)]。筆者等のグループは，数mm角のポリマー製ペリスタリックポンプを実現している[3)]。ポリジメチルシロキサン（PDMS）製のマイクロポンプは3つのメンブレン構造が位相を変えて順々に上下運動して蠕動運動を実現することにより流体を輸送することができる。マイクロポンプの駆動原理としてはこの他にも，静電型，圧電型，熱型（相変化型やバイメタル型，形状記憶合金型）等を用いたメカニカルタイプに加え，電気流体力学，電気浸透，電気化学反応といった方法を用いたものもあり，用途に応じて選定利用される。

＊　Satoshi Konishi　立命館大学　理工学部　機械工学科　教授

1.2　生体応用からDDS技術への展開

MEMSやμTASの技術の生体応用は当初，バイオチップなど生体外への応用（*in vitro*応用）が主であったが，その後医療分野からのニーズを受けて生体内への応用（*in vivo*応用）も出てくるようになる。ニューロエンジニアリングの分野では，生体内外で微小な電極を用いた神経インタフェースデバイスの研究が古くより続けられてきた。MEMS技術は微細な電極構造を集積化することができるため，神経インタフェースデバイス分野への適用は早くから試みられてきた。1990代後半に筆者等のグループも，生体の機能的電気刺激（FES）のためのマルチ電極デバイスの研究を行っている[4]。図1の柔軟ポリマーフィルム製のマルチ電極デバイスに加え，編み込み構造を採用した柔軟電極等を報告している。現在みられる繊維タイプのMEMSデバイスは2000年以降のものがほとんどであり，構造糸と配線糸を編んで製作した編み込み構造はMEMS分野全体でも斬新なアプローチであった。FES応用にみられるように，マルチ電極デバイスのような神経インタフェースデバイスには，神経信号の計測機能に加え，神経の刺激機能をも持たせることができる。さらには神経への刺激方法として，薬剤や光の刺激の導入も試みられるようになる。薬剤刺激のためには流体である試薬を輸送する流路が必要となる。光刺激のためには，光の導波路が必要となる。流路や光導波路は，MEMS技術を用いることにより実現することができる。このようにして，電気信号のみならず，流体，光といった様々な入出力信号を扱うデバイスの実現への取り組みがみられるようになっている[5~8]。このような神経インタフェースデバイスの発展は，DDS分野におけるマルチターゲッティング技術への貢献が期待される。

1.3　MEMS技術を用いたDDS

一般的にDDS分野がMEMS技術に期待するイメージは，遠隔操作可能でインプランタブルな超小型注射器のようなものではないだろうか。電極のみならず，流路や光導波路を備えた神経インタフェースデバイスにみるように，MEMSは様々な機能の小型化と集積化をかなえてくれる。薬剤を充填したMEMSが患部に必要なときに必要な量の薬剤を投与することも期待でき

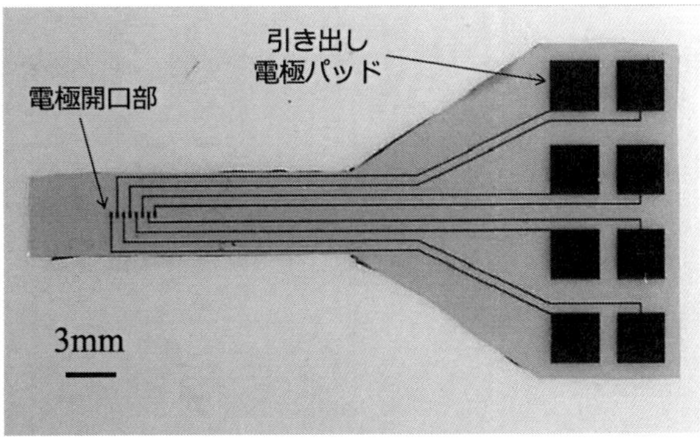

図1　神経インタフェース用マルチ電極デバイス（ポリマーフィルム）

る。そこで，インプランタブルDDSデバイスの研究動向を概観するにあたり，まずリザーバーをアレイ状に作り込んだチップデバイスが挙げられる。通常複数あるリザーバーの各々の容量は数十～数百nL程度で，リザーバーは薄膜で封止されている。このタイプのデバイスは，充填薬剤量が限られており，薬剤補充も困難であるといった課題がある。これらの課題を克服し，薬剤投与制御を可能にすることに取り組んだ研究例がその後増えてくる。リザーバーのシングル化とポンプやレギュレータといった薬剤投与制御のための機能デバイスの組み合わせが進められてきた[9]。皮下埋め込み型のものでは薬剤の補充や再充填が可能なものもあり，治療可能期間の長期化に加え，症状に応じた薬剤の変更や調整が可能であるなど利点も多い。DDS技術のさらなる発展要素として，投与制御のワイヤレス化[10]やセンサを用いたフィードバック制御の導入[11]，などが挙げられる。

2 MEMS技術を用いたDDS事例紹介

2.1 経口DDS

経口型のドラッグデリバリーシステムの研究開発事例について紹介する。カナダUniversity of British ColumbiaのPirmoradi，Chiao等のグループは，外部磁場によりリザーバー内の薬剤を放出するDDSデバイスに関する研究開発の成果を報告している[12,13]。図2に報告されたDDSデバイスの説明図を示す。直径6 mm，厚さ550 μmの薬剤格納リザーバーは，膜厚40 μm磁性のPDMSの膜でシーリングされている。磁性PDMS膜には，100 μm角程度の小さな穴がレーザー加工により開けられている。またリザーバー内面の親水性を高めるための表面処理も施されており，接触角は処理前の110度程度に対して，60度程度になっている。外部磁場による磁性PDMS膜の変形により一定量の薬剤を放出することができる。255 mTの外部磁場により171±16.7 ngの薬剤（ドセタキセル，DTX）を35日間に渡って放出することに成功している。非駆動時の薬剤の漏れは無視できるほど少ないことも確認されている。

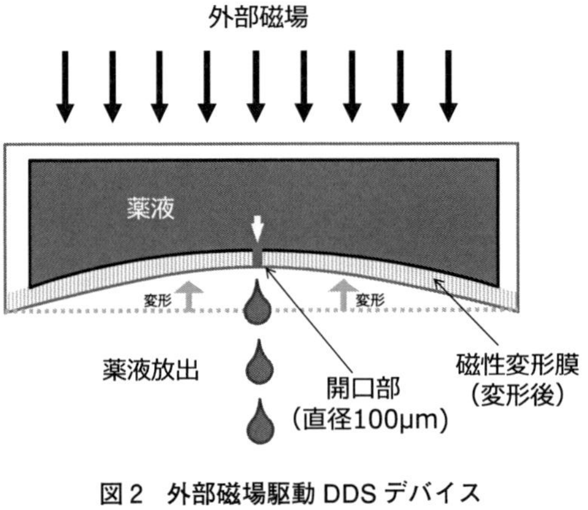

図2　外部磁場駆動DDSデバイス

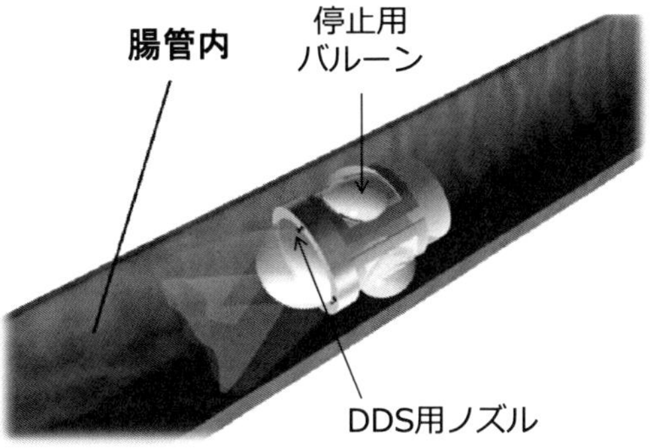

図 3　マイクロ体内 DDS カプセルロボット

筆者らは，カプセル型内視鏡の高機能化に取り組み，マイクロ体内カプセルロボットを報告している[14]。図 3 にマイクロ体内カプセルロボットの概念図を示す。カプセル型内視鏡の撮像機能に加え，小腸等の生体管内での停止機能，薬剤放出機能を付与することに取り組み，直径約 15 mm のロボットが試作されている。停止機能，薬剤放出機能ともに圧力駆動が採用されている。小腸での停止機能は，カプセル側面に配したマイクロバルーンを膨張させ，内壁に押し付けることにより実現する。PDMS 製のマイクロバルーン表面には多数のピラー構造（直径 140 μm，高さ 125 μm）を形成し接着力を強化している。停止機能，薬剤放出機能の両方に用いる圧力発生機構には発泡剤を利用したユニークな手法が提案されている。医療用にも用いられている発泡剤と水を混合することにより圧力を発生させる手法である。バルブを外部制御して充填した発泡剤に対して水を導入し，数百 kPa の圧力を発生させることに成功している。デバイスに組み込んだレギュレータにより，デバイスの駆動に必要な 50 kPa 程度の圧力に調整することにも成功している。

以上，経口型の DDS デバイスに関する研究開発の取り組み事例を紹介した。*in vivo* の生体実験に移行するにはさらに研究開発が進められる必要があるが，未来医療としての挑戦的な取り組みが進んでいる。

2.2　経皮，皮下 DDS

米国 Pardue 大学の Ziaie 等のグループは，PDMS 製の経皮および皮下ドラッグデリバリー用のデバイスを報告している[15]。皮膚の表面に貼り付けて，皮下注射用のマイクロ中空針アレイを通して薬液を皮下に放出する。リザーバーからの薬液放出原理として，熱による気液相変化駆動，磁気駆動，圧電駆動が検討されている。中でも気液相変化駆動型のものについては，生体の体温を用いる機構が提案されている。図 4 にデバイスの模式図を示す。チャンバ内に封止したフッ化炭素（25 度で蒸気圧が 35 kPa）の気液相変化を用いている。評価実験ではサンプル組織の 3 mm 深さに針を刺入し，背圧約 30 kPa で約 30 μL/min の流量を得，112 秒後には組織内放出を確認している。

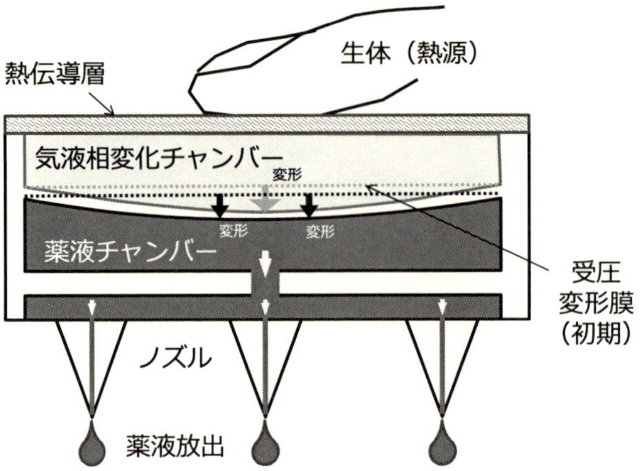

図4　相変化型経皮 DDS デバイス

シンガポールの南洋科技大学の Song，Yong 等のグループは，電気化学ポンプを有した薬剤リザーバーにカニューラを一体化したデバイスを報告している[16)]。薬剤リザーバーは，10 mm 角，厚さ 2 mm の大きさであり，カニューラは長さ 30 mm，直径 0.5 mm である。薬剤リザーバーは皮下に埋め込み，さらにカニューラ先端は腹腔に導入する。電気化学ポンプは，バイアス電圧 5 V から 9 V において，1.0 μL/min から 2.3 μL/min の流量を実現している。マウスを用いた生体実験による評価も実施されている。

2.3　内視鏡経由 DDS

MEMS センサを生体，特に拍動する臓器等の組織に適用するには，対象となる生体上に自身を固定することが重要となる。拍動する臓器の撮像のために，カメラに臓器の動きと同期した動きをさせながら撮影する手法なども提案されている。一方筆者らは，MEMS センサ等の医療用マイクロデバイスを生体内のターゲットに固定するためのマイクロ吸盤を提案している[17)]。図 5 にマイクロ吸盤の説明図を示す。マイクロ吸盤は，μTAS 分野でも流路構造等の形成に用いられ

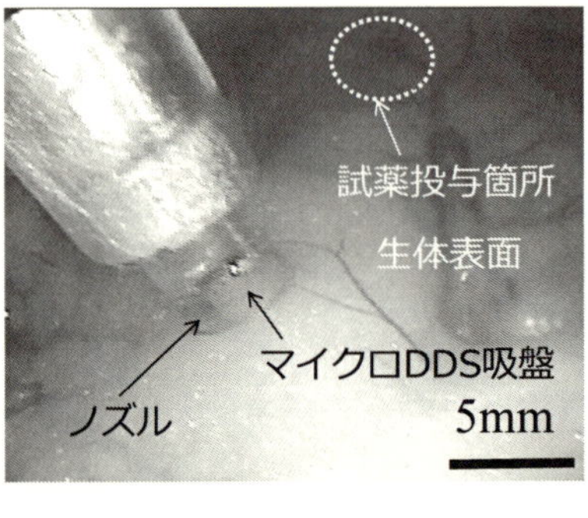

図5　マイクロ DDS 吸盤

るPDMS製であり，流体構造の作り込みやMEMS構造の埋め込みが容易にできるという利点がある。図のマイクロDDS吸盤は，ドラッグデリバリーのための流体構造を作り込んだマイクロDDS吸盤である。直径2 mm程度のマイクロ吸盤デバイスには，吸盤とマイクロポンプおよびノズルを集積化されている。マイクロDDS吸盤は，例えば内視鏡の鉗子口を通して体内の患部に吸着し，患部への局所的な薬剤投与を可能にする。内視鏡の鉗子口を通して生体腹腔内に挿入し，薬液を局所的に放出する実験に成功している。

2.4　体内埋め込みDDS

米国ミシガン大学のGianchandani等のグループは，せき髄への薬液調整投与を目指し，慢性疼痛治療用DDSデバイスを報告している。慢性疼痛治療用DDSデバイスは，カテーテルの先を通し，腹腔を経由してせき髄へ導入される。通常，様々な薬を投薬プロトコルに基づいて調整し，投薬することが重要となる。既に述べたように，薬剤補充や薬剤投与量制御の機能の観点から様々なリザーバーが開発されているが，予め調整した薬剤を充填するため，その組成は固定されるのが普通である。これに対して，ミシガン大学のグループは，デュアルチャンバータイプのデバイスを開発している[18)]。デュアルチャンバーにはマイクロバルブ，ポンプ，アンテナ，バッテリを備え，薬剤組成や投薬量を制御することができる。

筆者らは，核酸医薬の局所発現を目指したDDSデバイスを報告している[19,20)]。DNAやRNAから構成される核酸医薬の新薬開発が進む一方で，課題もある。DNAやRNAは体内で分解されやすく，薬効を患部にまで届けるのが難しい上，細胞膜を透過しにくい。そこで，筆者らは標的組織の局所的な押圧や吸引を可能にする核酸導入DDS技術を開発した。バルーンアクチュエータを用いた押圧DDSデバイスは，腹腔内に埋め込んで使用する。生体外から圧力供給ラインをデバイスにつながったポートに経皮刺入し，バルーンアクチュエータを膨張させて組織を刺激することができる。吸引タイプでは，マイクロ吸盤技術を用いた吸引DDSデバイスをマウスの体内に挿入し，標的組織に陰圧をかけ，変形させることにより，組織内への核酸導入を促進することに成功している。実験結果から腎臓，心臓，脾臓と肝臓で組織刺激による遺伝子発現効果がみられている。

3　おわりに

以上，MEMS技術のDDS分野への応用について述べてきた。要素デバイスの小型化と同時に，集積化，システム化が可能であることがMEMS技術の重要な特長である。DDSにおいては，生体内への応用であることから小型化が重要であることはもちろんのこと，薬剤の充填，調整，投与，さらには症状のモニタリング等，求められる機能も多い。こうした機能を集積化したDDSデバイスの実現にMEMS技術は重要な役割を果たすと考えられる。DDSデバイスのワイヤレス化に関しては，通信技術の役割に加え，エネルギー源の確保が重要である。

MEMS分野でもPowerMEMS領域の研究も活発化しており，DDSデバイスの駆動エネルギー源に関しても検討が進んでいる。例えば，皮膚に貼り付けたDDSデバイスにおいて体温を利用したポンプを活用する報告などがみられる[21]。相変化による圧力を利用したポンプやクヌーセン型のポンプなどが挙げられる。pHの違いにより体積変化するゲルを用いたポンプなどもできている[22]。MEMS技術の発展とともに応用分野に提供できる技術の可能性も広がる構図から，DDS分野への貢献もさらに進むと期待したい。

文　献

1) 藤田博之 編，センサ・マイクロマシン工学，オーム社（2005）
2) 北森武彦，庄子習一，馬場嘉信，藤田博之 編，マイクロ化学チップの技術と応用，丸善㈱（2004）
3) O. C. Jeong and S. Konishi, "Fabrication and Drive Test of Pneumatic PDMS Micro Pump", *Sensors and Actuators A Physical*, **135** (2), 849-856 (2007)
4) S. Konishi, H. Maeda, T. Ezaki, M. Kawato, S. Asajima, M. Makikawa, "A selective stimulation of nerve bundles using a flexible multielectrode, Proceedings of International Conference on Solid-State Sensors and Actuators, 276-279 (1999)
5) Y. Kim, H. Lee, D. Kim, Y. Kim, S. Lee, E. Yoon, "A New MEMS Probe Integrated with Embedded Microfluidic Channel for Drug Delivery and Electrode Array for Recording Neural Signal", Proceedings of International Conference on Solid-State Sensors and Actuators, 876-879 (2013)
6) Y. Son, H. Lee, J. Kim, C. Lee, E. Yoon, T. Kim, I. Cho, "A New Monolithically Integrated Multi-functional MEMS Neural Probe for Optical Stimulation and Drug Delivery", Proceedings of the IEEE International Conference on Micro Electro Mechanical Systems, 158-161 (2015)
7) H. Shin, S. Kim, N. Choi, H. Lee, E. Yoon, I. Cho, "3D Multi-functional Neural Probe Array for Mapping Functional Connectivities in a 3D Neuron Chip", Proceedings of the IEEE International Conference on Micro Electro Mechanical Systems, 321-324 (2016)
8) A. Cobo, B. Boyajian, C. Larson, K. Scholten, V. Pikov, E. Meng, "A Parylene Cuff Electrode for Peripheral Nerve Recording and Drug Delivery", Proceedings of the IEEE International Conference on Micro Electro Mechanical Systems, 506-509 (2017)
9) H. Gensler, R. Sheybani, P. Li, R. Lo, S. Zhu, K. Yong, I. Roy, P. Prasad, R. Masood, U. Sinha, E. Meng, "Implantable MEMS Drug Delivery Device for Cancer Radiation Reduction", Proceedings of the IEEE International Conference on Micro Electro Mechanical Systems, 23-26 (2010)
10) S. Rahimi, E.H. Sarraf, G.K. Wong, K. Takahata, "Implantable Drug Delivery Device

Using Frequency-Controlled Wireless Hydrogel Microvalves," *Biomedical Microdevices*, **13**(2), 267-277 (2011)
11) R. Sheybani, E. Meng, "A Wireless Implantable Drug Infusion System with Integrated Dosing Sensors", Proceedings of International Conference on Solid-State Sensors and Actuators, 1045-1048 (2015)
12) F. Pirmoradi, J. Jackson, H. Burt, M. Chiao, "On-demand controlled release of docetaxel from a battery-less MEMS drug delivery device", *Lab on a Chip*, **11**, 2744-2752 (2011)
13) F. Pirmoradi, J. Jackson, H. Burt, M. Chiao, "A magnetically controlled MEMS device for drug delivery: design, fabrication, and testing", *Lab on a Chip*, **11**, 3072-3080 (2011)
14) H. Koga, Y. Sakata, S. Hirose and S. Konishi, "Capsule Microrobot for Targetting in Medical Diagnostic Treatment", Proceedings of the International Conference on Solid-State Sensors, Actuators and Microsystems, 2835-2838 (2011)
15) M. Ochoa, C. Mousoulis, B. Ziaie, "Polymeric microdevices for transdermal and subcutaneous drug delivery", *Advanced Drug Delivery Reviews*, **64**, 1603-1616 (2012)
16) Y. Liu, P. Song, J. Liu, D. Tng, R. Hu, H. Chen, Y. Hu, C. Tan, J. Wang, J. Liu, L. Ye, K. Yong, "An *in-vivo* evaluation of a MEMS drug delivery device using Kunming mice model", *Biomedical Microdevices*, **17**(6), DOI 10.1007/s10544-014-9917-6
17) 小西　聡，堀江寿彰，来見良誠，谷　徹，"吸着固定機構による生体と診断・治療用デバイスとの相対位置確保に関する研究 Relable Positioning of Micro Device for Medical Diagnosis and Operation on Pulsating Targets by Pneumatic Suction Device" JJSCAS 日本コンピュータ外科学会誌，**11**(2), 59-64 (2009)
18) A. Evans, J. Park, S. Chiravuri, Y. Gianchandani, Dual drug delivery device for chronic pain management using micromachined elastic metal structures and silicon microvalves, Proceedings of of the IEEE International Conference on Micro Electro Mechanical Systems, 252-55 (2008)
19) K. Shimizu, S. Kawakami, K. Hayashi, Y. Mori, M. Hashida, S. Konishi, "Implantable Pneumatically Actuated Microsystem for Renal Pressure-Mediated Transfection in Mice", *Journal of Controlled Release*, **159**(1), 85-91 (2012.4.10) DOI: 10.1016/j.jconrel.2011.12.033
20) K. Shimizu, S. Kawakami, K. Hayashi, H. Kinoshita, K. Kuwahara, K. Nakao, M. Hashida, S. Konishi, "*In vivo* site-specific transfection of naked plasmid DNA and siRNAs in mice by using a tissue suction device", *PLoS ONE*, **7**(7): e41319 (2012) DOI:10.1371/journal.pone.0041319
21) A. Bell, K. Pharas, W. Ehringer, S. McNamara, "Body Temperature Powered Device for Dermal Wound Drug Delivery", Proceedings of the IEEE International Conference on Micro Electro Mechanical Systems, 930-932 (2012)
22) H. Jiang, W. Yu, J. Zhou, B. Ziaie, "A pH-Sensitive Hydrogel-based Smart Switch for GI-tract Payload Release", Proceedings of the IEEE International Conference on Micro Electro Mechanical Systems, 510-513 (2017)

【第6編　DDSの特性・機能の評価】

第30章　細胞内送達を指向したナノDDS医薬品及びペプチド利用医薬品の品質特性解析

加藤くみ子*

1　はじめに

現在市販されている医薬品の多くは，分子量が約500以下の低分子医薬品と，分子量約5,000以上のバイオ医薬品である[1)]。前者は，合成可能であり，分子量が小さいために腸管膜からの吸収が比較的容易で経口投与が可能である。しかし，高次構造を有し分子内の複数点で標的分子と相互作用可能なバイオ医薬品に比べると標的分子に対する選択性に乏しい。一方，バイオ医薬品は，その高次構造から標的分子に対する選択性に優れているが，膜の透過性が低いため投与剤形には注射剤が多い。さらに一般に生体内で酵素消化を受けやすく不安定である等の課題を有する[2〜4)]。近年では，両者の利点を併せ持つ中間の分子量化合物（以下，中分子医薬と称する）の創製が進んでいる。一例として，5〜50個程度のアミノ酸からなる環状ペプチドが挙げられる[5〜8)]。環状ペプチドは，合成可能でありバイオ医薬品と比較しより生産コストを抑えることが可能である。また，タンパク質と同様の標的特異性を有しながら，タンパク質で懸念されている免疫原性の低減が期待されている。その他，ペプチド医薬と並び，開発が活発化している中分子が，核酸医薬品である。わが国でも，リポソーム等をキャリアとしたsiRNA医薬の臨床試験が国内外で行われている。

発現タンパク質の約75%は細胞内に存在していることから[9)]，細胞内への送達を果たしつつ，細胞内標的分子への選択性を兼ね備えた医薬品の開発が期待される。一方で，脂質膜は分子量約1,000以下の中性，脂溶性分子の受動拡散を可能とするが，分子量約1,000より大きい親水性分子の受動拡散は難しいとの報告がある[10)]。上記中分子の多くは親水性分子であることから，細胞内への送達は主要課題であり，有効成分の構造や物性の改良のほか，何らかの薬物送達技術の利用が重要となる。今後，体内動態とともに標的細胞内への送達を指向したDDS製剤の開発が益々重要になるであろう。現在開発が活発に行われている細胞内への送達技術として，ナノテクノロジー応用医薬品（本稿では，ナノDDS医薬品と称する）及び膜透過性ペプチドの利用がある。本稿では，ナノDDS医薬品及びペプチド利用医薬品の細胞内送達メカニズムとそれに関わる品質特性の評価技術について述べる。

＊　Kumiko Sakai-Kato　国立医薬品食品衛生研究所　薬品部　室長

2　細胞内送達を指向した先端的DDS製剤の機能を担保するための品質確保の重要性

製剤に膜透過機能を付与した先端的DDS製剤の品質確保のためには，膜透過メカニズムを明らかにし，製剤機能を叶える品質特性を明らかにすることが重要である。

2.1　ナノDDS医薬品の膜透過メカニズムと膜透過機能に関わる品質特性

ナノDDS医薬品の体内動態では，細網内皮系との相互作用，病変組織への送達等，標的細胞に至るまでの動態が重要であることは言うまでもなく，それらに影響を与える品質特性の明確化が望まれる。循環血中におけるナノDDS医薬品と生体との相互作用及び品質特性との関連性については本稿で触れないが，他稿で詳述されているため，参照頂きたい[11]。

ナノ粒子が細胞内に取り込まれる機構には，ファゴサイトーシス，マクロピノサイトーシス，カベオリン依存性のエンドサイトーシス，クラスリン依存性のエンドサイトーシス，クラスリンやカベオリンに非依存性の（受容体とリガンドの結合を介した）エンドサイトーシス，非特異的取り込み，トランスロケーション（単純拡散）の関与が示唆されている[12]。ファゴサイトーシスとマクロピノサイトーシスは比較的大きな（マイクロメートルサイズの）粒子の取り込みに関与しており，いずれもアクチン集合体の形成が細胞内への取り込みに重要な役割を果たしている。一方，カベオリン及びクラスリン依存性のエンドサイトーシスは，細胞膜の細胞質側に集合するタンパク（カベオリンまたはクラスリン）で裏打ちされたくぼみに取り込まれる。クラスリン形成には，受容体とリガンドの結合が引き金となっている。

これらの細胞内取り込みに関わる製剤側の主要な物性として，粒子のサイズや形態，表面電荷等の表面物性，硬さ等が挙げられる。

2.1.1　サイズ

ナノ粒子が細胞に非特異的に結合する場合，結合エネルギー，膜の変形エネルギー，ナノ粒子を包み込む際に膜に生じる張力のエネルギー的バランスが，取り込み可能な粒子サイズの上下限値を決定する一因となる。一方，ナノ粒子と細胞との特異的結合では，リガンドと受容体との結合親和性や受容体の密度，さらに膜の硬さ等が取り込まれるナノ粒子のサイズを決定する要素となりうる。ナノテクノロジーの発展とともに，様々なナノ粒子のサイズ分析手法が開発されている。表1に主な分析手法を記載する。それぞれ，原理や測定範囲が異なるため，複数の手法を組み合わせることで，粒子の分散性にも留意する必要がある。

2.1.2　形態

線状や膜状のナノマテリアルでは，球形のナノ粒子とは異なる，形態の非対称性に起因する独特の取り込み様式が報告されており，細胞内への取り込みの程度を決める要因となりうる[13]。形態観察には電子顕微鏡，原子間力顕微鏡等が挙げられる。

表1　ナノマテリアルの主なサイズ測定法

手法	おおよその測定範囲	粒径
動的光散乱法	1.5 nm～3 μm	拡散係数相当径
ナノトラッキング分析	30 nm～2 μm	拡散係数相当径
レーザー回折法	10 nm～3 mm	球相当径
遠心沈降法	100 nm～	ストークス径
サイズ排除クロマトグラフィー		分子量分画法
流動場分離		分子量分画法
原子間力顕微鏡	1 nm～3 μm	高さ情報
電子顕微鏡法	1 nm～	短軸径

2.1.3　表面電荷

生体内での凝集や，生体物質との非特異的結合を低減するための表面電荷の制御が重要になる。主な解析手法にはゼータ電位が挙げられ，電気泳動光散乱（レーザードップラー法）が用いられる。

2.1.4　表面物性

近年では，標的性を有する抗体やペプチド等を結合させたアクティブターゲティング型ナノDDS医薬品の研究開発が増えている。リポソーム製剤の開発に関するガイドラインに記載の通り「表面にリガンドなどを修飾した製剤では，標的細胞への親和性などに影響することがあるため，修飾分子の（高次）構造，修飾比率，標的細胞への結合能などについても検討する」ことが重要であり，「これらの検討が困難である場合には，活性試験をもって代替とすることも可能である。」[14]。

2.1.5　硬さ

柔らかいナノ粒子が細胞内に取り込まれる際には，細胞膜とナノ粒子の両者が変形する。コアシェルタイプのナノ粒子では，より硬い粒子の方が細胞内に取り込まれやすいことが報告されている[15]。我々は近年，細胞の取り込みや三次元スフェロイドへの浸透性に，原子間力顕微鏡（AFM）で測定したリポソームの硬さが関連していることを報告している[16]。AFMは膜の硬さを直接測定する手法であるが，その他間接的に膜の硬さに関連した特性を評価する手法として，示差走査熱量測定法や核磁気共鳴法，蛍光色素を用いた手法（Laurdan法など）がある。

2.2　膜透過ペプチドの膜透過メカニズムとその機能に関わる品質特性

細胞膜への透過性を有するペプチドの総称として，膜透過ペプチドがある。タンパク質や核酸，低分子化合物，ナノ粒子など様々な薬物の細胞内への送達技術として開発が進んでいる[17]。

細胞膜透過メカニズムの詳細は不明な点もあり，1つのペプチドが複数の透過メカニズムを取りうることも報告されている[18]。主な透過メカニズムとして，細胞膜と静電的相互作用により結合後，膜の直接透過やエンドサイトーシスによって細胞内へ移行する様式が報告されている[19]。これらの取り込みメカニズムに影響する要素には複数存在することが報告されており，膜透過ペプチドの特性，濃度，実験に用いる細胞の種類や細胞の分化状態，ペプチドと結合する有効成分の特性などがある。さらに，有効成分を膜透過ペプチドとの結合体として投与するか，混合した状態で投与するかにより，細胞は異なるメカニズムを用いてペプチドと有効成分を取り込むことが示唆されている[20]。

膜透過メカニズムの解析には，種々の培養細胞のほか，リポソームが細胞膜小胞のモデルとして用いられる[20]。表 2 には，モデルリポソームを用いた膜透過ペプチドと脂質膜との相互作用に関する様々な解析手法を示した。蛍光標識体は，細胞膜透過や細胞内動態の評価に汎用されるが，かさ高で疎水性の高い蛍光色素を結合させることは，ペプチドや薬物の物理的化学的特性を変化させてしまう可能性があるため，注意が必要である[21]。

細胞膜透過メカニズムの詳細が不明であるため，より効率的な膜透過ペプチドを創製するための合理的設計指針の確立が望まれる。現在までに膜透過ペプチドのアミノ酸組成やヘリックス構造等の物理的化学的特性が細胞膜透過へ影響を及ぼす事例が報告されている[19]。表 3 には，一般

表 2　モデルリポソームと膜透過ペプチドとの相互作用に関する解析手法の事例

評価項目の事例	評価手法の事例
ペプチド標識法	蛍光標識
脂質膜とペプチドとの親和性	等温滴定型熱量測定（ITC）， 水晶振動子微小重量測定法（QCM-D）
細胞膜の再構成	示差走査熱量計（DSC）
膜近傍でペプチドの二次構造変化	円偏光二色性（CD）
ペプチドと膜構成物質との相互作用	ITC，NMR
ペプチドと薬物の相互作用	表面プラズモン共鳴法（SPR），ITC， 動的光散乱（DLS），電子顕微鏡
膜との相互作用によるペプチドの構造	X 線小核散乱（SAXS），中性子小核散乱（SANS）
エンドサイトーシスメカニズム解析	化学物質阻害剤，siRNA 阻害

表 3　ペプチドの主な品質評価事例

品質特性の事例	評価方法の事例
一次構造	アミノ酸組成（アミノ酸分析法）
	アミノ酸配列（エドマン法）
	分子量（MS）
	ペプチドマッピング
高次構造	二次，三次構造（円二色性スペクトル（CD），NMR，蛍光性など）
吸湿性	水分脱吸着測定
等電点	等電点電気泳動
不純物	類縁物質（合成副生成物，分解生成物，構成アミノ酸の異性体（D 体）など）
	工程関連不純物（残留溶媒，金属不純物，精製用樹脂など）
	凝集体（サイズ排除クロマトグラフィー，光遮蔽法，分析超遠心，動的光散乱など）
生物活性	細胞を用いた *in vitro* バイオアッセイなど
含量	定量法（呈色反応，LC など）

的なペプチドの品質特性とその解析手法の事例を示した。多くは，タンパク質と同様の特性解析手法を用いることが可能であり，一次構造のほか，二次構造や三次構造等の高次構造解析も重要である。一方，合成ペプチドでは，金属不純物等，低分子化学合成品と同様な製造工程に由来する不純物の評価も重要である。

3 最後に

ナノ DDS 医薬品，ペプチド利用医薬品など細胞内送達技術を付加した製剤開発指針が確立されることで，細胞内に存在する分子をターゲットとした医薬品の開発がより加速すると思われる。殊にペプチド利用医薬品では，細胞内送達のメカニズムに関する研究や安全性に関する研究がさらに推進されることが，その実用化促進のために重要であると考えられる。

文　　献

1) A. Mullard, *Nat. Rev. Drug Discov.*, **17**, 81 (2018)
2) X. Xu *et al., AAPS J.*, **14**, 781 (2012)
3) R. I. Mahato *et al., Crit. Rev. Ther. Drug Carrier Syst.*, **20**, 153 (2003)
4) D. S. Pisal *et al., J. Pharm. Sci.*, **99**, 2557 (2010)
5) A. K. Yudin, *Chem. Sci*, **6**, 30 (2015)
6) A. Luther *et al., Curr. Opin. Chem. Biol.*, **38**, 45 (2017)
7) L. Di, *AAPS J.*, **17**, 134 (2015)
8) D. J. Craik *et al., Chem. Biol. Drug Des.*, **81**, 136 (2013)
9) M. Uhlen *et al., Science.*, **347**, 6220 (2015)
10) S. F. Dowdy, *Nature Biotechnology.*, **35**, 222 (2017)
11) M. J. Ernsting, *J. Control Release*, **172**, 782 (2013)
12) S. Zhang *et al., ACS Nano.*, **22**, 8655 (2015)
13) C. Huang *et al., Nano Lett.*, **13**, 4546 (2013)
14) 「リポソーム製剤の開発に関するガイドライン」について 平成 28 年 3 月 28 日付 厚生労働省医薬・生活衛生局審査管理課長通知 (薬生審査発 0328 第 19 号)
15) J. Sun, *Adv. Mater.*, **27**, 1402 (2015)
16) Y. Takechi-Haraya *et al., Mol. Pharm.*, **14**, 2158 (2017)
17) R. Coriat *et al., Int. J. Nanomedicine*, **21**, 6207 (2016)
18) G. Guidotti *et al., Trends Pharmacol. Sci.*, **38**, 406 (2017)
19) A. Barrelli *et al., Molecles*, **23**, 295 (2018)
20) M. Kristensen *et al., Tissues Barriers.*, **18**, e1178369 (2016)
21) E. Kondo *et al., Nat. Commun.*, **3**, 951 (2012)

第31章　医薬品原薬の溶解性改善を目指した製剤設計

川上亘作*

1　はじめに

90年代後半より医薬品開発現場においては難水溶性候補化合物が急激に増加したが，それは合成技術の進歩による分子構造の複雑化・高分子量化や，創薬戦略の変化が原因と指摘されている[1)]。それ以前の創薬研究においては，初期段階から直接生体や細胞などを用いて薬効評価を行っており，自ずと代謝やタンパク結合なども含めた総合評価となっていたため，物性に難のある化合物は自然淘汰されていたと考えられる。しかしながらTarget-based approachに基づく現在の創薬研究においては，物性に難があっても開発候補として生き残る。医薬品原薬の難水溶性問題は，従来はマイクロオーダーへの微細化やシクロデキストリン等の担体の利用，さらには原薬の塩化等によって克服されてきた。それらの技術で不十分な場合，経口投与の場合は可溶化型溶液製剤，非晶質固体分散体，ナノ結晶製剤等が代表的と言える[2,3)]。注射剤の場合においても，界面活性剤や有機溶媒を用いて可溶化が行われることがある。可溶化手段や製剤の選択においては，物理化学的な側面だけではなく，安全性や利便性等も併せて考慮しなければいけないことは言うまでもない。以下，難水溶性薬物に対する対処法について，特に経口製剤への適用を中心に解説する。

2　Brick DustとGrease Ball

医薬品化合物の溶解過程は，図1に示す通り①結晶からの分子の脱離，②溶媒中の空隙形成，③分子の溶媒空隙中への移動，の3過程に分けて考えることができ，どの過程が問題となっているかの把握が難水溶性問題への賢明な対処に繋がる。結晶格子エネルギーが高い化合物は①の解砕過程が困難であり，Brick Dustと呼ばれる。このような化合物は一般に融点が高く，水だけでなく有機溶媒にも溶けないことから，「石のような化合物」と表現されることも多い。水との馴染みの悪い化合物は③の過程に問題があり，Grease Ballと表現される。油との親和性は高いため，logPが高い。

Brick Dustは結晶格子が壊れにくいことが問題であるため，結晶格子構造を変える戦略が理にかなっている。塩や共結晶の利用や，結晶格子自体が存在しない非晶質固体分散体の利用が有用である。また結晶格子の崩壊を助けるという意味で，ナノ結晶製剤も効果が期待できる。

＊ Kohsaku Kawakami　㈲物質・材料研究機構　国際ナノアーキテクトニクス研究拠点　医療応用ソフトマターグループ　グループリーダー／主席研究員

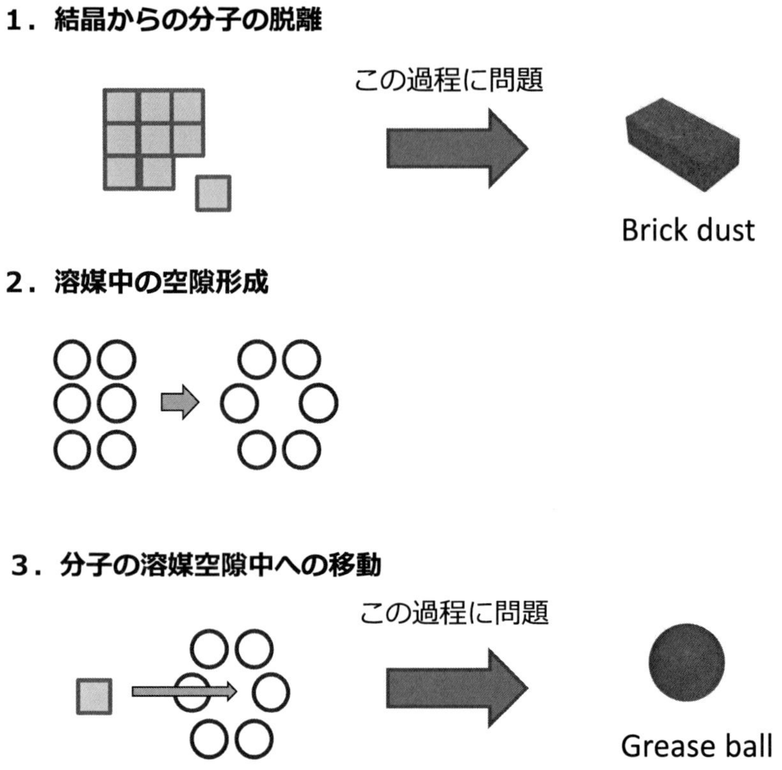

図1　薬物の溶解過程の模式図

Grease Ballの場合は水性媒体との馴染みを助ける必要があるため，界面活性剤やシクロデキストリンのような添加剤による可溶化が効果的かもしれない。もっとも，両方の問題を併せ持つ難水溶性化合物も決して珍しくない。

3　原薬形態の変更による溶解性改善

原薬が適切な解離基を有する場合，塩への変更は溶解問題を克服する簡便な手法のひとつである。塩の溶解度は解離状態の化合物と塩の溶解度積で決まり，それはフリー体溶解度と比べて必ずしも大きく優れるわけではないが，それでも溶解速度は大きく改善されることが多い。その効果は微視的pHの変化によって説明される[4,5]。例えば塩基性化合物の場合，溶解によってカウンターの酸が局所pHを下げ，それによって塩基性化合物の溶解が促進されるという連鎖反応が進むと説明される。

溶解性が問題となるような化合物には，生体環境のpHでは解離しないものも多い。そのような化合物に対する解決策として，共結晶の利用が近年大きな注目を浴びている。共結晶の溶解度も，溶解度積で決定される。それはフリー体溶解度と比べて，やはり必ずしも大きく上昇するものではなく，低下することもある[6)]。

酸と塩基から形成される共結晶は，塩との区別が必ずしも明確ではない。学術的にはX線構造解析の結果をふまえ，分子間相互作用におけるプロトン移動の有無から判断される[7)]が，それが温度依存性を持つために判断しにくい例などもある。大まかな判断指標としては酸と塩基の pK_a 差があり，pK_a 差が3以上の場合は塩と，1以下の場合は共結晶と判断される。

4　添加剤による可溶化

注射剤は原則として完全に溶解している必要があり，溶解度が不十分な場合には添加剤が利用されることがある。最も単純な可溶化は，溶解度のpH依存性の利用である。注射剤に許容されるpH範囲は，投与量，投与手法，投与速度等にも依存するため一概には言えないが，pH4～10程度は許容範囲である。この範囲内でも溶解度を1,000倍以上改善することが可能である。

水と相溶する有機溶媒も，可溶化に有用である。医薬品添加剤として用いられる溶媒の中で，水と相溶性を持ち，かつ化合物の溶解度に大きな影響を与えるものとして，エタノール，グリセリン，プロピレングリコール，低分子量ポリエチレングリコール（PEG）の4種が代表的である。またジメチルアセトアミド（DMA），ジメチルスルホキシド（DMSO），N-メチルピロリドンなども医薬品添加剤として使用実績があり，これらは比較的可溶化能にも優れている。難水溶性化合物の溶解度を考えた場合，補助溶媒が共存するときの溶解度には，次のLog-linearモデルに当てはまることが多い[8)]。

$$\log S = \log S_w + \sigma f \tag{1}$$

ここで S と S_w は溶媒添加時と非添加時の溶解度，f は溶媒の割合である。σ は溶媒の可溶化容量で，例えば薬物の分配係数logPを用いて次式で表すことができる。

$$\sigma = s\log P + t \tag{2}$$

ここで s と t は溶媒に固有の定数で，エタノール，グリセリン，プロピレングリコール，PEG400については，表1に示す値が報告されている[8)]。従って，化合物のlogPが既知であれば，各溶媒添加時の溶解度について見当がつく。図2は，DMA，DMSO，もしくはPEG400を

表1　可溶化容量の s，t パラメータ値

溶媒種	s	t
エタノール	0.93	0.40
グリセリン	0.35	0.26
プロピレングリコール	0.77	0.58
PEG400	0.74	1.26

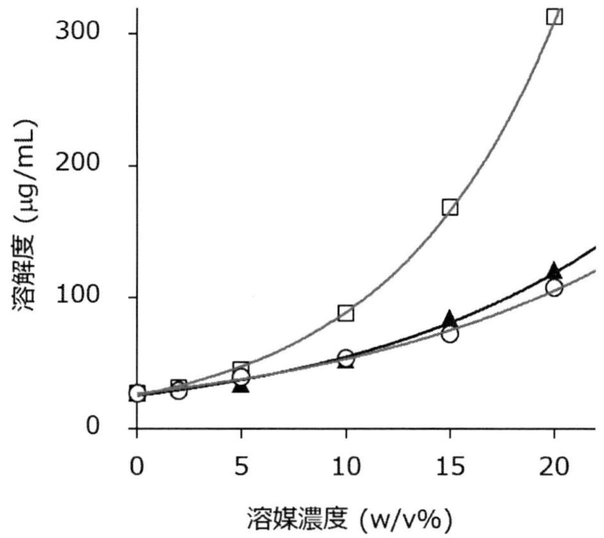

図２　水−有機溶媒混合系におけるフェニトインの溶解度
横軸は有機溶媒濃度を表す。(□) DMA,（▲）PEG400,（○）DMSO。

添加した水溶液における，Phenytoin の溶解度である[9,10]。いずれの場合にも，(1) 式が成立している。

界面活性剤は製剤の濡れ性や崩壊性を改善するため，経口製剤に少量添加するだけで吸収性を改善できることがある。さらに大量の界面活性剤を使用すると，ミセルによる可溶化が期待され，この戦略は注射剤に利用される。一般に界面活性剤濃度 C_s と化合物の溶解度 S には線形性が成立する[9,10]。

$$S = \xi(C_s - C_{cmc}) + S_w \tag{3}$$

ここで C_{cmc} は臨界ミセル濃度，S_w は界面活性剤が存在しないときの溶解度である。ξ は界面活性剤の可溶化容量であり，この値が大きいほど可溶化効果が高い。ただし，ここで界面活性剤添加によるバルク中の薬物の溶解度変化や，ミセルの形状変化は考慮に入っていない。図３は，各界面活性剤水溶液に対する Phenytoin の溶解度である[9,10]。いずれの界面活性剤についても溶解度には線形性が認められ，(3) 式が成立している。この結果から可溶化容量 ξ を求めると，最も高い SDS で 17.3 mg/g であり，以下 Tween，Gelucire，Solutol でそれぞれ 10.0，8.1，7.2 mg/g となる。Gelucire と Solutol には可溶化能の低いポリエチレングリコールが数割含まれていることを考えると，これら３種の可溶化能は同等である。一般に SDS は高い可溶化能を与えることが多いが，刺激性が最も強いため，あまり可溶化目的には用いられない。また可溶化する化合物としては，溶解度が低い化合物の方が可溶化容量としては大きくなると考えられている。

シクロデキストリン（CyD）は，その空洞部に薬物の一部を取り込むことによって溶解度を

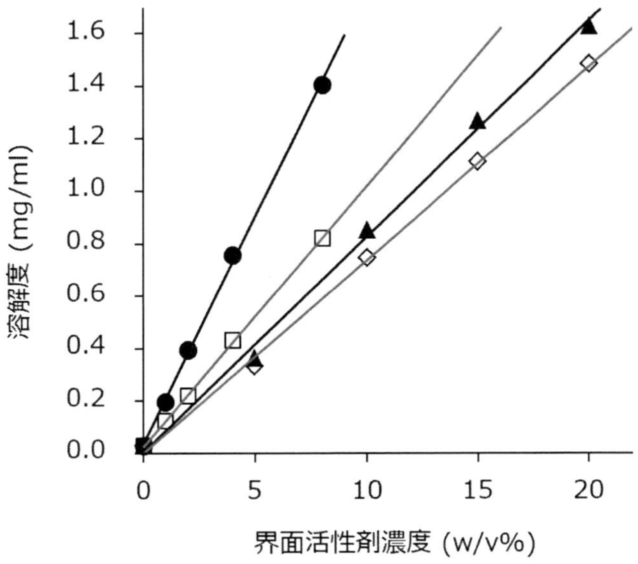

図3　界面活性剤水溶液へのフェニトインの溶解度

(●) SDS, (□) Tween 80, (▲) Gelucire 44/14, (◇) Solutol HS15。

改善することができ，さらには比較的生体適合性も高い。まずは天然型のα-CyD，β-CyDが実用化されたが，現在では化学修飾を行った2-ヒドロキシプロピル-β-CyDや，スルホブチルエーテル-β-CDなどが，CyD自体の水への溶解性，可溶化能，溶血活性などの観点から，最も有用と考えられている。

ひとつの添加剤で所望の溶解度が達成されなければ，複数の添加剤を用いるという発想に当然たどり着く。しかしその場合の溶解度は，単純な足し算では解釈できないことが多い。界面活性剤の可溶化系に有機溶媒を添加すると，むしろ溶解度が低下することがある。これは，有機溶媒が界面活性剤のミセルまで可溶化してしまうためである。図4に，4% SDS溶液でPhenytoinを可溶化した系に，補助溶媒が存在するときの，溶解度変化を示す。エタノールが20%以下の量で共存すると，エタノールを含まない系と比較して，溶解度が大きく低下する。これは，エタノールによりミセル形成が阻害され，さらには形成されるミセルの性質も，エタノールの取り込みによって変化していることが要因である。CyDの可溶化系に界面活性剤を添加しても，やはり溶解度の低下が観察されることがある。これは，薬物と界面活性剤が可溶化に対して競合することによる。添加剤によって可溶化した経口製剤，注射剤の例は，Strickleyの総説にまとめられている[11]。

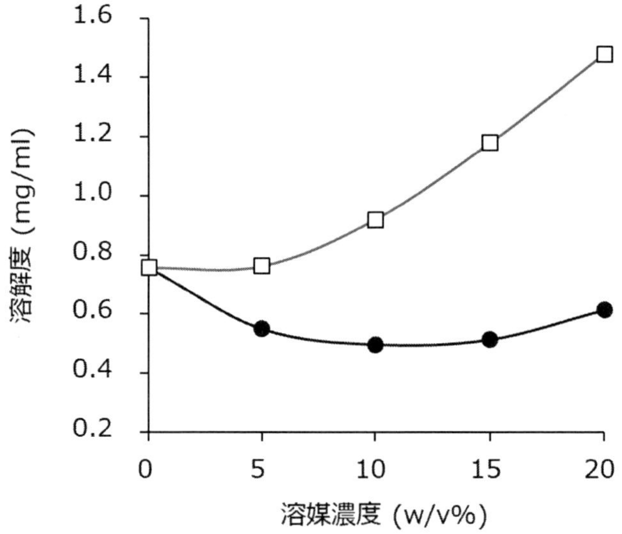

図4　界面活性剤（SDS）と有機溶媒が共存下系におけるフェニトインの溶解度
横軸は有機溶媒濃度を表す。（□）DMA，（●）エタノール。SDS 濃度 4%。

5　液体充填カプセル/自己乳化型製剤

経口製剤においても，油性基剤等による可溶化は溶解過程を排除するため，難水溶性薬物の経口吸収性改善に有用である。さらに界面活性剤等を添加し，腸管内で自発的に乳化するように設計されたものが，自己乳化型製剤である[2,3]。その詳細な吸収促進機構については議論の余地があるが，薬物を溶解したまま腸管に届けられることと，腸管内で極めて広い油水界面が形成されることが，製剤化の主な狙いである。自己乳化型製剤は，いちどプロトタイプ処方を確立しておけば，その処方で検討することによって任意薬物に対する効果の可能性を把握できることが多い。従って自己乳化型製剤は，固体分散体やナノ結晶製剤と比較すると迅速な開発が可能であるため，特に開発のためのタイムラインが厳しい初期臨床製剤に利用しやすいという長所がある。

自己乳化型製剤は最初から溶解状態にあるため，その溶出試験を通常製剤と同様の発想で行うことはできない。経口吸収性の予測を目的とする場合には，担体であるマイクロエマルションの消化挙動の観察が重要と考えられており，Porter らは試験液中に担体を分解する酵素を含んだ Lipid digestion model と呼ばれる試験系を推奨している。例えば様々な自己乳化型 Danazol 製剤の溶出性と経口吸収性の関係を調べたところ，製剤によっては担体の分解によって薬物が析出し，試験中に濃度が低下したが，溶出率の順列は経口吸収性のそれと一致することが分かった[12]。しかしながら，逆に全く消化を受けない製剤は，薬部を放出しないため経口吸収性を改善しないことも示唆されている[13]。これらを併せて考えると，担体はある程度消化されながらも，薬物は析出せずに過飽和状態を維持することが求められる。

吸収が溶解度律速となる化合物については，消化管内における溶解濃度を上昇させれば吸収性も向上するように思われるが，消化管粘膜から吸収されるためには薬物が担体から放出される必要があることを忘れてはならない。フェノフィブラートのナノ製剤についてヒトにおける消化管内溶解量と吸収量を比較した結果，溶解量は食事によって上昇するものの，吸収性には負の効果が得られることが報告されており，食事成分による可溶化が吸収を阻害したものと説明されている[14)]。

6　微細化

古くより，微細化は難水溶性問題への対処法として利用されてきた。一般的な乾式粉砕によって原薬をマイクロオーダーまで微細化することが可能であるが，近年はさらにメディアミルもしくは高圧ホモジナイザーを用いた数百 nm までの微細化も利用される。微細化により溶解性は向上するが，そのメカニズムを図5に示す。総体積を一定とすると，粒子径と表面積は反比例の関係にあるため，微細化は表面積の増大をもたらす。溶解速度は表面積に比例するため，凝集が起こらなければ微細化は顕著な溶解速度の向上に繋がる。さらに粒子径の低下によって，次の Ostwald-Freundlich 式に示される通り溶解度そのものも上昇する。

$$C(r) = C(\infty)\exp\left(\frac{2\gamma \mathrm{M}}{r\rho RT}\right) \tag{4}$$

ここで $C(r)$ と $C(\infty)$ は半径 r および無限大粒子の溶解度であり，γ, M, ρ はそれぞれ，表面張力，分子量，密度である。ただし図5に示す通り，現実的なパラメータ値を（4）式に代入して計算すると，100 nm 程度の微細化では溶解度はほとんど上昇しないことが分かる。さらに，表面エネルギーの増大は表面曲率の上昇に起因しているため，その効果を享受するためには，粒子は球形でなければならない。実際の微細結晶はプリズム状，針状などの形状を有しているため，表面曲率の上昇による溶解度上昇を望むことはできない。また微粉砕は，本来表面に露出す

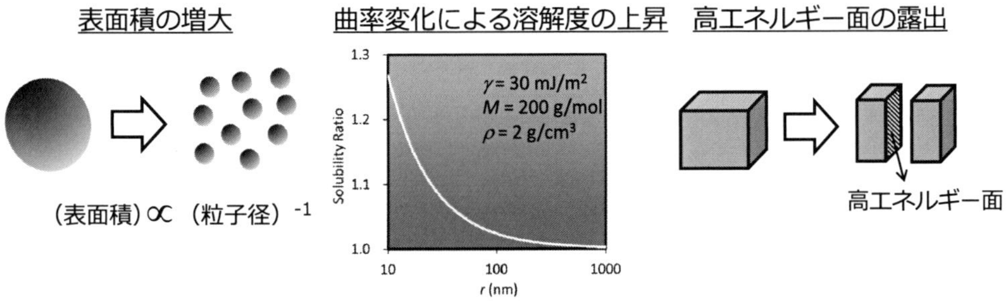

図5　微細化による溶解性向上メカニズム

るはずのない高エネルギー表面を露出させるため，これも溶解性向上に寄与する。なおこのメカニズムに基づいて溶解性を向上させるためにはトップダウンで調製する必要がある。一方，ボトムアップの製造では本要素は関係ないが，逆に物理安定性において優れる可能性がある。以上を考えると，微細化による溶解性向上は，表面積増大による寄与が支配的と言える。

とくにナノ結晶にまで粉砕する場合，開発研究においては物理的安定性の確保が重要な鍵となる。そのため，通常は粉砕前に，高分子化合物や界面活性剤が安定化剤として添加される[15)]。安定化の主なメカニズムは立体障害と静電反発であるが，そのためには，高分子添加剤はナノ結晶の表面に吸着しなければならない。一般的にセルロース系高分子は界面活性能が高く[16)]，それが高い安定化効果に繋がっていると考えられる。荷電高分子は一般に界面活性能は低く[16)]，ナノ結晶に吸着することができないため，静電反発に基づく分散安定性向上が期待できない。

7　非晶質固体分散体

固体分散体とは活性を持たない担体基剤中に薬物を分散させた製剤であり，定義上薬物は結晶でも非晶質でも良い。しかし近年の製剤研究で固体分散体と言えば，通常は薬物が非晶質状態にある製剤を指す。難水溶性薬物のための各種製剤技術の中でも特に広範囲な薬物に対して効果を発揮するが，物理的・化学的な安定性に問題を抱えることが多いこと，さらに製造に特殊な技術が必要となることから，莫大な研究量の割には，実用化は限定的である。

非晶質固体分散体には，保存中の僅かな結晶化も許容できない。結晶化のしやすさは原薬物性に大きく左右され，特にガラス転移温度は重要である[17)]。しかしながらフェノフィブラートのように，ガラス転移温度が低くても（−20℃）非晶質状態を保ちやすい化合物もあれば，添加剤との混合で改善できることもある。固体分散体の工業的製造法としては，溶融押出法と噴霧乾燥法が代表的である。前者はガラス転移温度が低く，熱安定性が比較的高い化合物，後者はガラス転移温度が高く，溶媒への溶解度が高い化合物に向いており，相補的な役割を果たしている。他にも沈澱法，凍結乾燥法，減圧乾燥法，超臨界流体法など，様々な方法で工業スケールの調製が可能である。固体分散体の製剤物性は調製法に大きく依存するため，評価においては実際に製造に用いられる手法で調製された製剤を用いるのが望ましいが，溶融押出法は通常グラムオーダーの原薬量を必要とすることから，開発初期の利用は難しい。極めて少量で固体分散体が調製できる手法は，キャストフィルム（CF）法，溶融法，沈殿法等であるが，CF 法は溶液状態からゆっくりと溶媒を留去するため，熱力学に即した混合状態が実現される反面，溶媒も含めた3成分系の相溶性が反映される。沈澱法も同様である。溶融法や溶融押出法は高温で処理をするため相溶状態が得やすいが，その状態は室温付近では維持できない可能性がある。噴霧乾燥法は，極めて短時間で粒子形成が行われる手法であるため，非平衡構造が凍結される可能性が高い[18)]。液滴が乾燥される過程において，蒸発による気液界面の後退より拡散速度が遅い成分は界面に蓄積され，粒子表面に偏析する可能性がある。固体分散体の調製にあたっては，上記のような各手法の特徴が把握できていなければ，調製法の変更やスケールアップで困難に遭遇するかもしれない。

8　過飽和溶解について

難水溶性化合物の経口吸収性を改善する技術の多くは，過飽和状態を形成することが多い。熱力学的に定義される本来の過飽和状態は，結晶溶解度以上の濃度で分子溶解した状態である。しかしながら非晶質固体分散体などが形成する過飽和状態は必ずしも分子溶解状態ではなく，複雑な相挙動をとる。図 6 に，非シンク条件における過飽和型製剤の溶解過程の模式図を示す[19]。溶解直後は真の過飽和状態，すなわち分子として溶解した状態が得られるが，これが相分離濃度以上の場合には速やかに相分離が進行する。過飽和度が十分に高い場合には，古くから知られている通り直接結晶化が起こる。ところが過飽和度があまり高くない場合には，濃縮相（分散相）と希薄相（連続相）への相分離が進行する。分散相は一般にマイクロオーダーの大きさとなるが，固体分散体には高分子化合物が含有されているため，その界面安定化効果によって分散相が非常に小さくなることがある。特にヒドロキシプロピルメチルセルロースアセテートサクシネート（HPMC-AS）やオイドラギット類のような荷電高分子が共存する場合，静電反発によって分散状態は安定化され，粒子径は小さくなる傾向にある。濃縮相からは固体微粒子が形成されるが，これは非晶質微粒子にも結晶微粒子にもなり得る。これらの粒子径は相分離時の濃縮相の大きさに依存すると考えられ，100 nm 以下となることもあるため必ずしも目視では確認できない。リトナビルの溶融押出物が溶解過程で 40 nm のナノ粒子を形成する例や[20]，メソポーラスシリカ

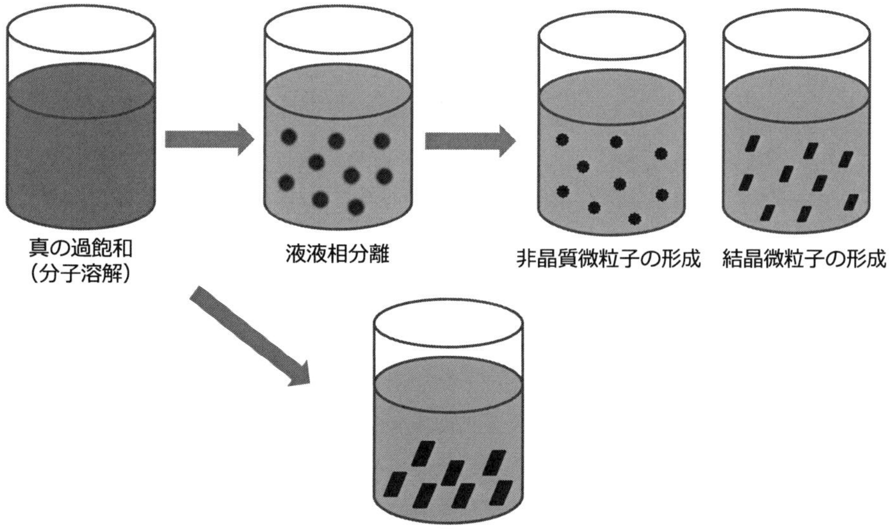

図 6　過飽和型製剤の非シンク条件における溶解過程

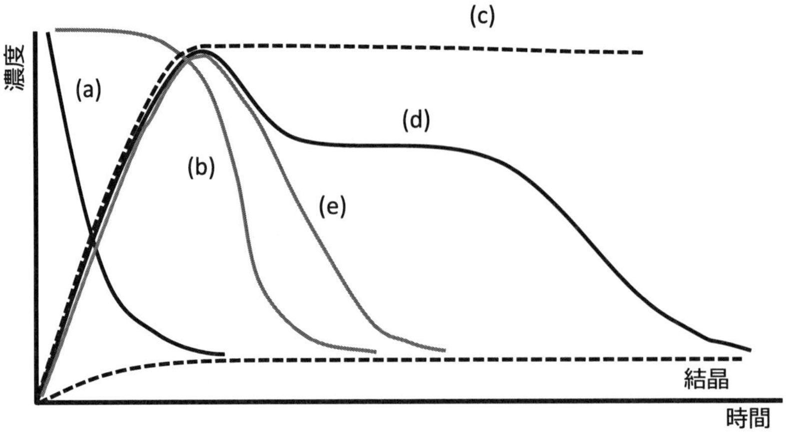

図7　過飽和型製剤の溶出プロファイル
詳細は本文参照。

を利用したイトラコナゾール固体分散体が，その溶解過程で 12 nm 径のナノファイバーを形成する例[21]などが報告されている。このようなナノ粒子が吸収に寄与するかどうかは再溶解速度に依存するように思われるが，これまでに報告されている *in vitro* 試験の結果[22]から判断すると，基本的に吸収には寄与しないと考えるのが妥当である。

過飽和型製剤の非シンク条件における溶出パターンを図 7 に示す。油性基剤に溶解しただけの製剤の場合，試験開始直後は全量が溶解しているが，析出によって（a）に示す通り速やかに濃度が低下する。界面活性剤を含む自己乳化型製剤であれば図中（b）のように過飽和状態の安定化が期待される。固体分散体やナノ結晶製剤のような固形製剤においてはまず溶解による濃度上昇が起こり，溶解速度が十分であればその後過飽和状態が形成される（図中（c））。しかしながら図 6 に示した通り，分子溶解による過飽和状態は長く続かず，相分離状態に移行する。適切な製剤設計によって直接の結晶化を避けた場合には，濃度は相分離によって支配され，その過飽和状態が維持される。図中（d）は，濃度低下がいちど相分離濃度で止まり，それを一定時間維持してから結晶化によって再び低下するパターンである。優れた過飽和型製剤の溶出は，このパターンとなる。一般に，この相分離濃度が結晶溶解度の 5 倍以上あり，それを 2 時間維持できれば経口吸収性の顕著な改善が見込まれるとされる。過飽和能が十分でない場合，相分離濃度が観察されることはなく，図中（e）のように速やかに濃度が低下する。なお製剤の溶出性評価においては，通常シリンジフィルタによる固液分離を行ってから定量を行うが，シリンジフィルタの選択が結果に重大な影響を及ぼすことがある。一般的にシリンジフィルタの孔径は 450 nm か 200 nm であるが，分散相の大きさがこれらの間であれば，フィルタの選択によって結果に大きな差が生じる。分散相の大きさが 200 nm を下回れば，一般的なシリンジフィルタでそれを除去することはできない。経口吸収性予測のためにどのような溶媒選択・濃度設定が適切かは未だ解決されておらず，さらに生体内で同様の相分離が起こっているかどうかも未解明である。

9　おわりに

難水溶性薬物に対する可溶化技術・製剤化技術はここ 20 年で急速に発展し，技術的なラインアップは既に充実している。しかしながら，どの手法が所定の開発化合物に最も適しているか，またどのように製剤処方の最適化を行えばよいかについては，各技術に対する深い知識が求められる。さらには，アウトソーシングも含めた製造手段の確保や，化合物の開発優先度等を考慮したうえでのタイムライン設定，またそれをふまえた臨床製剤の選択など，ビジネス視点も企業研究者には求められるため，広い視野が必要となる。本稿では誌面の都合上，各技術の概要を触れるのみに留まったが，俯瞰的な視野の獲得に貢献できれば幸いである。

文　　献

1） D. Brown, *Drug Discovery Today*, **12**, 1007-1012 (2007)
2） K. Kawakami, *Adv. Drug Delivery Rev.*, **64**, 480-495 (2012)
3） K. Kawakami, *Ther. Deliv.*, **6**, 339-352 (2015)
4） A. T. M. Serajuddin, *Adv. Drug Delivery Rev.*, **59**, 603-616 (2007)
5） S. I. F. Badawy *et al.*, *J. Pharm. Sci.*, **96**, 948-959 (2007)
6） D. J. Good and N. Rodríguez-Hornedo, *Cryst. Growth Des.*, **9**, 2252-2264 (2009)
7） C. B. Aakeroy *et al.*, *Mol. Pharmaceutics*, **4**, 317-322 (2007)
8） J. W. Millard *et al.*, *Int. J. Pharm.*, **245**, 153-166 (2002)
9） K. Kawakami *et al.*, *J. Pharm. Sci.*, **93**, 1471-1479 (2004)
10） K. Kawakami *et al.*, *Eur. J. Pharm. Sci.*, **28**, 7-14 (2006)
11） R. G. Strickley, *Pharm. Res.*, **21**, 201-230 (2004)
12） C. Porter *et al.*, *Adv. Drug Delivery Rev.*, **60**, 673-691 (2008)
13） K. Kawakami *et al.*, *J. Control. Release*, **81**, 75-82 (2002)
14） B. Hens *et al.*, *Eur. J. Pharm. Biopharm.*, **77**, 40-47 (2015)
15） N. Rasenack *et al.*, *Int. J. Pharm.*, **254**, 137-145 (2003)
16） K. Kawakami *et al.*, *J. Phys. Chem. B*, **105**, 2374-2385 (2001)
17） K. Kawakami *et al.*, *Mol. Pharmaceutics*, **11**, 1835-1843 (2014)
18） K. Kawakami *et al.*, *J. Pharm. Sci.*, **102**, 518-529 (2013)
19） K. Kawakami, *Exp. Opin. Drug Delivery*, **14**, 735-743 (2017)
20） I. Tho *et al.*, *Eur. J. Pharm. Sci.*, **40**, 25-32 (2010)
21） R. Mellaerts *et al.*, *Mol. Pharmaceutics*, **7**, 905-913 (2010)
22） S. A. Raina *et al.*, *Pharm. Res.*, **32**, 3350-3364 (2015)

第32章　PETイメージングと創薬・DDS研究

藁科翔太*1，向井英史*2，金山洋介*3，渡辺恭良*4

1　はじめに

医薬品は，候補物質のスクリーニング・構造最適化，培養細胞系などでの薬理評価，非臨床試験や臨床試験における薬効・動態評価という一連のプロセスを経て開発される。こうして有効性や安全性が担保されるが，必ずしも開発効率が十分高いとは言えず，ひとつの薬剤が創出されるのに莫大な時間と経費を要しており，大きな問題となっている。問題点の一つが，非臨床試験と臨床試験のギャップ，つまり動物とヒトの種差である。動物実験で見られた性質がヒトで同等とは限らず，実際にヒトに投与して初めて薬効や薬物動態の不良が明らかとなることで，臨床試験に移行した医薬品候補物質の約90%が開発中止となる状況にある[1)]。このような背景において，通常の初回投与臨床試験に入る前の段階でヒトに微量な薬剤を投与する早期探索的臨床試験が実施されるようになった。薬効や薬物動態に関する情報を得ることで本格的な臨床試験に入る前に開発継続のGo/No Go判断を可能にし，非臨床試験・臨床試験のフィードバックとシームレスな開発を推進することで，創薬の効率化ならびに成功率の飛躍的な上昇に繋がることが期待されている。

そのような背景から，生体内の物質の空間的分布を非侵襲的に可視化する分子イメージング技術が注目を集めている。中でもPositron Emission Tomography（PET，陽電子放射断層撮影）は，高い感度や定量性から，非臨床試験・臨床試験において標準的に活用されるモダリティとなりつつある。ポジトロン放出核種の標識により薬物をPETプローブ化し，その体内動態を可視化・定量することで，組織中の薬物濃度を含めた薬物動態に関する貴重な情報が得られる。また，PETイメージングによる病態関連分子の発現や機能評価をサロゲートエンドポイントとした薬効判定も可能である。PETイメージング技術は動物-ヒト間で統一した動態・薬効評価が可能なことから，創薬において非臨床試験，早期探索的臨床試験共に有用であり，重要な位置を占

＊1　Shota Warashina　(国研)理化学研究所　生命機能科学研究センター　分子送達・イメージング技術研究ユニット　研究員

＊2　Hidefumi Mukai　(国研)理化学研究所　生命機能科学研究センター　分子送達・イメージング技術研究ユニット　ユニットリーダー

＊3　Yousuke Kanayama　(国研)理化学研究所　生命機能科学研究センター　健康・病態科学研究チーム　研究員

＊4　Yasuyoshi Watanabe　(国研)理化学研究所　生命機能科学研究センター　健康・病態科学研究チーム　次世代イメージング研究チーム　チームリーダー

めている。著者らが所属する理化学研究所・ライフサイエンス技術基盤研究センター（2018 年 4 月 生命機能科学研究センターに改組）では，当センターの高度な標識技術を用いて，低分子化合物，抗体などの独自の PET プローブを開発し，多分野の生物学研究，創薬・DDS 研究を推進している。

本章では，まず，PET の原理や特徴，カギとなる要素技術について説明する。その後，PET イメージングバイオマーカーの開発，また，薬物動態研究における利用例を紹介する。最後に，PET 臨床試験に関する規制や実施例について記述する。

2　PET の原理と特徴

PET では，ポジトロン放出核種から放出されたポジトロン（陽電子）が電子との衝突により消滅する際に生じる γ 線を利用し，ポジトロン放出核種の体内濃度分布を断層像として得る[2]。シンチレーション検出器を被験体の周囲に配置し，約 180 度反対方向に 2 本同時に放出される対消滅 γ 線を同時検出することで，コリメーターが不要の高感度な計測を可能としている。シンチレーション検出器に入力された信号データに画像再構成を行うことで，線源の三次元画像を得る（図 1）。

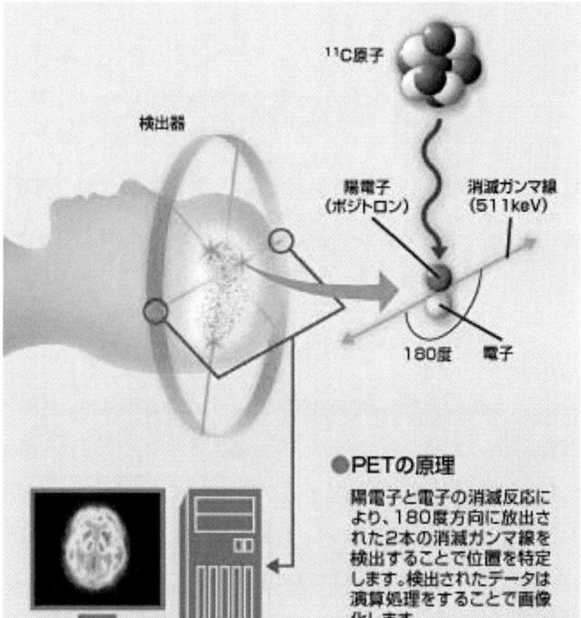

図 1　PET の原理
（(国研)理化学研究所・分子イメージング科学研究センターのホームページから転載）

PET は，他の生体イメージング技術と比較して様々な長所がある。文献 3）に主な生体イメージング法の特徴がよく整理されている。PET は感度が非常に高く，ng レベルの極めて低い投与量でのイメージングが可能であり，このことが後述するマイクロドーズ臨床試験において主たるモダリティたらしめている。また，時間分解能が高いため，薬物動態評価にも適している。光イメージングなどと比べて，対消滅 γ 線はエネルギーが高く被験体による吸収が少ないため，生体深部における定量性が担保出来ることも重要な特長である。放射性核種を利用するイメージング法として Single Photon Emission Computed Tomography（SPECT，単一光子放射断層撮影）もあり，^{99m}Tc や ^{67}Ga などの核種を利用する。一方で，PET では ^{11}C，^{13}N，^{15}O，^{18}F などの生体分子や医薬品に多く含まれる元素の同位体を利用出来るため，より広範な薬剤分子に対してプローブ化が可能である。PET はプローブの挙動や分布から機能的情報を得る装置であるため，生体内の位置・座標を解剖学的情報と正確に照らし合わせ，定量性を高めるために CT や MRI との複合機が主流となりつつある。

3　カギとなる要素技術：ポジトロン放出核種標識

PET では，プローブ化する分子の化学的・生物学的性質に合わせて，半減期や化学反応の観点から適切なポジトロン放出核種を選択し，標識する。

低分子 PET プローブの場合，元の分子を構成する炭素，フッ素などを，同位体となるポジトロン放出核種 ^{11}C，^{18}F などに替えることで分子構造や化学的性質を維持した標識体を合成することが可能である。しかし，ポジトロン放出核種の物理学的半減期は総じて短く（^{11}C が 20.4 分，^{18}F が 109.8 分），反応分子量は多くても 1 μmol 程度なため，通常の有機化学合成と異なり，極短時間・極低濃度という厳しい条件で用時調製・精製し，生体への投与まで漕ぎ着けなければならない。Suzuki，Doi らは，sp^3 炭素／sp^2（aryl）炭素／sp^2（vinyl）炭素／sp 炭素に対するカップリング反応を応用した高速 [^{11}C] メチル化反応などの任意位置 ^{11}C／^{18}F 標識技術を開発した[4,5]。これにより，自由度の高い PET プローブの設計・開発が可能になり，体内動態や生体機能の評価の幅が格段に広がった。

一方で，構造的に複雑で，有機溶媒に対する耐性が低い，抗体などの高分子や DDS キャリアのような分子集合体の場合は，水系溶媒中，温和な温度条件での反応が求められることが多い。そのため，いわゆるクリック化学などの生体直交反応や，キレーターへのポジトロン放出金属核種の配位反応を利用した標識戦略がよく用いられる[6,7]。相対的分子量が小さい分子の修飾が高分子量の物質の化学的・生物学的性質に及ぼす影響は極めて限定的であると考えられるため，多少の構造変化を伴う標識も許容され得る。従来，リジン側鎖や N 末端のアミノ基などへのランダムな標識が行われて来たが，最近では，生体高分子に対しても，位置特異的なポジトロン放出核種標識技術の開発が進められている。また，リポソームや細胞への標識も可能であり[8,9]，ポジトロン放出核種で標識した脂質誘導体の膜への挿入，リポソーム内水層や細胞内への核種の固定なども行われている。PETプローブの体内動態特性はポジトロン放出核種の選択において一つの重要な要素であり，血中滞留性が高い抗体PETプローブなどでは長期間の追跡が必要なため，物理学的半減期が長い ^{64}Cu や ^{89}Zr（^{64}Cu が12.7時間，^{89}Zr が3.27日）などを用いる。

4　カギとなる要素技術：定量性を担保するための各種補正と画像再構成法

PETでは，γ線の同時計測に基づく投影データの集まり（サイノグラム）が生データであり，これを線源の空間分布であるPET画像に変換するためには画像再構成と呼ばれる数学的な処理を必要とする[2)]。実際のγ線の検出の際には，一つの線源から生じた2本の対消滅γ線による真の同時計数以外に，複数の線源から生じたγ線が同時に検出される偶発同時計数や，被検体との相互作用によりγ線の進路が曲げられた結果本来とは別の場所に線源があるように見える散乱同時計数などが起こる。これらは，画質の劣化や定量性の低下に繋がるため，取得したサイノグラムにランダム補正や散乱補正などを適用する。また，被験体によるγ線の吸収・散乱といった減弱効果に対する補正として，外部点線源によるトランスミッション撮像やCT画像あるいはMRI画像からの変換による減弱係数データを用いた減弱補正も重要である。続く画像再構成には大きく分けて解析学的手法と統計学的手法の二つがある。この内，解析学的手法の一つであるフィルタ補正逆投影法（Filtered Back Projection：FBP）は，空間分解能がフィルタとカットオフの選択のみで決まる利点があり，現状のゴールデンスタンダードである。但し，収集データの統計ノイズが直接画像に反映されることに留意が必要である。一方で，最大尤度・期待値最大化法（Maximum Likelihood Expectation Maximization：ML-EM）などの統計学的手法では，最適パラメータにおいて統計ノイズの低減などが期待出来るが，解析に要する時間は長い。画像の利用目的に合わせた画像再構成法の選択が重要である。

5　イメージングバイオマーカーとしてのPETプローブ

生体分子の発現や機能の評価のため，そのリガンドや特異的結合分子を基にしたPETプローブが多く開発されて来た。最も代表的なものが，^{18}F を標識したグルコース誘導体[^{18}F]Fluorodeoxyglucose（FDG）である。FDGはグルコーストランスポーターにより細胞に取り込まれるが，グルコース自体とは異なりリン酸化された後は代謝を受けず細胞内に滞留するため，グルコースの取り込みや代謝が活発ながんのイメージングに利用されている[10)]。また，核酸誘導体である[^{18}F]Fluorothymidine（FLT）は，リン酸化体がDNA合成に利用されることで細胞に固定化されるため，細胞増殖が活発ながんの診断や治療効果の判定への適用が期待されている[11)]。しかし，FDGやFLTは適用範囲が広い一方で，代謝や分裂が盛んな正常組織やがん以外の病変組織も可視化されるため，偽陽性の懸念もある。その他，低酸素領域を可視化する[^{18}F]F-MISOなど様々な低分子PETプローブが開発されている。

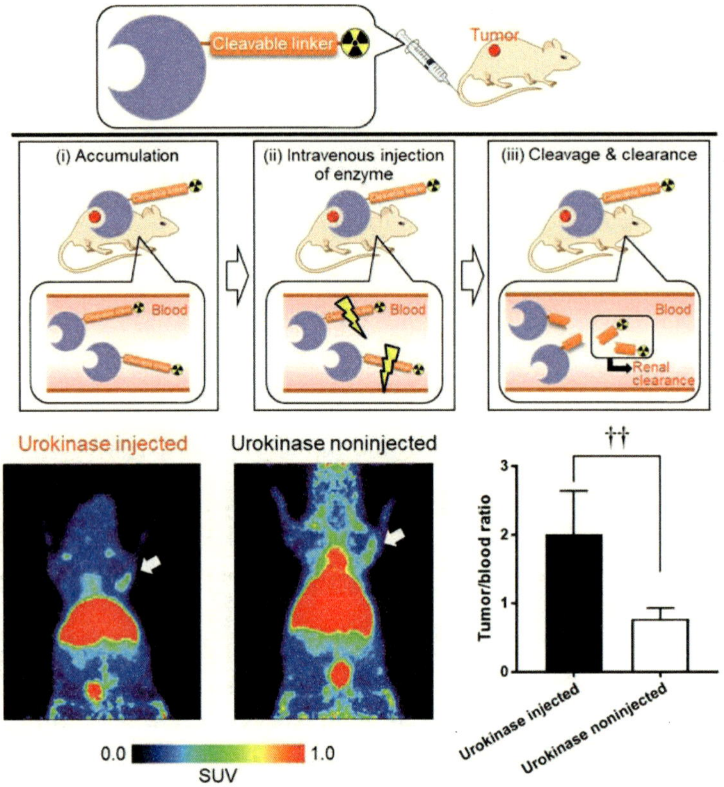

図2　クリアランス促進によるイメージングコントラストの改善
（K. Matsumura *et al.*, *Int. J. Pharm.* から許可を得て転載）

また近年，バイオ医薬品の興隆と並行して，標的特異性の向上を目指した抗体やペプチドに基づくPETプローブの開発が進められている。例えば，モノクローナル抗体のPETプローブ化により，臨床試験においてもHER2やCD20のようながん関連分子の可視化が行われ，がんの診断や治療効果の判定における有用性が示唆されている。但し，血中における長時間滞留，肝臓などへの非特異的な集積による画像コントラストの低下が課題であるため，余分なポジトロン放出核種のクリアランス促進を目的とした戦略が検証され始めている。そのための一つの戦略として，Matsumuraらは，ペプチドと^{64}Cu標識部位の間に酵素応答性切断配列を導入し，PETプローブの標的組織への移行後に酵素を投与するシステムにより，イメージングコントラストの改善に成功している[12]（図2）。

近年，臨床試験における薬効判定のサロゲートエンドポイントとして，PETイメージングによる病態関連分子の発現や機能評価の有用性が認識され始めている。こうしたイメージングバイオマーカーとしてのPETプローブの開発は，創薬の効率化に繋がるものと期待される。

6 PETを用いた薬物動態研究

従来，被験者から得られる情報は，血液や尿中の薬物濃度推移データのみであり，ヒトにおける組織中薬物濃度は動物試験から外挿されて来た。しかし，薬物トランスポーターや代謝酵素の発現に大きな種差があることが明らかになって来ており，これらが関連する薬物動態の場合，予測は困難である[13]。これに対し，ポジトロン放出核種で標識した薬物のPET臨床試験では，薬物組織分布の定量的かつ継時的な直接評価が可能となった。これらのデータを基にした肝胆系輸送，腎取り込み，尿排泄などの素過程の分離評価は，それぞれの過程におけるトランスポーターなどの寄与を理解する上で大きな力となる。

トランスポーターが関与する低分子医薬品の動態研究の例を紹介する。アンジオテンシンⅡ受容体拮抗薬Telmisartanは，ヒトにおいて投与量に対する血中濃度変化が非線形性を示すことが知られた薬物である。培養細胞を用いた研究において，肝臓の血管側細胞膜に発現するトランスポーター Organic Anion Transporting Polypeptide（OATP）1B3による選択的な肝細胞への取り込みが明らかになっていたことから，非線形性の要因として肝胆系輸送の関与が予測されていた。Takashimaらは，ラットでの実証研究として，薬物動態の投与量依存性について[^{11}C]Telmisartanを用いたPET研究を実施した。得られた画像に対してTime-activity curve解析を行い，肝臓，腎臓，腸管などの組織中[^{11}C]Telmisartan濃度推移を求め，さらに，Integration plot法を用いた速度論的解析により，薬物動態の各素過程のパラメータを算出する解析手法を確立した[14, 15]。同時に投与する非標識体Telmisartan量の増加に伴い，標識体の肝クリアランスの低下が認められ（図3），このことから，トランスポーターの飽和が非線形性の一つの要因であると明らかになった。さらに，OATP阻害剤である抗生物質Rifampicinとの併用投与時に発生する薬物間相互作用についても，[^{11}C]Telmisartanを用いたPET研究によりトランスポーターの寄与が示された[16]。

同様の方法論により，脳神経保護効果が期待されている（15*R*)-16-m-tolyl-17,18,19,20-tetranorisocarbacyclin methyl ester（15*R*-TIC-Me）についてヒトでの動態について情報を得るべく，Takashimaらはその^{11}C標識体15*R*-[^{11}C]TIC-Meを用いたPET臨床試験を実施した。培養細胞を用いた研究などから，この医薬品候補化合物は，OATP1B1，OATP1B3により肝細胞へ取り込まれ，その代謝物がMultidrug Resistance-associated Protein 2（MRP2）を介して胆汁中排泄されることが示唆されていた。ヒト組織中濃度推移のデータに基づいて薬物動態の各素過程のパラメータを算出し，Rifampicinとの併用投与時に発生する薬物間相互作用におけるトランスポーターの寄与を示した[17]。このように，[^{11}C]Telmisartanや15*R*-[^{11}C]TIC-Meをはじめとするトランスポーターの選択的な基質のPETプローブは，トランスポーター輸送のイメージングバイオマーカーとして薬物動態研究の有用なツールとして期待される。

PETイメージングは，核酸医薬などのバイオ医薬品の動態研究にも利用されている。例えば，著者らは，クリック化学を応用したアンチセンスオリゴDNAの^{18}F標識法を開発し[18]，高コレ

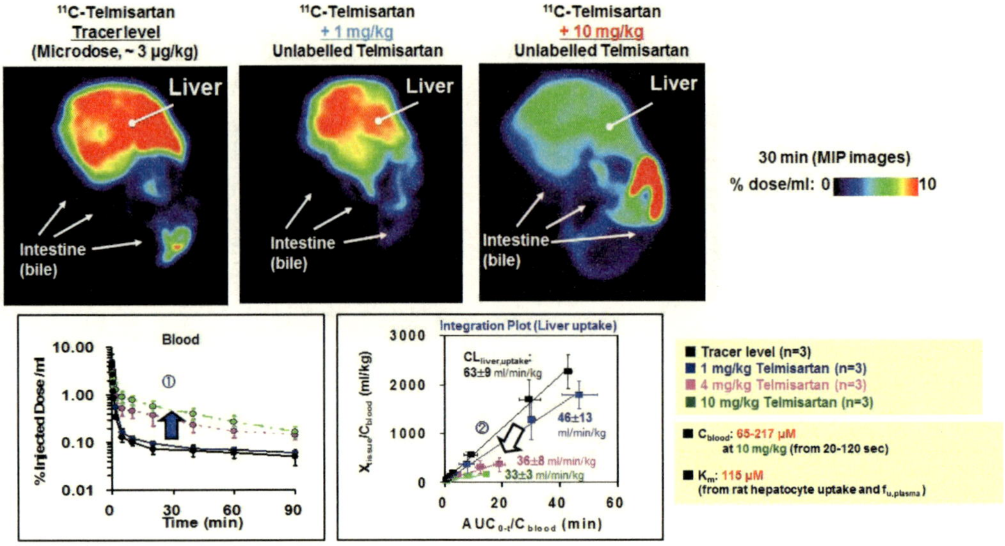

図3 PET による薬物動態の速度論的解析

(Adapted with permission from *Mol. Pharmaceutics* 8, 5, 1789-1798. Copyright 2011 American Chemical Society.)

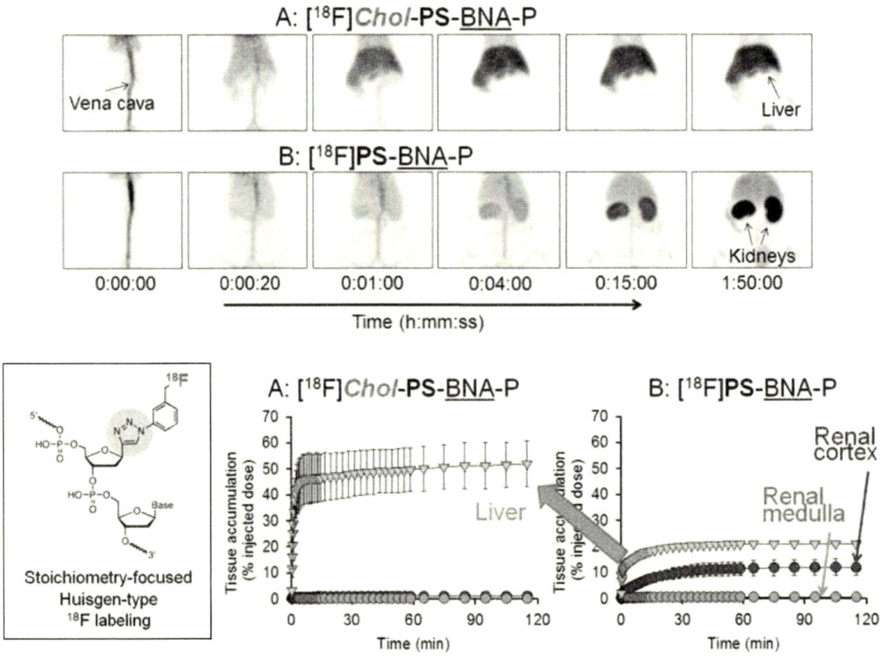

図4 PET によるアンチセンス医薬品候補の体内動態評価

(H. Mukai *et al*., *J. Control. Release* から許可を得て転載)

ステロール血症の有望な標的であるProprotein Convertase Subtilisin/kexin Type 9（PCSK-9）に対するアンチセンス医薬品候補について，効率的に肝臓で機能させるためのコレステロール修飾や，代謝安定性を高めるための化学修飾による動態改善をPETイメージングにより明らかにした[19]（図4）。

PETイメージングで可視化されるのは標識された放射性核種の体内分布であるため，代謝安定性試験により生体内での標識化合物の状態を評価することが，薬物動態研究において特に重要である。

7　PETを活用した臨床試験

早期探索的臨床試験，その中でも超微量（マイクロドーズ）の薬物を投与するマイクロドーズ臨床試験を中心として，臨床試験におけるPETの活躍の場は年々増加している。その背景には，PET臨床試験に関する様々なガイドラインの整備があると考えられる。まず，2008年に「マイクロドーズ臨床試験の実施に関するガイダンス」が通知[20]されたことで，国内でのマイクロドーズ臨床試験の実施が可能となった。その後，「医薬品の臨床試験及び製造販売承認申請のための非臨床安全性試験の実施についてのガイダンス」の改正[21]，「バイオテクノロジー応用医薬品の非臨床における安全性評価」の通知[22]などを経て，早期探索的臨床試験の実施条件が追加された。これまで低分子化合物に限定されていた被験物質がバイオ医薬品にも拡張された。また，被験対象が健常人から患者に拡張され，想定する疾患条件での標的部位への移行性評価が可能となった。さらに，準薬効域や薬効域の量の被験物質（非標識体）とマイクロドーズ量のポジトロン放出核種標識物質を併用したPET試験により，薬効域付近での体内動態データの取得も可能となった。医薬品の承認申請を目的としたPETプローブを含む診断用放射性医薬品の非臨床試験や臨床試験の評価方法などについては，「診断用放射性医薬品の臨床評価方法に関するガイドライン」にまとめられている[23]。これらと並行して，早期探索的臨床試験の特性を考慮した治験薬の品質を保証するために，「治験薬の製造管理，品質管理等に関する基準（治験薬GMP）について」が公示された[24]。

理化学研究所においても，共同研究者と共にマイクロドーズ量の被験物質を投与するPET臨床試験を実施している。一例として，モノクローナル抗体をプローブとして用いた試験について紹介する。Trastuzumabは HER2を標的とする抗体医薬であり，HER2陽性乳がん患者において術後の再発抑制や生存期間の延長が確認されている。Tamuraらは，^{64}Cu-Trastuzumabの PET臨床試験において，乳がん原発巣と脳転移巣の検出に成功し，手術前後の診断や投薬による治療効果のモニタリングが可能であることを示した[25,26]（図5）。現在，Trastuzumabの投薬には，HER2陽性を確認するための生検が必要であり，穿刺や手術といった侵襲的な手段でがん組織を採取し，免疫組織染色やFluorescence *in situ* Hybridization（FISH）が行われる。これに対し，^{64}Cu-Trastuzumabを用いたPET試験では，低侵襲的に腫瘍組織全体のHER2の発

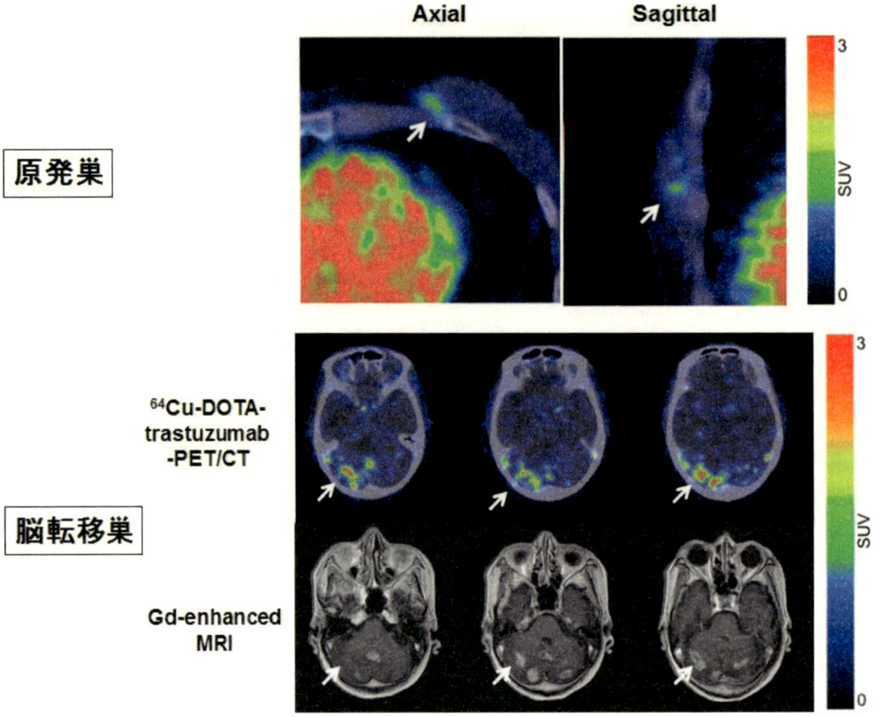

図5 ^{64}Cu-Trastuzumab による乳がん原発巣・転移巣の検出

(This research was originally published in JNM. K. Tamura *et al.* ^{64}Cu-DOTA-trastuzumab PET imaging in patients with HER2-positive breast cancer. *J. Nucl. Med.* 2013; **54**: 1869-1875. © SNMMI.)

現を確認出来るため，患者適合性検査や治療中のモニタリングに有用な評価法として期待される。

8 おわりに

本稿ではPETイメージングにより，特に臨床試験において，ヒトでの薬効や薬物動態に関するより直接的なデータに基づいた合理的な創薬を進めることが出来ることを例と共に述べた。創薬に携わる研究者や医療関係者，官公吏との協力体制のもと，PETイメージングが日本および世界の創薬をさらに加速させる原動力となることを期待している。

文　　献

1) S. M. Paul *et al.*, *Nat. Rev. Drug. Discov.*, **9**, 203-214 (2010)
2) 大西英雄ほか監修，核医学検査技術学，p70 など，オーム社 (2002)
3) T. F. Massoud *et al.*, *Genes Dev.*, **17**, 545-580 (2003)
4) M. Suzuki *et al.*, *Trends Anal. Chem.*, **23**, 595-607 (2004)
5) H. Doi *et al.*, *Chem. Eur. J.*, **15**, 4165-4171 (2009)
6) M. Glaser *et al.*, *J. Labelled Comp. Radiopharm.*, **52**, 407-414 (2009)
7) Z. Cai *et al.*, *J. Labelled Comp. Radiopharm.*, **57**, 224-230 (2014)
8) J. W. Seo *et al.*, *Bioconjug. Chem.*, **21**, 1206-1215 (2010)
9) M. H. Kim *et al.*, *ACS Med. Chem. Lett.*, **6**, 528-530 (2015)
10) A. Gallamini *et al.*, *Cancers*, **6**, 1821-1889 (2014)
11) V. R. Bollineni *et al.*, *Eur. J. Cancer*, **55**, 81-97 (2016)
12) K. Matsumura *et al.*, *Int. J. Pharm.*, **545**, 206-214 (2018)
13) G. M. Grass *et al.*, *Adv. Drug Deliv. Rev.*, **54**, 433-451 (2002)
14) T. Takashima *et al.*, *J. Pharmacol. Exp. Ther.*, **335**, 314-323 (2010)
15) T. Takashima *et al.*, *J. Nucl. Med.*, **54**, 267-276 (2013)
16) T. Takashima *et al.*, *Mol. Pharm.*, **8**, 1789-1798 (2011)
17) T. Takashima *et al.*, *J. Nucl. Med.*, **53**, 741-748 (2012)
18) T. Kuboyama *et al.*, *Bioorg. Med. Chem.*, **19**, 249-255 (2011)
19) H. Mukai *et al.*, *J. Control. Release*, **180**, 92-99 (2014)
20) 厚生労働省医薬食品局審査管理課長，マイクロドーズ臨床試験の実施に関するガイダンス，薬食審査発第 0603001 号 (2008)
21) 厚生労働省医薬食品局審査管理課長，医薬品の臨床試験及び製造販売承認申請のための非臨床安全性試験の実施についてのガイダンス，薬食審査発 0219 第 4 号 (2010)
22) 厚生労働省医薬食品局審査管理課長，バイオテクノロジー応用医薬品の非臨床における安全性評価，薬食審査発 0323 第 1 号 (2012)
23) 厚生労働省医薬食品局審査管理課長，診断用放射性医薬品の臨床評価方法に関するガイドライン，薬食審査発 0611 第 1 号 (2012)
24) 厚生労働省医薬食品局長，治験薬の製造管理，品質管理等に関する基準（治験薬 GMP）について，薬食発第 0709002 号 (2008)
25) K. Tamura *et al.*, *J. Nucl. Med.*, **54**, 1869-1875 (2013)
26) H. Kurihara *et al.*, *EJNMMI Res.*, **5**, 8 (2015)

第33章　経口DDS製剤開発における経口吸収性予測の現状

山下伸二*

1　はじめに

経口剤に関する製剤技術のうちどこまでの技術をDDS技術として考えるのか，すなわち，単なる製剤技術とDDS技術との境界線をどこに置くのかは意見の分かれるところである。しかし，DDS技術を「薬物の体内分布を量的・空間的・時間的に制御することによって，効果の増強，副作用の軽減，使用性の改善および経済性の向上を図る技術」と考えれば，徐放性製剤はもちろん，溶解性改善を目的とした過飽和製剤や口腔内崩壊錠（Orally disintegrating tablet）など，現在の経口剤に用いられている多くの技術はDDS技術と言える。

本章のトピックスである経口吸収性予測技術は，新規医薬品候補化合物の吸収性を出来るだけ早い段階で予測することによって，その化合物の経口剤としての開発の可能性を判断するとともに，溶解改善などの製剤化技術（DDS技術）の必要性やその最適化のための検討を効率的に実施するために用いられる。また近年では，市販製剤の品質保証や生物学的同等性の検証を目的として，製剤を口投与後の血中濃度パターンを精度よく予測する手法に関しても活発な研究開発が行われている。ここでは，DDS製剤の開発に貢献する技術として，主に創薬段階での吸収性予測法について，吸収過程を理解するために必要ないくつかの基礎的な理論，および実際の吸収性予測に繁用されている *in vitro* および *in silico* の手法を概説する。

2　医薬品の吸収性を予測する上での基礎的な理論

2.1　経口投与後の吸収率と消化管膜透過性の関係

経口投与後の溶解過程に問題がない薬物の場合（水溶解度が大きく，溶解速度も十分に速い），消化管からの吸収率（Fa）は膜透過性（P_{eff}：effective permeability）によって規定される。この時，小腸膜に対する透過性とヒト経口投与後の吸収率の関係は式（1）によって表される（図1）[1)]。

$$Fa = 1 - e^{-A \cdot P_{eff}} \tag{1}$$

ここで，AはScale factorであり，透過性測定に用いた膜の性質や測定法によって異なることから，吸収率既知の数種の薬物を用いて予め求めておく必要がある。Aが求まった後，その試験

＊　Shinji Yamashita　摂南大学　薬学部　薬剤学研究室　教授

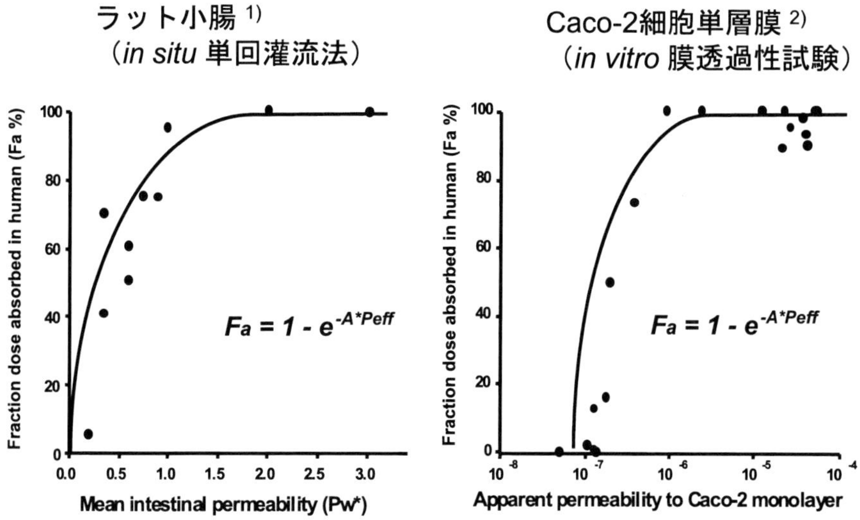

図1　薬物の消化管膜透過性と吸収率（Fa）の関係[1, 2]

系で得られた薬物の膜透過性から，式（1）を用いてヒトでの吸収率を簡単に予測することが出来る。

2.2　経口投与後の吸収における膜透過性と溶解度の関係

固形製剤として経口投与された薬物は，消化管内で崩壊・溶解した後，主として小腸から吸収される。小腸からの吸収が一次速度に従うとすると，小腸からの薬物吸収速度は，小腸管腔内で溶液として存在していた薬物濃度（$C_{intestine}$）と，小腸膜に対する薬物の膜透過性（P_{eff}）の積として表される。薬物の膜透過性とは単位面積当たりの薬物の膜の通り易さを表すパラメータである。

$$\text{薬物吸収速度} = C_{intestine} \times P_{eff} \qquad (2)$$

経口投与後吸収された薬物の量は，式（2）を投与後の時間と小腸の長さに対して積分することによって求められる。ここで，小腸の管腔内は良く攪拌されており，また薬物の膜透過性は小腸全ての部位で同じと仮定すると，投与後t時間までの薬物吸収量は

$$\text{薬物吸収量} = \int_0^t C_{intestine}\,\mathrm{dt} \times P_{eff} \cdot S = AUC_0^t \times CL_{abs} \qquad (3)$$

となる。式中，CL_{abs}は小腸全体からの吸収クリアランスであり，膜透過性に小腸膜の総面積（S）をかけた値である。また，AUC_0^tは，小腸内で溶解していた薬物の濃度―時間曲線下面積であり，時間tを小腸内での薬物滞留時間と考えると，式（3）は投与後の総吸収量を表すことになる。通常，ヒトにおける小腸内薬物滞留時間は3～4時間程度である。小腸内で溶液として存在する薬物の濃度は，小腸内での薬物の溶解度と溶解速度および膜透過速度のバランスによって

決定されることから，式（2），（3）より，経口投与後の吸収率を予測するためには，各薬物の小腸膜透過性，小腸内での溶解度および溶解速度に関する情報が必要であることがわかる。

2.3 吸収の律速過程に関する理解

経口投与によってどの程度の血中曝露が得られるのかを予測することは，その化合物の経口剤としての開発の可能性を判断する上で極めて重要である。例えば，水に対する溶解度が極めて低い化合物では，消化管内での溶解度が飽和溶解となる投与量以上では吸収に頭打ちが生じ，いくら投与量をあげても十分な血中暴露が得られない。化合物の持つ吸収ポテンシャルとして，最大吸収量（MAD：Maximum Absorbable Dose）がしばしば用いられる。MADとは，消化管内で薬物が常に飽和溶解度（C_s）で溶解している（溶解速度が極めて速い）と仮定し，薬物の消化管内（小腸内）滞留時間（T_{si}）で吸収され得る最大量を意味しており，次式によって算出される[3)]。

$$MAD = C_s \times ka \times V_{si} \times T_{si} \tag{4}$$

ここで，kaは消化管からの吸収が一次速度に従うと仮定した場合の吸収速度定数，V_{si}は消化管内容積を表す。創薬早期段階でヒトにおけるkaを算出することは困難であるため，$ka \times V_{si} = P_{eff} \times S$の関係を用いれば，MADは以下の様に書き直すことが出来る。

$$MAD = C_s \times P_{eff} \times S \times T_{si} \tag{5}$$

式（5）において，ヒト消化管膜の表面積を文献的に報告されている800 cm^2，薬物の消化管内滞留時間を4時間とすることによって，各化合物の溶解度と膜透過性からMADを簡便に算出可能となる。以下，MADと推定投与量の関係から経口投与後の律速過程を把握することによって，吸収性に関連したリスクの推定およびその改善のための方策について考えてみる[4)]。

2.3.1 投与量＜MADとなる場合

固形薬物からの溶解速度が膜透過速度よりも早ければ理論上完全に吸収される（Fa＝100%）。一方，溶解速度が膜透過速度よりも遅い場合には，吸収速度は溶解速度によって律速され（溶解速度律速），吸収率が低くなる。投与量を増加した場合，投与量がMADに達するまでは経口投与後の吸収量は投与量に比例して上昇する。また，微粉化などの比較的簡単な製剤技術を用いて溶解速度を上昇させれば吸収率は有意に改善されることから，吸収が溶解速度律速となっても経口剤開発に大きなリスクとなるケースは少ない。

2.3.2 投与量＞MADとなる場合

① Do<1，すなわち投与した薬物が投与液に完全に溶解している場合には，経口投与後の吸収は膜透過速度によって律速される（膜透過律速）。膜透過律速では，Do＝1となるまでは経口投与後の吸収量は投与量に比例して上昇する。

② Do>1，すなわち薬物の投与濃度がその溶解度を超える場合，溶解速度をいくら速くしても，吸収される薬物量はMADより大きくはならない。この時，吸収は溶解度および膜透過速度

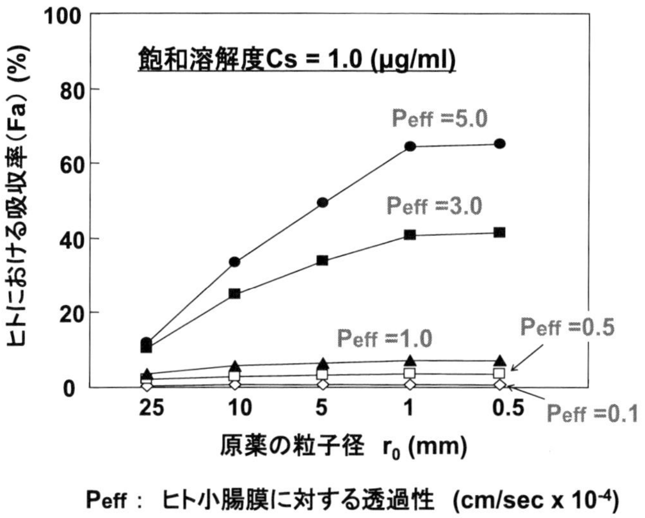

図2　微粉化による吸収改善効果に及ぼす膜透過性の影響

によって律速される（溶解度－膜透過律速）。この様な薬物では，投与量を増やしても消化管内で溶解している濃度は溶解度以上には上昇しない（溶解飽和）ため，吸収量は頭打ちとなり，したがって吸収率（Fa）は投与量の上昇とともに低下する。

①，②いずれの場合にも，投与した薬物は完全には吸収されない（Fa<100%）。吸収を改善するためには，膜透過性あるいは溶解度を上昇させる必要があるが，基本的には両値とも化合物分子に固有のパラメータであるため，製剤化技術による吸収改善は困難である。図2は水に対する飽和溶解度が1 μg/mLの薬物に対して，微粉化による吸収改善を試みた結果をsimulateしたものである。同じ溶解度の薬物であっても，膜透過性が低い場合には吸収が溶解度－膜透過律速となるため，微粉化の効果が得られない。一方，膜透過性が高い薬物では，MADが大きくなるために吸収は溶解速度律速となり，微粉化による溶解速度の上昇が吸収率改善に一定の効果を示すことがわかる。この様に，吸収が溶解度－膜透過律速となる場合には，溶解速度の上昇や投与量の増加が血中曝露の上昇につながらず，高曝露が必要な毒性試験の実施が困難となるため，経口剤としての開発を進める上で極めて大きなリスクとなる可能性がある。

3　吸収予測に必要なパラメータの測定（*in vitro* 技術）

3.1　消化管膜透過性

薬物の小腸膜透過性を測定する方法として，ラットなどの小動物の消化管を用いる *in situ* ループ法，灌流法，また，消化管を生体から完全に切り離して用いる *in vitro* 反転腸管法，チャンバー法など様々な手法がある。また，ヒト大腸癌由来のCaco-2細胞やイヌの尿細管上皮細胞由来のMDCK細胞によって形成された単層膜は，*in vitro* での膜透過性評価に繁用されている。

これら細胞は一定の条件下で培養すると，微柔毛や tight-junction など小腸の上皮吸収細胞と同様な形態を持つ安定した単層の上皮細胞層を形成する[5]。受動拡散によって吸収される薬物の場合，これら培養細胞単層膜とヒト小腸膜に対する透過性は一定の相関関係にあることが明らかにされているものの，tight-junction を介した paracellular な透過性，および吸収方向／排出方向への薬物輸送トランスポータの輸送活性には違いがあるため，ヒトにおける吸収予測の際にはその補正が必要である。さらに，より簡便な膜透過性評価法として，リン脂質をドデカンなどの有機溶媒に加えて作製した人工膜（Parallel Artificial Membrane Permeability Assay，PAMPA）が多くの製薬企業に導入されている。PAMPA は，新規化合物の膜透過性の高低を判定する極めて効率的なスクリーニング法（High throughput screening）であるものの，ヒト膜透過性との相関性は他の手法に比べて低く，その値から直接吸収率を予測する場合には誤差が大きくなる可能性がある。

3.2 溶解度および溶解速度

水に対する溶解度が低く，消化管内での溶解が遅い薬物の吸収率を予測するためには，膜透過性とともに消化管内での溶解度および溶解速度に関する情報が必要である。一般に，薬物の溶解性を *in vitro* で評価する場合，日本薬局方で定められた溶出試験の第 1 液（pH1.2，胃内溶液に対応）および第 2 液（pH6.8，小腸内溶液に対応）を用いる場合が多い。一方，実際の消化管内溶液には胆汁酸や脂質が含まれており，混合ミセルを形成することによって脂溶性薬物の溶解性を向上させることが知られている。そのため，単純な緩衝液中で測定した溶解度と *in vivo* 消化管内での溶解度に大きな差が認められることが多く報告されている。また，日本薬局方のパドル法を用いて製剤からの薬物溶出性を評価する場合，通常，試験液量として 900 mL を用いるのに対し，実際のヒトにおける胃・小腸内の溶液量は，薬物を 150 mL の水とともに服用した場合，それぞれ 200 mL および 300～500 mL 程度（いずれの絶食時）とかなり少なく[6]，溶出試験法の結果は，*in vivo* 消化管内での溶解性と必ずしも一致しないことに注意が必要である。

近年，*in vivo* での薬物溶解度および溶解パターンをより定量的に評価することを目的として，平均的なヒト小腸内溶液と同じ濃度の胆汁酸，脂質を含んだ絶食時および摂食時の小腸内擬似溶液（Fasted State Simulated Intestinal Fluid（FaSSIF）；絶食時擬似溶液，Fed State Simulated Intestinal Fluid（FeSSIF）；摂食時擬似溶液）が用いられている[7]。これら小腸内疑似溶液を用いた場合，溶解した薬物は溶液中（free）と胆汁酸混合ミセル中に平衡状態で存在するため，特に脂溶性薬物では，見かけの溶解度が単純な緩衝液中に比べて顕著に大きくなる。しかしながら，溶解している薬物のうち，消化管膜を透過するのは溶液中で free として存在する薬物であり，膜透過速度は free の薬物濃度に依存するため，疑似液中での見かけの溶解度の上昇が，そのまま吸収率の上昇につながらない場合がある。例えば式（5）に従って対象化合物の MAD を求める場合，FaSSIF 中での溶解度（Cs）を代入するのであれば，膜透過性（P_{eff}）としても FaSSIF 溶液を用いて測定した値を用いるべきである。

3.3　過飽和能

水に対する溶解度が低く，経口投与後の吸収が消化管内の溶解度によって律速される（溶解度律速）薬物の場合，その吸収改善のためには溶解度自体を大きくする必要がある。熱力学的に平衡な状態での水溶解度は薬物に固有の値であるため，製剤学的に溶解度を高めることは困難である。過飽和溶解は，熱力学的には不安定であるものの，薬物が一時的にその溶解度以上に溶解した状態であり，消化管内で過飽和溶解を引き起こす過飽和製剤は，難溶解性薬物の吸収改善技術として注目されている。新規候補化合物の水溶解度が低く，経口投与後の吸収が低くなると予想された場合，将来的にその改善が可能か否かを判断する上で，消化管内での過飽和能を評価しておくことは重要である。過飽和能の簡便な評価法として，化合物をいったんDMSOなどの有機溶媒に高濃度に溶かした後，それを緩衝液やFaSSIFで一気に希釈した後の溶解パターンを測定するsolvent-shift法[8]，溶液のpHを変化させた場合の薬物の溶解度の変化を利用して過飽和を生じさせるpH-shift法などがある。いずれにしても，溶媒あるいはpHをshiftした直後の過飽和度（最大過飽和溶解濃度／熱力学的平衡溶解度）および過飽和溶解の維持時間が，過飽和製剤からの吸収を予測する上で重要な情報となる（図3)。

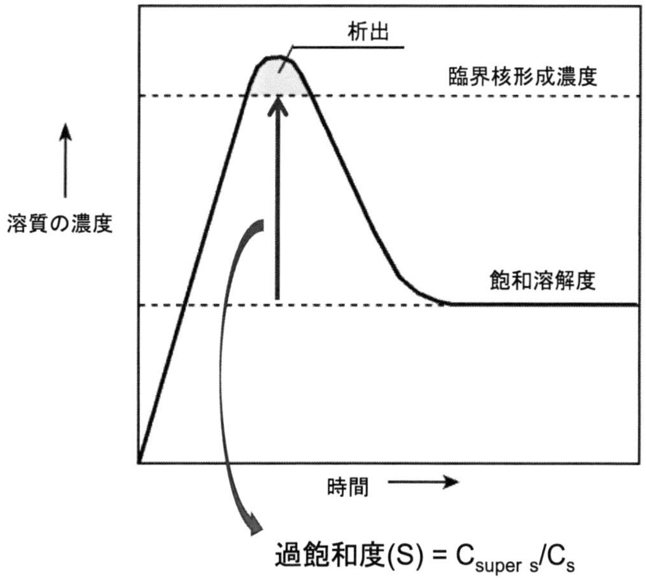

図3　過飽和溶解のプロセス

4　消化管内での溶解と膜透過過程の同時評価：Dissolution/Permeation System

固形剤投与後の消化管内での薬物の溶解・析出と消化管膜透過は常に並行して進行する。Dissolution/Permeation System（D/P system）は，*in vitro* においてその二つの過程を同時に評価することを可能としたシステムで，これまで多くの薬物について，吸収の非線形性（飽和），食事の影響，各種製剤の効果等を精度よく予測できることが報告されており，実際の医薬品開発の場にも導入されている[9]。

D/P system は，side-by-side 型 chamber の中央にヒト消化管膜のモデルとして Caco-2 細胞単層膜などの培養細胞を装着した簡単なシステムで（図 4），その管腔側（apical 側）に固形薬物を添加した後，一定時間後に血管側（basal 側）に透過してきた薬物量（膜透過率）から，ヒトでの吸収率（Fa）を推定する。この時，出来る限りヒトの消化管内の環境を模倣した条件で測定を行うために，管腔側溶液として pH を 6.5 とした FaSSIF または FeSSIF を用い，血管側溶液（pH7.4）にはウシ血清アルブミン（4.5 w/v%）を添加してある。難溶解性薬物の吸収を考える場合，投与量は極めて重要な factor である。D/P システムでは，管腔側の溶液量が 8 mL とヒト消化管内溶液量（500～1000 mL）の 1/100 程度であることから，通常，薬物添加量として臨床投与量の 1/100 量が用いられている。

実際に D/P システムを用いて薬物の吸収率を予測する場合には，予め，吸収率既知の数種の市販薬物を用いて，D/P システムでの薬物膜透過率とヒト吸収率の関係を表す standard curve を求めておいた後，試験薬物の膜透過率からその吸収率を推定する。D/P システムは，溶解度の低い難溶解性薬物，特にその吸収が溶解度律速となるような薬物の吸収予測に有用なツールであり，現在では，人工膜（PAMPA）を用いた同様なシステム（μFLUX™）も市販されている。

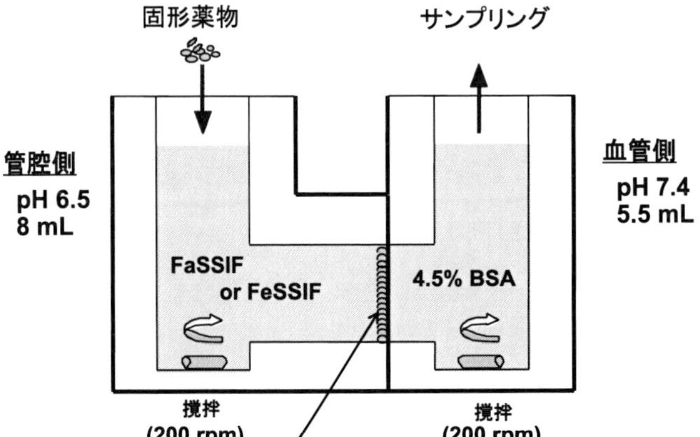

図 4　Dissolution/Permeation System の概要

5 *In silico* での吸収 Simulation

In vitro で求めた薬物の膜透過性，溶解性に関するパラメータからその吸収率や吸収パターンを予測するためには，それらパラメータを統合的に解析する必要がある。その手法として，近年，消化管内での製剤の崩壊・移動，薬物の溶解・膜透過の各過程を数理的に書き下したモデルに，*in vitro* で得られるパラメータを代入することによってヒト吸収性を予測する *in silico* 技術が急速に進歩している。すでに，GastroPlus™，SimCYP（ADAM model），BioavailablityDesign Expert といったプログラムが市販されており，実際の医薬品開発過程において薬物吸収予測（simulation）に繁用されている。また，大手製薬企業の中には，自社化合物のデータベースを含めて独自の吸収予測プログラムを構築し，経口剤の開発に活用している企業もある。

このうち，GastroPlus™，SimCYP（ADAM model）では，基本的には消化管内をいくつかのコンパートメントに区切り（例えば，胃×1，小腸 ×7，大腸 ×3 の合計 11 のコンパートメント），各コンパートメントでの薬物の溶解，膜透過およびコンパートメント間の薬物の移動を微分方程式によって書き表し，それら微分方程式をコンピューターを用いて数値積分することで，経口吸収率や吸収パターンを simulate するという手法が用いられている（図 5）[10]。一方，BioavailablityDesign Expert では菅野らが提唱した GUT Framework 理論に基づき，薬物の吸収に関わるプロセスをすべて mechanistic model で書き表すことによってボトムアップ的に吸収率を予測する[11]。いずれにしても，これら市販のソフトウェアには，ヒトや実験動物の消化管の生理に関する膨大な情報が盛り込まれており，吸収における動物間種差の検証，吸収に及ぼす食事や疾病等の影響の予測など，多くの場面で有用である。

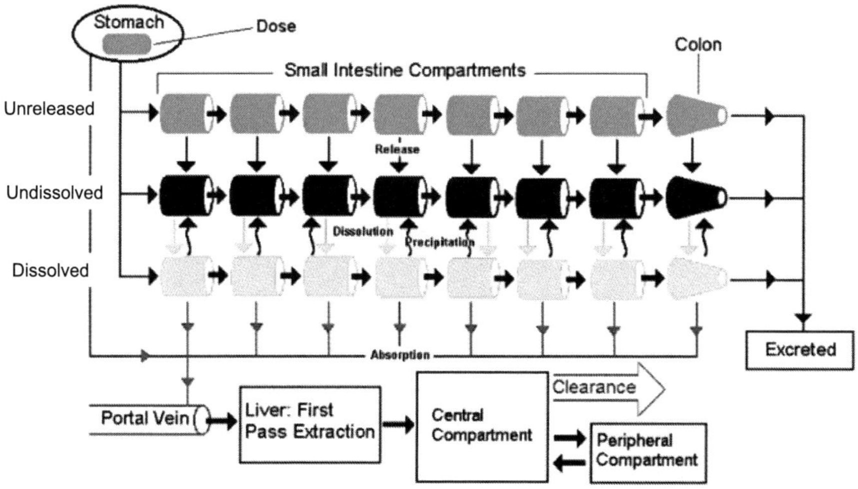

図 5　消化管からの薬物吸収を simulation するための吸収モデルの一例
(Advanced Compartmental Absorption and Transit Model)

一方，薬物の物理化学的パラメータに関しては，logP や pK_a 等の基礎的な物性および溶解度，膜透過性，化学的／生物学的安定性などの薬物固有のパラメータに加えて，実際に投与される原薬の粒子径，結晶形，また製剤の崩壊や製剤からの薬物溶出パターン等に関する情報が必要となる。市販のソフトウェアを用いる場合には，どの様な吸収モデルが用いられているかを理解するとともに，代入する薬物や製剤に関するパラメータの質に関して十分な注意が必要である。例えば，消化管内で過飽和溶解を生じる薬物（製剤）では，過飽和度や過飽和の持続時間といったパラメータが必要であるが，現時点では *in vivo* 消化管内での過飽和溶解プロファイルに関して正確なデータを取得することは困難である。また，過飽和・析出理論を組み込んだモデルも構築されているものの，過飽和現象自体が不安定で多くの要因の影響を受けることから，その予測精度は十分とはいい難いのが現状である。その様な薬物の吸収に関する simulation の結果は，必ずしも *in vivo* の結果と一致しないと考えるのが現時点では妥当と思われる。

6　最後に

経口 DDS 製剤の開発において，常にヒトにおける薬物の吸収を意識しながらプロジェクトを進行することが重要である。対象となる薬物の最も高い治療効果を引き出すため，製剤化によって吸収のどの過程をどの様に改善するのかを考える上で，吸収予測は極めて有用である。今後は，コンピュータを用いた simulation がより広く使われるものと考えられるが，simulation の精度を高めるためには，吸収に影響を及ぼす様々な要因についての適切な *in vitro* 評価が必要であることは言うまでもない。*In vitro, in silico* 両面において，さらなる技術の進歩を期待する。

文　　献

1） G.L. Amidon *et al.*, *Pharm. Res.*, **5**, 651-654 (1988)
2） P. Artursson *et al.*, *Biochem. Biophys. Res. Commun.*, **175**, 880 (1991)
3） K.C. Johnson and Swindell AC, *Pharm. Res.*, **13**, 1795-1798 (1996)
4） K. Sugano *et al.*, *Drug Metab. Pharmacokinet.*, **22**, 225-254 (2007)
5） I. Hidalgo *et al.*, *Gastroenterology*, **96**, 736-749 (1989)
6） C. Schiller *et al.*, *Aliment. Pharmacol. Ther.*, **22**, 971-979 (2005)
7） B. Wuyts *et al.*, *Eur. J. Pharm. Sci.*, **25**, 126-135 (2015)
8） H. Higashino *et al.*, *Mol. Pharm.*, **11**, 746-754 (2014)
9） Y. Miyaji *et al.*, *Mol. Pharm.*, **13**, 1564-1574 (2016)
10） L.X. Yu *et al.*, *Pharm. Res.*, **16**: 1883-1887 (1999)
11） K. Sugano, *Expert Opin. Drug Metab. Toxicol.*, **5**, 259-293 (2009)

ドラッグデリバリーシステム
―バイオ医薬品創成に向けた組織，細胞内，核内送達技術の開発―

2018年6月26日　第1刷発行

監　　修　杉林堅次　（T1079）
発 行 者　辻　賢司
発 行 所　株式会社シーエムシー出版
東京都千代田区神田錦町1－17－1
電話03(3293)7066
大阪市中央区内平野町1－3－12
電話06(4794)8234
http://www.cmcbooks.co.jp/
編集担当　池田識人／仲田祐子

〔印刷　日本ハイコム株式会社〕

ISBN978-4-7813-1333-7 C3047 ¥78000E